Leben Lernen
KLETT-COTTA

## Zu diesem Buch

Defizite in der frühen Kindheit vergisst die Seele nicht. Sie sind in Körper und Gefühlen gespeichert und – davon geht die Pesso-Therapie aus – über diese Ebenen auch später beeinflussbar.

Das umfassende Praxisbuch zur Pesso-Therapie zeigt anschaulich und an vielen Beispielen, wie mit schützenden, haltenden und unterstützenden Figuren gearbeitet wird, um eine emotionale Verarbeitung negativer oder schlimmer Erfahrungen einzuleiten und heilende Gegenerfahrungen zu verankern.

PBSP (Pesso Boyden System Psychomotor) ist im deutschsprachigen Raum bekannt geworden als »Pesso-Therapie«. Entwickelt wurde das ganzheitliche, körperorientierte Verfahren seit 1961 von Albert Pesso und seiner Frau Diane Boyden Pesso. Seit 1996 lehrt Albert Pesso auch in Deutschland.

*Leonhard Schrenker, Dipl.-Psych.*, Psychologischer Psychotherapeut, ausgebildet als Verhaltenstherapeut; Weiterbildung in systemischen und körperorientierten Verfahren; zertifizierter Pesso-Therapeut, in Fortbildung und Supervision der Pesso-Therapie aktiv; er arbeitet in eigener Praxis in München.

Alle Bücher aus der Reihe ›Leben Lernen‹ finden Sie unter
www.klett-cotta.de/lebenlernen

Leonhard Schrenker

# Pesso-Therapie: Das Wissen zur Heilung liegt in uns

## PBSP als ganzheitliches Verfahren einer körperorientierten Psychotherapie

Klett-Cotta

Leben lernen 216

Klett-Cotta
www.klett-cotta.de

Printed in Germany
Umschlag: Hemm & Mader, Stuttgart
Titelbild: Jean Arp: »Die blaue Blume«, 1959 © VG Bild-Kunst, Bonn 2008
Alle Grafiken im Buch: Stephan Riedlberger, München
riedlberger@cksr.de
© für die Grafiken: Leonhard Schrenker
Satz: Kösel, Krugzell
Auf holz- und säurefreiem Werkdruckpapier gedruckt
und gebunden von Kösel, Krugzell
ISBN 978-3-608-89075-4

Bibliografische Information der Deutschen Nationalbibliothek
Die Deutsche Nationalbibliothek verzeichnet diese Publikation in der
Deutschen Nationalbibliografie; detaillierte bibliografische Daten sind im
Internet über <http://dnb.d-nb.de> abrufbar.

# Inhalt


Vorwort von Albert Pesso ..... 11

1. Einleitung ..... 13

2. Was hat mich an der Pesso-Therapie so fasziniert? ..... 15

3. Was ist Pesso-Therapie? Eine kurze Einführung ..... 21

4. Wie ist Pesso-Therapie entstanden? ..... 23

5. Für welche Patienten ist Pesso-Therapie geeignet? ..... 26

5.1 Indikation und Grundvoraussetzungen ..... 26
5.2 Kontraindikationen ..... 27

6. Ein Blick in unsere Praxis – ein Klient kommt zu uns ..... 29

6.1 Die erste Begegnung ..... 29
6.2 Warum läuft bei mir immer alles schief? ..... 31
6.3 Wer sieht mich endlich? ..... 31
6.4 Alle anderen spüren sich, nur ich nicht! ..... 33
6.5 Was kann Therapie leisten? ..... 34

7. Was brauchen Menschen in ihrer Entwicklung? ..... 37

7.1 Die fünf Grundbedürfnisse in der Entwicklung eines Menschen (nach A. Pesso) ..... 39
7.1.1 Das Grundbedürfnis nach Platz ..... 40
7.1.2 Das Grundbedürfnis nach Nahrung ..... 41
7.1.3 Das Grundbedürfnis nach Unterstützung ..... 42
7.1.4 Das Grundbedürfnis nach Schutz ..... 44
7.1.5 Das Grundbedürfnis nach Grenzen ..... 45

7.2 Die Integration der Polaritäten ........................ 52
7.2.1 Zusammenführung von mütterlichem und väterlichem Erbgut ........................ 52
7.2.2 Die Integration der neurologischen Polarität: linke und rechte Gehirnhälfte ........................ 54
7.2.3 Die Integration von sensorischer (Wahrnehmung) und motorischer (Handeln) Polarität ........................ 57
7.2.4 Polarität unseres Verhaltens: Aktivität (Geben) – Empfänglichkeit (Nehmen) ........................ 59
7.2.5 Die symbolische Integration von Männlichkeit und Weiblichkeit ........................ 61

7.3 Bewusstsein und Autonomie ........................ 64
7.3.1 Sprache und ihre Bedeutung für die Entwicklung des Bewusstseins ........................ 64
7.3.2 Kinder können nur die Gefühle bewusst wahrnehmen und ausdrücken, die ihre Eltern benennen ........................ 66
7.3.3 Kinder können nur die Gefühle in ihr Bewusstsein integrieren, die »erlaubt« sind ........................ 66
7.3.4 Die Entwicklung von Autonomie ........................ 68
7.3.5 Die Aktivierung des Piloten ........................ 71
7.3.6 Microtracking – Das Tor zu unserer Geschichte .... 72
7.3.7 Die Rolle des Zeugen für die Aktivierung des Bewusstseins ........................ 78
7.3.8 Der tiefe Wunsch, das sein bzw. werden zu können, was uns wirklich ausmacht ........................ 85

8. Wie entstehen Störungen? ........................ 87

8.1 Störungen als Folge von Defiziten in der Befriedigung der Grundbedürfnisse in der Entwicklung ........................ 88
8.1.1 Defizite im Grundbedürfnis nach Platz ........................ 89
8.1.2 Defizite im Grundbedürfnis nach Nahrung ........................ 91
8.1.3 Defizite im Grundbedürfnis nach Unterstützung.... 93
8.1.4 Defizite im Grundbedürfnis nach Schutz ........................ 95
8.1.5 Defizite im Grundbedürfnis nach Grenzen ........................ 97

8.2 Störungen als Folge von Traumatisierung ................ 99
8.2.1 Was ist Traumatisierung und wie entsteht sie? ...... 100
8.2.2 Fallbeispiel ........................................ 103
8.2.3 Wie zeigen sich in diesem Vorgespräch die Symptome von Traumatisierung? ................. 105
8.3 Störungen als Folge von Holes in Roles .................. 108
8.3.1 Was bedeutet Holes in Roles? ...................... 108
8.3.2 Fallbeispiel ........................................ 109
8.3.3 Die Entstehung von *Entität* durch das »Füllen von Löchern im Rollengefüge« ............ 110

9. Die Entstehung von Omnipotenz aus dem Blickwinkel der Pesso-Therapie ........................ 116

9.1 Omnipotenz als Folge mangelnder Begrenzung unserer genetischen Natur ........................................ 118
9.1.1 Unsere genetische Natur braucht Begrenzung – Ego-Wrapping ........................................ 119
9.1.2 Grenzen definieren unser Ich und unsere menschliche Existenz ........................... 119
9.1.3 Der Mangel an Grenzen geht mit Bedrohung einher . 120
9.2 Weitere Folgen mangelnder Begrenzung und die Entstehung von Grandiosität ........................ 124
9.3 Fallbeispiel ................................................ 129

10. Wie werden Störungen in der Pesso-Therapie behandelt? ......................... 132

10.1 Die therapeutische Arbeit mit Defiziten ................ 132
10.2 Die therapeutische Arbeit mit Traumatisierung .......... 138
10.2.1 Autonomie und Selbststeuerung des therapeutischen Prozesses durch den Klienten ..................... 139
10.2.2 Der Aufbau von Schutz durch *»positive Fragmentfiguren«* ........................ 141
10.2.3 Heilung von Trauma liegt nicht im Wiedererleben des Alten, sondern in der Verankerung von neuen heilenden Gegenbildern ........................... 143

10.3 Die therapeutische Arbeit mit Holes in Roles ............. 148
10.4 Besondere Aspekte in der therapeutischen Arbeit mit Omnipotenz ................................ 155
10.4.1 Gute Begrenzung als Erfahrung im Hier und Jetzt... 156
10.4.2 Grenzen und Limitierung in einem fortlaufenden therapeutischen Prozess .......................... 161
10.4.3 Fallbeispiel: Gute körperliche Begrenzung bei Omnipotenz ................................ 178

11. Rahmenbedingungen in der Pesso-Therapie........... 186

11.1 Die Möglichkeitssphäre ................................ 186
11.2 Interaktion ist immer Passform ........................ 187
11.3 Die verschiedenen Bühnen ............................. 188
11.4 Die verschiedenen Schirme ............................ 191
11.5 Heilung liegt nicht im Hier und Jetzt, sondern im Damals unserer Geschichte ........................ 193

12. Die Arbeit mit Strukturen ............................ 195

12.1 Was ist eine Struktur? ................................ 195
12.2 Heilung braucht Beziehung und Interaktion ............. 197
12.3 Der Zeuge, der mich in meinen Gefühlen sieht ........... 197
12.4 Menschen, die Anteil nehmen, Halt oder Schutz geben – positive Fragmentfiguren ........................... 201
12.5 Eltern, wie ich sie gebraucht hätte – ideale Eltern .......... 204

13. Die einzelnen Schritte einer Struktur ................ 206

13.1 Beginn im Hier und Jetzt –Microtracking ................ 206
13.2 Die wahre Szene ..................................... 208
13.3 Die historische Szene ................................. 209
13.4 Das heilende Gegenbild ............................... 210
13.5 Verankerung und Transfer ............................. 212
13.6 Grafik zum Ablauf einer Struktur ....................... 213
13.7 Entrollen der Rollenspieler – die Bühne der Struktur wird geräumt ........................................ 214

14. Transkription einer Struktur .......................... 215

15. Der sichere Rahmen einer Gruppe .................... 272

15.1 Aufbau einer Gruppe ........................................ 272
15.2 Gruppenregeln ................................................ 274
15.3 Die Übernahme von Rollen und der Kontrakt dazu ........ 277
15.4 Das Grundprinzip der Akkommodation ................ 281
15.5 Die Übungsformate in der Pesso-Therapie .............. 283

16. Einzeltherapie ................................................ 288

17. Pesso-Therapie in der Behandlung von Paaren ......... 297

18. Was hat mir die Pesso-Therapie gebracht – Erfahrungsberichte von Klienten .................... 300

19. Schlussbemerkung .......................................... 323

Nachwort von Lowijs Perquin ............................... 325

Register wichtiger Begriffe der Pesso-Therapie ........... 327

Internetadressen ................................................ 329

Literatur ........................................................ 330

## Preface written by Albert Pesso

It is so gratifying as a teacher to have someone of Leonhard Schrenker's character and calibre come for tutelage. When Leonhard first joined the PBSP® training program in Munich (October 1998) I noticed at once his intense and eager excitement to be in a learning process and his dedication to detail in everything he participated in. Over the years of the training program these admirable qualities never diminished, in fact they flourished as he absorbed more and more of the principals of theory and practice.

Then, when he completed the training and was certified as a PBSP® therapist, his energy and dedication to apply his store of knowledge and abilities in the service of his clients was similarly admirable and impressive. Now Leonhard is in the process of becoming a supervisor and trainer in PBSP and I rest assured knowing that his supervisees and students will be in his caring, good hands.

Therefore it is with pleasure and pride that I write this preface to this book that Leonhard has written about PBSP®. His care for his clients and people in general is now translated to his care for the readers of this important book.

To you, the readers I say, »Enjoy the fruit of Leonhard Schrenker's clear and articulated heart and mind as he presents to you the essence and substance of my and my wife's life work on creating and developing PBSP.«

## Vorwort von Albert Pesso (ins Deutsche übersetzt)

Für einen Lehrer ist es ausgesprochen erfreulich, einen Schüler von Leonhard Schrenkers Charakter und Seelenweite auszubilden. Als Leonhard zum ersten Mal am PBSP-Training in München (Oktober 1998) teilnahm, fielen mir gleich die Intensität und die wissbegierige Neugier für den Lernprozess auf und seine Hingabe zum Detail, in allem, was er tat. Diese bewundernswerten Qualitäten nahmen im Lauf des Trainingsprogramms nie ab. Im Gegenteil, sie entwickelten sich zunehmend, je mehr er die Prinzipien von Theorie und Praxis in sich aufnahm.

Als er schließlich das Training absolviert hatte und als PBSP®-Therapeut zertifiziert war, zeigte sich, dass er mit der gleichen bewundernswürdigen und beeindruckenden Energie und Hingabe sein Wissen und seine Fähigkeiten in den Dienst seiner Klienten stellte.

Jetzt ist Leonhard dabei, Supervisor und Trainer für PBSP® zu werden, und ich bin überzeugt davon, dass alle, die unter seiner Leitung supervidiert werden, und auch alle von ihm betreuten Schüler in guten Händen sind.

Es erfüllt mich daher mit Freude und Stolz, dass ich dieses Vorwort zu Leonhards Buch über PBSP® schreibe. Sein fürsorgliches Bemühen um seine Klienten und alle Menschen erweitert sich jetzt auch noch auf die Leser dieses wichtigen Buches. Zu Ihnen, den Lesern, sage ich: »Genießen Sie die zu Papier gebrachten Früchte aus Leonhard Schrenkers klarem Herz und Verstand, wenn er Ihnen Essenz und Wesen des von mir und meiner Frau kreierten und entwickelten Lebenswerkes PBSP® nahebringt.«

# 1. Einleitung

Als ich vor acht Jahren anfing, in Gruppen mit Pesso-Therapie[1] zu arbeiten, musste ich viel Zeit darauf verwenden, den Teilnehmern diese Therapieform zu erklären. Auch im weiteren Verlauf kamen immer wieder Fragen auf, die zunehmend den Wunsch in mir reifen ließen, ein praxisorientiertes und leicht verständliches Buch über dieses Verfahren zu schreiben. Unterstützt wurde diese Idee durch das Interesse meiner Klienten, die eine für mich überraschend starke Motivation zeigten, die Arbeitsweise dieser Therapieform verstehen zu wollen. Ganz offensichtlich spürten sie im Laufe des therapeutischen Prozesses in einer sehr klaren Weise ihre Bedürfnisse. Sie waren selbst überrascht, woher dieses innere Wissen kam, das ihren Wunsch, verstehen zu wollen, was da mit und in ihnen passiert, noch verstärkte. In keiner der bisherigen Therapieformen, mit denen ich vorher gearbeitet hatte, waren dieses Phänomen und das damit verbundene Interesse der Klienten so groß gewesen.

So trug ich mich denn mit dem Gedanken und der Lust, ein Buch darüber zu schreiben. Die Umsetzung war jedoch nicht so leicht, weil die laufende Praxisarbeit es nur sehr bedingt ermöglichte, mir dafür Zeit zu nehmen. Diese Zeit fand ich erst in einem meiner Sommerurlaube im Norden, der für mich und meine Familie seit Jahren eine wichtige Rückzugs- und Regenerationsmöglichkeit darstellt. Dort standen mir volle vier Wochen zur Verfügung, dieses Projekt anzugehen. Das war der Beginn dieses Buches, dessen Entstehung mir auch im weiteren Verlauf sehr viel Freude machte. Ich hoffe es so geschrieben zu haben, dass die Menschen, mit denen ich arbeite, leichter verstehen können, was ich tue und warum ich es tue. Vielleicht kann es auch anderen Menschen diese Therapieform näherbringen und sie bekom-

1 Albert Pesso gab diesem Psychotherapieverfahren, das er zusammen mit seiner Frau Diane Boyden Pesso entwickelt hat, den Namen: Pesso Boyden System Psychomotor® (PBSP®). Ich verwende der Einfachheit halber den in Deutschland üblichen Namen Pesso-Therapie.

men beim Lesen ein Gespür dafür, welche Möglichkeiten sie in sich birgt.

Albert Pesso hat sich im Kontext der theoretischen Grundlagen dieses Therapieverfahrens sehr eingehend mit der Frage beschäftigt, was Menschen in ihrer frühen Entwicklung im Kontakt mit Eltern, Erziehern und weiteren Bezugspersonen brauchen, um ihr inneres Potenzial in guter Weise ausgestalten und integrieren zu können. Kapitel 7 (Was brauchen Menschen in ihrer Entwicklung?) erläutert die wichtigsten theoretischen Grundlagen dazu anhand praktischer Beispiele und dürfte auch für praktische Fragen aus dem Bereich von Erziehung und des damit verbundenen pädagogischen Umfeldes von großem Interesse sein.

Darüber hinaus ist dieses Buch sehr an der täglichen psychotherapeutischen Praxis orientiert mit dem Ziel, Kolleginnen und Kollegen diese körperorientierte Therapieform näherzubringen. Denjenigen, die sich in Weiterbildung zur Pesso-Therapie befinden, kann es helfen, konkrete Fragestellungen, die sich in der Umsetzung des Verfahrens immer wieder stellen, anhand der Fallbeispiele nachzulesen und sich so in der eigenen Anwendung inspirieren zu lassen. Wichtige Begriffe aus der Pesso-Therapie sind in einem Verzeichnis auf Seite 327 f. zusammengestellt. Auf den angegebenen Seiten finden sich Erklärungen und Erläuterungen dazu.

Letztlich hoffe ich, dass Sie dieses Buch ohne Anstrengung lesen können und motiviert werden, Pesso-Therapie praktisch erfahren zu wollen. Wenn mir dies gelungen ist, habe ich mein Ziel erreicht.

# 2. Was hat mich an der Pesso-Therapie so fasziniert?

Lange Jahre arbeitete ich auf der Grundlage einer verhaltenstherapeutischen Orientierung (die die Basis meiner kassenzugelassenen Praxis darstellt) unter Einbeziehung weiterer Methoden (integrativer Paar- und Familientherapie, tiefenpsychologisch fundierte Körperpsychotherapie, gestalttherapeutische Ansätze). Damit wollte ich den Menschen, die zu mir kamen, einen möglichst breiten therapeutischen Ansatz bieten. Insbesondere die Körpertherapie stellt Möglichkeiten zur Verfügung, die bei rein verbalen Methoden fehlen.

Menschen, die sich schwertun, Gefühle wahrzunehmen und auszudrücken, nützt das Sprechen über dieses Defizit wenig. Für sie kann die Einbeziehung des Körpers und der damit einhergehenden Empfindungen eine wichtige Hilfestellung sein. Durch die Fokussierung auf ihre Körperwahrnehmung im therapeutischen Prozess können sie sich z. B. in bestimmten Momenten ihrer flachen Atmung bewusster werden oder dass da Verspannungen im Körper sind, die sie vorher so nicht beachtet hatten.

Hier setzt die Körpertherapie an. Durch die Einbeziehung direkter körperlicher Interventionstechniken, wie vertiefte Atmung, oder die Arbeit mit bestimmten Körperhaltungen (manche davon sind dem Yoga eng verwandt) intensivieren sich diese Körperempfindungen in der Selbstwahrnehmung der Klienten. Zudem werden sie dazu angehalten, ihre Wahrnehmung mehr darauf zu fokussieren. Dahinter steckt die Annahme, dass »Körper und Seele« eine Einheit sind und die Körperwahrnehmung einen wichtigen Zugang zu unseren Gefühlen darstellt. In chronischen Verspannungen wird häufig die körperliche Energie, die Gefühlen zugrunde liegt, unterdrückt und quasi »eingefroren«. Klienten können meist diese Körperempfindung noch wahrnehmen, haben häufig aber keinen Zugang mehr zu dem Gefühl, das darin eingeschlossen ist.

Die Intensivierung und anschließende Auflösung chronischer Verspannungen kann mit dazu beitragen, dass diese körperlichen Energien wieder anfangen zu »fließen«. Ein Brustraum, der vorher nur als hart und wie »gepanzert« wahrgenommen wurde, fängt wieder an, in Bewegung zu kommen. Es setzt womöglich ein Zittern oder Vibrieren der Muskulatur ein, und plötzlich wird ihnen bewusst, dass da vielleicht ein Gefühl von Trauer oder Verzweiflung ist, das sie schon lange nicht mehr gespürt haben. Oft werden darüber im fühlenden Bewusstsein frühe emotionale Erfahrungen, die »vergessen« worden sind (in der Fachsprache würde man sagen verdrängt oder abgespalten), wieder spürbar. Dies kann schmerzhaft sein, weil »alte«, längst vergessene Gefühle (manchmal auch Erinnerungen) wieder aufsteigen. Gleichzeitig spüren Klienten dies aber auch als Erleichterung: Sie fangen an, ihre eigene Geschichte, die mit der Abspaltung dieser Gefühle verdrängt wurde, sich fühlend wieder anzueignen.

Unterdrückung oder Abspaltung von Gefühlen führt dazu, dass die damit verbundenen Erinnerungen im »Meer des Vergessens« verschwinden. Erinnern und Fühlen hängen eng zusammen. Gefühle stellen so etwas wie die »Eingangstür« zu unseren Erinnerungen dar. Damasio, ein führender Neurowissenschaftler, der sich eingehend mit diesen Zusammenhängen beschäftigt hat, konnte belegen, dass Erinnern ganz wesentlich über Fühlen erfolgt (Damasio A. R., 2000).

Wenn ein Kind für Gefühle von Trauer oder Verletzlichkeit immer wieder entwertet wird, ist dies so schmerzhaft, dass eine »Lösung« darin bestehen kann, die Empfindungsfähigkeit für diese Gefühle zu reduzieren. »Wenn ich keine Trauer mehr zeige, kann ich nicht mehr entwertet werden«, könnte es innerlich sagen und beschließt daraufhin alles zu tun, diese Gefühle zu unterdrücken.

Ein relativ gut funktionierender Weg dazu geht über den Körper: Da die Grundlage aller Gefühle im Körper sitzt (ihre Basis ist körperliche Energie), setzen wir dort den Hebel an. Wir reduzieren die Atmung und spannen intuitiv die Muskulatur der Körperpartie an, die mit dem Spüren und dem Ausdruck dieses Gefühls verbunden ist. Der »Fluss« der emotionalen Energie im Körper wird blockiert, Empfindung und der Ausdruck der Gefühle können so unter Kontrolle gebracht werden. Zugleich führt dies aber auch dazu, dass wir diese Gefühle kaum mehr spüren, sie langfristig quasi »vergessen« und damit auch die äußere Situation, die ursprünglich damit verbunden war. Der Prozess des Vergessens setzt ein.

Es ist entlastend, wenn wir vergessen können, was uns so wehgetan hat, bringt aber auch ein anderes Problem mit sich: Gefühle, die in unserer Kindheit so bedrohlich waren, dass wir sie abspalten mussten, stehen uns später nicht mehr oder nur mehr bedingt zur Verfügung. Das heißt, unsere Fähigkeit, Trauer oder Verletzlichkeit (wenn wir beim oben genannten Beispiel des Kindes bleiben) zu spüren, ist erheblich reduziert. Dies hat meist auch Auswirkungen auf den gesamten »Gefühlshaushalt«. Die grundlegende Fähigkeit, Gefühle wahrzunehmen und auszudrücken, wird insgesamt reduziert, und Menschen leiden darunter, weil sie spüren, dass ihnen da etwas fehlt.

Dieses Bewusstsein führt Menschen häufig in eine Körpertherapie in der Hoffnung, durch körperliche Erfahrungen wieder mehr in Berührung mit ihren Gefühlen zu kommen. »Unterdrückte Gefühle« können in einer flachen Atmung bzw. in chronischen Verspannungen des Körpers »eingeschlossen« sein. Techniken wie vertiefte Atmung und andere bioenergetische Methoden unterstützen die Auflösung dieser Verspannungen, die darin eingeschlossenen Gefühle werden wieder spürbar. Manchmal tauchen parallel zu diesem Wieder-Erleben auch Erinnerungen auf, die ursprünglich mit der Unterdrückung dieser Gefühle verbunden waren. In diesen Momenten erinnern sich Klienten quasi an lang vergessene Geschichten ihrer subjektiven Biografie und entwickeln ein tieferes Verständnis, warum sie so geworden sind, wie sie sind.

Oft werden sie von diesen Gefühlen aber auch überrollt, fühlen sich überwältigt und ausgeliefert. Sie verstehen nicht, was mit ihnen passiert. Das löst Ängste aus. In dieser Situation sind sie auf die Interpretation des Therapeuten angewiesen, der ihnen seine Sicht der Dinge anbietet. Da ihr fühlendes Bewusstsein in dieser Situation keinen Zugang zur Erinnerung hat, können sie die Interpretation des Therapeuten nicht auf Stimmigkeit überprüfen. Das schafft eine Abhängigkeit von der Interpretationsfähigkeit des Therapeuten, da der Klient darauf angewiesen ist, dass dieser versteht, was er selbst nicht versteht.

Ein weiteres Problem, das mich in der Arbeit mit der Körpertherapie immer beschäftigt hat, betrifft folgenden Bereich: Häufig konnte ich Menschen innerlich zurückbegleiten in die Gefühle ihrer eigenen

Geschichte. Es gelang auch, ihren Zugang zu den damit verbundenen Erinnerungen wiederherzustellen, aber dabei blieb es. Sie empfanden den Schmerz, die Verzweiflung oder auch die Wut darüber, was ihnen damals gefehlt hat, aber ich konnte ihnen dafür keine Lösung bieten. Es war für mich nicht möglich, in die Rolle einer Mutter oder eines Vaters zu gehen für das z. B. fünfjährige Kind, dem liebevolle Zuwendung oder Anerkennung gefehlt hat. Ich konnte zwar anerkennen, dass sie damals als Kind das Recht gehabt hätten, dies zu bekommen, aber als Therapeut konnte ich dieses Defizit nicht stillen.

Die Tragik dieser Defizite besteht darin, dass die Betroffenen immer wieder versuchen, doch noch zu bekommen, was ihnen in ihrer Entwicklung gefehlt hat. So überfrachten sie letztlich ihre erwachsenen Beziehungen mit dieser ungestillten Sehnsucht. Sie suchen in Partnerbeziehungen nach einem Menschen, der sie wahrnimmt und versteht, und überfordern damit ihr Gegenüber. Zugleich tragen sie die alte Angst in sich, dass sich das wiederholt, was sie aus ihrer Geschichte kennen: »Allein damit zu bleiben und doch nicht verstanden zu werden.« Sobald der Partner oder die Partnerin (weil er/sie vielleicht gerade mit sich beschäftigt ist) in einem solchen Moment die erwartete Sensibilität vermissen lässt, ist das meist schon der Beweis für die alte negative Grundüberzeugung: »Ich werde doch nicht geliebt.« Sie ziehen sich verletzt zurück, gehen in den alten Schmerz ihrer Geschichte und »bestrafen« den anderen mit Zuwendungsentzug.

Die Grundlage vieler Beziehungskonflikte bis hin zu chronischer Entfremdung im Beziehungsgeschehen wurzelt in solchen frühen Defiziten der Kindheit. Aber auch im beruflichen Kontext treten ähnliche Muster auf: Der Chef wird zur Vaterfigur, von dem sie die Anerkennung erwarten, die ihnen gefehlt hat, und sie sind tief verletzt, wenn sie ausbleibt. Gekränkt ziehen sie sich zurück, ihre Leistungsbereitschaft und Motivation fällt ab. In chronischen Fällen kann dies bis hin zur Arbeitsunlust oder sogar zu regelrechten Depressionen führen.

Die Pesso-Therapie geht davon aus, dass es notwendig ist, diese frühen Defizite zu stillen, damit die lebenslange Suche danach aufhören kann. Dies ist aus ihrer Sicht jedoch nicht möglich im Rahmen unserer erwachsenen Beziehungen. Also auch nicht in der »erwachsenen« therapeutischen Beziehung. Die Defizite sind in unserer frühen Geschichte entstanden, und die damit verbundene Sehnsucht stammt aus dieser

Zeit. Auch wenn es uns in diesem Moment nicht bewusst ist, fühlen wir »wie das Kind von damals« und wir bräuchten genau diese Zuwendung, die »uns damals gefehlt hat«. Die alte Sehnsucht braucht also eine Erfüllung im ursprünglichen Kontext: in dem Alter und von den Bezugspersonen (Eltern, Erzieher, Lehrer), die sie damals hätten stillen sollen.

Wenn wir z. B. als fünfjähriges Kind eine Mutter gebraucht hätten, die uns in unserer Verletzlichkeit liebevoll sieht und annimmt, dann kann dies im Hier und Jetzt von unserer Partnerin nicht befriedigt werden. Wir brauchen stattdessen die Erfüllung dieses Bedürfnisses im Erleben eines Kindes im Alter von fünf Jahren und genau von einer Mutter, die diese Qualitäten gehabt hätte: die Sensibilität und Bereitschaft, uns als fünfjähriges Kind damit wahrzunehmen und so damit umzugehen, wie es damals für uns passend gewesen wäre.

Sie werden sich jetzt natürlich fragen, wie das gehen soll, wenn Sie als Erwachsener in eine Therapie kommen. Die Pesso-Therapie nutzt dafür folgendes Phänomen, das uns allen zugänglich ist: Wir sind in der Lage, auf mehreren Zeitebenen zugleich fühlen zu können. Während wir uns im Hier und Jetzt befinden, können wir uns zugleich erinnern, wie es sich angefühlt hat, als wir uns zum ersten Mal verliebten. Wir erinnern uns an die »Schmetterlinge im Bauch«, an die Aufregung, den oder die »Angebetete« wieder zu treffen usw. Unser Körper fühlt sich in dem Moment des Erinnerns an wie damals. Zugleich wissen wir, dass wir im Hier und Jetzt sind.

Dieses Phänomen nutzt die Pesso-Therapie mit einer ganz speziellen Technik, dem Kreieren einer neuen Geschichte. In einem geschützten therapeutischen Rahmen (der in der Pesso-Therapie mit dem Begriff der »*Möglichkeitssphäre*« umschrieben ist) bekommt der erwachsene Klient die Möglichkeit, für das »fühlende Kind« in ihm »heilende Gegenbilder« zu kreieren. Durch sie kann er spüren, wie es sich anfühlt, als fünfjähriges Kind von einer »neuen« Mutter mit all den Qualitäten, die es damals gebraucht hätte, gesehen und versorgt zu werden. Er erhält als Kind die stimmige Antwort auf die Bedürfnisse von damals, und die alte Sehnsucht kann zur Ruhe kommen. Diese »neue« Vergangenheit (»*New Map*«, Pesso A., 1973) kann tief aufgenommen und auf der körperlich-emotionalen Ebene verankert werden, sodass sie später wieder erinnert werden kann. So wie wir uns z. B. auch an schöne Erfahrungsbilder unserer realen Kindheit erinnern, die uns heute noch nähren.

In den folgenden Kapiteln werde ich dieses Therapieverfahren und seine Möglichkeiten anschaulich darstellen. Ich hoffe, dass Sie am Ende dieses Buches ein klares inneres Bild davon haben, was diese Therapieform leisten kann, und Lust bekommen, sich darauf einzulassen.

# 3. Was ist Pesso-Therapie? Eine kurze Einführung

Pesso-Therapie gehört zu den wenigen psychotherapeutischen Verfahren, in denen mit Klienten auch gearbeitet werden kann, ohne dass wir vorher sehr viel über ihre Geschichte wissen. Eine psychotherapeutische Sitzung in Form einer Struktur ist im Prinzip auch ohne eine ausführliche Anamnese möglich. Dies bedeutet nicht, dass am Anfang einer Therapie keine ausführliche Diagnostik nötig wäre, die in meiner Praxistätigkeit selbstverständlicher Bestandteil der sogenannten »probatorischen Sitzungen« ist. Diese ersten Sitzungen dienen der diagnostischen Abklärung und der Entscheidung, ob eine Therapie angemessen, Erfolg versprechend und sinnvoll erscheint. Dazu gehört auch die Überlegung, ob dieser Mensch mit seiner speziellen Problematik bei mir gut aufgehoben ist.

Wenn dies gewährleistet ist, kann die Pesso-Therapie eigentlich schon beginnen. Es ist prinzipiell möglich, mit Klienten in eine Struktur zu gehen, ohne über alle Vorinformationen ihrer Lerngeschichte zu verfügen. Das Verfahren vertraut ganz wesentlich auf den inneren Prozess der Klienten. Darin steckt die Annahme, dass sich in ihrem körperlichen und emotionalen Ausdruck das niederschlagen wird, was sie als inneres Entwicklungs- und Wachstumsthema in sich tragen. Für Pesso ist dies Teil der »*genetischen Natur*« (Pesso A., Boyden-Pesso D., 1994) des Menschen.

In der genetischen Natur des Menschen steckt eine starke Kraft, das gesamte Potenzial des menschlichen Seins (das »*wahre Selbst*«) entwickeln und in der Interaktion mit anderen realisieren zu wollen. Alle damit verbundenen Bedürfnisse gehen einher mit körperlichen Energien, die auf der Empfindungsebene spürbar und im körperlichen Ausdruck sichtbar werden.

Dies ist einer der Gründe, warum wir eine »*Struktur*« (der Begriff für die therapeutische Sitzung in der Pesso-Therapie) auf der verbalen

Ebene in der Regel nicht mit dem beginnen, was der Klient sich vorher überlegt hat, sondern mit dem, was am Beginn der Sitzung in den Vordergrund seines Bewusstseins tritt. Die Gedanken und Bilder, die in ihm auftauchen, was er dabei in seinem Körper spürt, und die damit einhergehenden Gefühle. Der Fokus richtet sich von Anfang an auf die Empfindungsebene, weg von vorbereiteten Überlegungen, die Teil der rationalen Ebene sind. Wir aktivieren mit diesem Vorgehen das Bewusstsein der Klienten für ihre innere Wahrnehmung: ihren Körper, die Empfindungen, die sie dabei haben, und die inneren Bilder und Gefühle, die damit einhergehen.

Es findet also von Anfang an eine Einbeziehung des Körpers in die Therapie statt, und diese Körperempfindungen werden mit dem wahrnehmenden und fühlenden Bewusstsein verknüpft. Körpererfahrung, Gefühle, Sprache und Bewusstsein werden von Anfang an als Einheit gesehen und durch den therapeutischen Prozess im fühlenden und wahrnehmenden Bewusstsein miteinander verknüpft.

Ein weiterer wichtiger Schritt ist die tiefe Achtung der Autonomie der Klienten, die ein entscheidendes Grundprinzip der therapeutischen Arbeit darstellt. Jeder Schritt erfolgt unter Einbeziehung der Klienten und wird nur vollzogen, wenn er für diese stimmig ist. Das therapeutische Geschehen entwickelt sich somit in enger Kooperation mit den inneren Bedürfnissen der Klienten (Ausdruck des wahren Selbst) und unterstützt ihre Fähigkeiten zur Kontrolle wie auch zur adäquaten Selbststeuerung.

Die Achtung dieser Autonomie basiert auf der Grundüberzeugung, dass ein befriedigendes Leben nur im Rahmen einer frei bestimmten und konstruktiven Selbststeuerung möglich ist. Nur wenn wir in der Lage sind, im Kontakt zu anderen Menschen für uns einzutreten, gut für uns zu sorgen und zugleich die Grenzen der anderen zu achten, kann es zu einem erfüllten Leben kommen. Menschen in ihrer Entwicklung so zu unterstützen, dass sie diese Fähigkeiten (die sie prinzipiell in sich tragen) entfalten und in befriedigender Weise realisieren können, ist das Ziel dieser Therapieform. Pesso prägte dafür den Begriff der »*Einzigartigkeit unseres Seins*«. Die Kraft der genetischen Natur des Menschen hat die Aufgabe, die Einzigartigkeit des Seins eines Menschen zu entwickeln und zu integrieren. Pesso-Therapie als Methode dient diesem Ziel.

# 4. Wie ist Pesso-Therapie entstanden?

Pesso-Therapie wurde von Al Pesso zusammen mit seiner Frau Diane Boyden-Pesso entwickelt, die ursprünglich Trainer bzw. Lehrer für modernen Ausdruckstanz waren. Die »Wiege« der Entstehung dieser Therapieform stand also auf der Bühne des Theaters (Perquin L., 2008). Rückblickend könnte man vielleicht sogar sagen, dass dieser Ursprung für die besonderen Qualitäten dieser Therapieform mit verantwortlich ist.

Der Raum des therapeutischen Geschehens (das Therapie-Zimmer, der Gruppenraum) wird als Bühne betrachtet, auf der sich der therapeutische Prozess Phase für Phase entwickelt. Pesso nennt dies die »*Bühne der Struktur*«. So wie auf der Bühne des Theaters sich unterschiedliche Szenen entwickeln mit ihrer eigenen, innewohnenden Dramaturgie, aktualisieren sich auf der Bühne der Struktur die inneren Themen des Klienten, unterstützt und begleitet durch den Pesso-Therapeuten. Innere Bilder, aber auch innewohnende Grundüberzeugungen können äußerlich sichtbar auf diese Bühne gebracht werden (z. B. in Form von Rollenspielern). Im Außen wird das lebendig wieder erlebbar, was wir sonst nur in uns tragen und was dort still in unserer Vorstellung abläuft.

Im Theater ist es die Aufgabe des Regisseurs, darauf zu achten, dass die Tänzer bzw. Schauspieler ihre Rollen so ausfüllen, dass die innere und äußere Dramaturgie des Stücks in optimaler Weise in Szene gesetzt wird. In der Pesso-Therapie bleibt diese Regie letztlich in der Hand der Klienten. Sie entscheiden, welche Rollen besetzt werden, wie sie auf die Bühne der Struktur kommen und wie sie ausgefüllt werden müssen. Ziel dieser Inszenierung ist, dass sich im Außen möglichst exakt das widerspiegelt, was die Klienten als Bilder und Erleben in sich tragen. Der Pesso-Therapeut begleitet sie dabei wie ein »erfahrener Coach«, der ihnen in diesem Prozess zur Seite steht.

Eine weitere Parallele zum Theater hat mehr mit dem inneren Prozess zu tun: Als Trainer für Ausdruckstanz geht es letztlich darum, für einen Schüler Rahmenbedingungen zu schaffen, damit er seine inneren Qualitäten in optimaler Weise selbst entwickeln und letztlich zum Ausdruck bringen kann. Es gibt ein Grundvertrauen in ein inneres Potenzial, dessen Entwicklung und Entfaltung von außen unterstützt werden kann, der Grundgedanke eines wachstumsorientierten Modells, wie es von der humanistischen Psychologie geprägt wurde.

Dies schlägt sich in der Pesso-Therapie nieder in dem Grundgedanken des wahren Selbst, das den Kern der Seele eines jeden Menschen ausmacht. Und so wie der Tänzer zum Ausdruck seiner Form (dem körperlich emotionalen Ausdruck von Sehnsucht oder Hingabe z. B.) in der Regel ein Gegenüber braucht, so braucht auch das wahre Selbst der Klienten bestimmte Rahmenbedingungen in der Interaktion. Es muss wahrgenommen, gesehen und anerkannt, bisweilen auch gehalten und in guter Weise begrenzt werden, um sich mit seinen Bedürfnissen und der damit verbundenen körperlichen Energie in stimmiger Weise realisieren zu können.

Mittlerweile sind über vierzig Jahre vergangen, seitdem Al Pesso anfing, die Bühne des Tanztheaters zu verlassen, um eine neue Bühne zu schaffen. Entstanden ist ein Therapieverfahren, das ursprünglich als reine Gruppentherapie begann, mittlerweile aber auch in hervorragender Weise in der Einzeltherapie (Kniep U. W. H., 2005), wie auch in der Arbeit mit Paaren (Schrenker L., Fischer-Bartelmann B., 2004; Fischer-Bartelmann B., 2006) und Familien (Bachg M., 2004, 2006) praktiziert werden kann.

In dieser Zeit hat Pesso ein detailliertes Modell entwickelt über die Ätiologie von Störungen unter Einbeziehung wichtiger entwicklungspsychologischer wie auch systemischer Aspekte. Dabei wurde von ihm in den letzten Jahren auch die Mehrgenerationenperspektive in dieses Modell integriert. Die Bedeutung und Einbeziehung des Körpers sowohl in die Theorie wie auch in die praktische therapeutische Arbeit war von Anfang der Entwicklung dieser Therapieform an immer gegeben.

Wesentliche Aspekte seines Modells wurden unabhängig von der Pesso-Therapie durch die Ergebnisse der neurowissenschaftlichen Forschung bestätigt. Mittlerweile gibt es Weiterbildungsprogramme in 13 Ländern und den Beginn erster Evaluationsstudien zur Effizienz des Verfahrens (Pesso A., 2005). Al Pesso selbst ist mit über 78 Jahren weiter aktiv und kreativ tätig in der Ausbildung von Kolleginnen und Kollegen, der Weiterentwicklung der Theorie wie auch der therapeutischen Strategien, Vernetzung (www.pbsp.com) sowie der internationalen Verbreitung dieses faszinierenden Therapieverfahrens.

# 5. Für welche Patienten ist Pesso-Therapie geeignet?

## 5.1 Indikation und Grundvoraussetzungen

Pesso-Therapie ist für (fast) alle Menschen geeignet, die »an sich arbeiten« möchten. Als Voraussetzung, um diese Therapiemethode für sich nutzen zu können, brauchen sie allerdings die innere Bereitschaft, sich mit ihren eigenen lebensgeschichtlichen Hintergründen auseinandersetzen zu wollen. Pesso prägte den Satz: »Wir sehen die Welt durch die Brille unserer Geschichte.« Darin steckt die Grundannahme, dass wir die Welt nie so sehen, wie sie wirklich ist, sondern auf dem Hintergrund der Erfahrungen unserer individuellen Biografie. Die subjektiv erlebten Einschränkungen (unser eigentliches Potenzial im Leben nutzen zu können), unsere emotionalen Blockaden, Ängste, ja selbst die Art, wie wir die Welt und andere Menschen wahrnehmen und auf sie reagieren, sind das Ergebnis unserer entwicklungsgeschichtlichen Lernprozesse wie auch unserer frühen Prägungen.

Um diese tief eingefahrenen Muster verstehen und verändern zu können, brauchen wir in unserem wahrnehmenden wie auch fühlenden Bewusstsein wieder Zugang zu den ursprünglichen Auslösern. In welchem historischen Kontext ist das entstanden, was wir heute in uns tragen, und was hätten wir damals gebraucht, um einen Weg gehen zu können, der unseren tatsächlichen Bedürfnissen und Möglichkeiten entsprochen hätte? Dies lässt sich nicht allein durch Verstehen erreichen, was die meisten Menschen immer wieder schmerzlich erfahren. »Obwohl ich weiß, dass es nicht gut für mich ist, mache ich es immer wieder«, ist so ein typischer Satz, den ich häufig höre. Oft wissen die Menschen auch, auf welchen Aspekt in ihrer Geschichte diese Probleme zurückgehen, aber auch dieses Wissen bringt sie nicht weiter.

Wirkliche Veränderung setzt tiefere emotionale Prozesse voraus und die innere Bereitschaft, zumindest in wichtige Teile unserer eigenen Geschichte in fühlender Weise noch mal einzutauchen. Darin liegt nicht nur der Schmerz dessen, was uns damals bedroht, verletzt oder auch Panik gemacht hat, sondern auch der Schlüssel für das, was wir damals gebraucht hätten, um einen anderen inneren wie auch äußeren Weg einschlagen zu können. Einen Weg, der uns die Möglichkeit eröffnet hätte, das auszudrücken und zu leben, was dem Entwicklungspotenzial unseres wahren Selbst und damit unserer Seele entsprochen hätte. Wenn Menschen also keine Bereitschaft in sich tragen, sich auf diese Weise mit ihrer Geschichte auseinanderzusetzen, ist Pesso-Therapie für sie kein geeignetes Verfahren.

Eine weitere Grundvoraussetzung ist die Bereitschaft, sich auf einen längerfristigen therapeutischen Prozess einzulassen. Dies gilt besonders dann, wenn die Einschränkungen, die wir erleben, erheblicher Natur sind und unser Leben schon lange beeinträchtigen. Tief wurzelnde psychische Störungen, wie gravierende Ängste, depressive Reaktionsmuster, gravierende Partnerschaftsprobleme, psychosomatische Beschwerden oder das wiederkehrende Scheitern in bestimmten Lebenssituationen, sind fast immer das Ergebnis fehlgelaufener Entwicklungen unserer frühen Lerngeschichte. Diese können nicht in ein paar Sitzungen aufgearbeitet und korrigiert werden, auch wenn manche Therapierichtungen bisweilen den Anschein erwecken, dass dies möglich sei.

Die dafür notwendigen Veränderungsprozesse setzen ein längerfristiges therapeutisches Geschehen voraus, das den sicheren Rahmen bietet, die wichtigsten Wachstums- und Nachreifungsprozesse gewährleisten zu können, die in unserer damaligen Entwicklung notwendig gewesen wären. Dafür braucht es immer auch Interaktion und ein Beziehungsgeschehen, das den Boden für Vertrauen und Sicherheit gibt, sich auf diese inneren und äußeren Prozesse emotional einlassen zu können.

## 5.2 Kontraindikationen

Als wichtigste Kontraindikation müssen alle Störungen angesehen werden, die den Realitätsbezug von Menschen erheblich beeinträchtigen. Klienten im Zustand einer akuten Psychose tun sich schwer, innere Vorstellungen, Bilder, Fantasien usw. von der äußeren Realität klar zu unterscheiden. Ihre Symbolisierungsfähigkeit ist erheblich beeinträchtigt und sie sind meist nicht in der Lage, die Auswirkungen von Vorstellungen und Bildern, die aus den Erinnerungen ihrer Geschichte wieder auftauchen, von den tatsächlichen Einflüssen der äußeren Realität zu trennen. Realität und Fantasie verschwimmen häufig zu einem bedrohlichen Gemisch, welches für sie nicht mehr differenzierbar ist.

Genau diese Fähigkeit setzt die Pesso-Therapie jedoch voraus. Wenn ein Klient z. B. in der therapeutischen Situation über den Konflikt spricht, den er gestern mit seiner Frau hatte, und dabei in einen Zustand von fast körperlicher Lähmung und tiefer Resignation fällt, so braucht er bestimmte Wahrnehmungs- und Differenzierungsfähigkeiten, um diesen inneren Zustand erfassen und zuordnen zu können. Dazu rechnet die kontextuelle Zuordnung seines körperlichen (kraftlos und gelähmt) wie auch emotionalen Zustands (Hilflosigkeit und Resignation) zum inneren Auslöser (die Erinnerung an den Konflikt mit seiner Frau) und die prinzipielle Fähigkeit zu realisieren, dass kein Aspekt der äußeren momentanen Realität (die Situation des therapeutischen Geschehens bzw. der dabei anwesenden Menschen) dies ausgelöst hat. Wenn diese Differenzierungsfähigkeit nicht vorhanden ist und Realitäts- und Vorstellungsebene in der Wahrnehmung ständig verschwimmen, ohne dass der Klient sich dessen bewusst ist, ist eine Arbeit mit diesem Therapieverfahren nicht möglich.

Es gibt aber auch eine Reihe weiterer Zustände, die den Realitätsbezug von Menschen erheblich beeinträchtigen. Dazu gehören die Abhängigkeit von Suchtmitteln wie Alkohol oder Drogen, der Missbrauch von Medikamenten, alles, was die Bewusstseinsfähigkeit und die Realitätswahrnehmung der Menschen erheblich beeinträchtigt. Pesso-Therapie sollte bei diesen Störungen erst dann zur Anwendung kommen, wenn die Klienten einen körperlichen Entzug hinter sich haben und längere Zeit »clean« sind.

# 6. Ein Blick in unsere Praxis – ein Klient kommt zu uns

Um die Darstellung der Pesso-Therapie möglichst anschaulich zu gestalten, möchte ich dort beginnen, wo Therapie normalerweise anfängt: bei der ersten Begegnung einer Klientin/eines Klienten mit einer Psychotherapeutin bzw. mit einem Psychotherapeuten im Rahmen eines Vorgesprächs.

## 6.1 Die erste Begegnung

Das Vorgespräch mit einem »neuen« Klienten/einer Klientin[2] ist immer eine besondere Situation: Vieles ist passiert, bevor Menschen beschließen, einen Psychotherapeuten in Anspruch zu nehmen. In diesem Moment entscheiden sie sich dafür, jemanden um Hilfe zu bitten, den sie nicht kennen, von dem sie vielleicht gehört haben, dass sie da gut aufgehoben seien. Möglicherweise haben sie Wochen, manchmal Monate oder Jahre eines schwierigen Auf und Ab durchlaufen, in dem sie oft nicht weiterwussten. Manchmal waren sie vielleicht zutiefst verzweifelt und hoffnungslos, oder sie hatten trotzig gedacht, ich brauche niemanden, ich schaffe es allein. Oder es gab Momente voller Angst und Misstrauen, doch nicht verstanden, zurückgewiesen oder entwertet zu werden. Dann gab es da möglicherweise auch Momente der Hoffnung, da könnte jemand sein, der sie sieht und versteht, ihnen hilft weiterzukommen. Meistens sind es diese Phasen der Hoffnung, die den Entschluss vorantreiben, zum Telefon zu greifen und um ein Vorgespräch zu bitten. All das tragen diese Menschen in sich, wenn sie die Praxis zum ersten Mal betreten, sich auf den Stuhl setzen und anfangen zu sprechen.

---

2 Bei allgemeinen Darstellungen werde ich zur Vereinfachung zukünftig die maskuline Form verwenden – außer bei konkreten Fallbeispielen, in denen die stimmige Geschlechtszugehörigkeit benutzt wird.

*Fallbeispiel:*

Ich erinnere mich eines Mannes Ende 30, der mir im Vorgespräch berichtete, dass er schon bei mehreren Kollegen war, die ihn weitergeschickt hatten mit der Begründung, keinen freien Platz zu haben. Er selber drückte die vage Vermutung aus, sie hätten ihn nicht gemocht. Meinen Einwurf, dass dies für ihn nicht einfach gewesen sein muss (ihn das womöglich verletzt habe), übergeht er. Im Vordergrund stehe für ihn das Problem, dass er noch nie eine Zweierbeziehung hatte. Er wolle eine Beziehung, wolle nicht mehr allein sein und erwarte, dass ich ihm helfe, das zu lösen. Er hätte schon mehrfach versucht, Frauen kennenzulernen, das laufe meistens schief, die würden komisch auf ihn reagieren und er begreife nicht warum. Im nächsten Moment beginnt er, Frauen, die in seinem Alter noch nicht verheiratet seien, zu entwerten. Als weitere Probleme berichtet er eine Reihe körperlicher Symptome, breit gestreute phobische Ängste und Kontaktschwierigkeiten.

Deutlich wird für mich im weiteren Verlauf unseres Gesprächs, wie wenig Zugang er zu seinen Gefühlen hat. Auf die Fragen nach seiner Geschichte meint er kategorisch. »Ich hatte eine schöne Kindheit, meine Eltern haben alles für mich getan, damit hat das nichts zu tun.« Eine ähnliche »Abfuhr« bekomme ich jedes Mal, wenn ich versuche, näher an seine Gefühle zu kommen bzw. ihn behutsam mit eigenen Anteilen seiner Probleme konfrontiere. Für mich wird immer spürbarer, wie schwer es mir fällt, mit der Enge und Rigidität dieses Mannes zurechtzukommen. Ich spreche das sehr klar an und erläutere ihm diese Schwierigkeit an einigen konkreten Beispielen der Sitzung. Als er darauf wieder mit rationalisierender Abwehr reagiert, beende ich das Gespräch kurz vor Ablauf der Zeit und teile ihm mit, dass ich mit seiner Art nicht gut umgehen könne. Ich würde sehr viel Ärger in mir spüren über seine Abwehr und denke, dass er deshalb bei mir nicht gut aufgehoben sei.

Erstmals in der Sitzung erlebe ich ihn in diesem Moment sichtlich betroffen. Er verabschiedet sich und geht. Einige Tage später meldet er sich in meiner Telefonzeit und bittet mich um ein zweites Vorgespräch: »Sie sind der Erste, der mir die Wahrheit gesagt hat, warum er mich wegschickt«, und bittet mich, mit ihm zu arbeiten.

## 6.2 Warum läuft bei mir immer alles schief?

Dies ist eine häufige Frage, mit der Menschen in die Therapie kommen. Im ersten Moment könnte man geneigt sein, es als Frage aufzufassen, auf die sie eine schnelle Antwort erwarten. Oft steht diese Frage auch im Vordergrund; dahinter verbirgt sich jedoch häufig die schwer veränderbare Grundüberzeugung, dass dies die Realität ist, die sie immer wieder erleben. In der Verhaltenstherapie nennt man dies negative Kognitionen, die neu strukturiert werden müssen. In der Pesso-Therapie gehen wir davon aus, dass es sich dabei tatsächlich um emotional sehr tief sitzende Grundüberzeugungen handelt, die wie Stimmen der »*inneren Wahrheit*« unsere Wahrnehmung, unser Fühlen und unser Handeln tief beeinflussen. Sie sind letztlich das Ergebnis unserer subjektiv so erlebten frühen Geschichte und bilden quasi wie ein Destillat derselben eine »Brille«, durch die wir unser Heute wie auch unsere Zukunft betrachten, erleben und auf sie reagieren. Das Problem dabei ist, dass wir diese Brille nicht einfach absetzen können. Unsere Sicht der Welt wird ständig gespeist (meist ohne dass wir uns dessen bewusst sind) von »alten Erinnerungen«, die uns in dieselben emotionalen Zustände versetzen wie damals. Mit diesen Gefühlen kommen aber auch die alten Überzeugungen wieder hoch, die damals entstanden sind. Mit ihnen bestätigen wir uns immer wieder, dass die Gegenwart genauso ist wie das, was wir in der Vergangenheit erlebt haben.

Wenn wir früher häufig auf Ablehnung gestoßen sind, spüren wir beim kleinsten Anzeichen von Kritik denselben Ärger wie damals, reagieren mit Rückzug oder Gegenangriff und provozieren »unbewusst« damit genau die Ablehnung, die wir befürchten. So ähnlich verlief es auch mit diesem Klienten in dem oben kurz dargestellten Vorgespräch, der schon von mehreren Kollegen weitergeschickt wurde.

## 6.3 Wer sieht mich endlich?

Zugleich ist in diesen Menschen aber auch eine tiefe Sehnsucht vorhanden, ihren Leidensweg verlassen zu können und einen neuen Weg zu finden. Diese Hoffnung führt einen Großteil von ihnen in die Psychotherapie. Wer keine Hoffnung hat, sucht keinen Psychotherapeuten auf.

Damit haben Psychotherapeuten aber auch von Anfang an mit beiden »emotionalen Ladungen« zu tun, die diese Menschen auf sie übertragen. In ihrem inneren Bild, das sie sich vom Therapeuten machen, laden sie ihn quasi auf mit ihren Hoffnungen auf der einen Seite und ihren Befürchtungen oder Ängsten auf der anderen Seite:

- Unter dem Blick der *»positiven Ladung«* (ihrer positiven Erwartungshaltung) hoffen sie darauf, dass der Therapeut sie sieht, wie sie wirklich sind. Dass er versteht und spürt, was sie brauchen, und ihnen das gibt. Sie sehen ihn quasi durch die »Brille ihrer Hoffnung« und idealisieren ihn als Gegenüber.
- Unter dem Blick der *»negativen Ladung«* (ihrer negativen Erwartungshaltung) befürchten sie, ihren Gesprächspartner mit ihren Problemen zu überfordern, erneut zu viel zu sein. Der Therapeut wird in ihrem inneren Bild zu einer Person, die sie nicht versteht oder sie entwertet und ablehnt, so wie sie es häufig in ihrer Geschichte erlebt haben. In diesem Moment sehen sie ihn quasi durch ihre »alte Brille der negativen Erfahrung«, die als Essenz (innere Wahrheit) ihrer diesbezüglichen Lerngeschichte in ihnen als Grundüberzeugung entstanden ist.

Eine der größten Fallen für Psychotherapeuten besteht tatsächlich darin, diese positive Ladung in unreflektierter Weise zu übernehmen. Dies führt zu der gefährlichen Überzeugung, sie könnten den Menschen tatsächlich all das geben, was diese brauchen bzw. was ihnen in ihrer Geschichte gefehlt hat. Die möglichen Verstrickungen, die daraus resultieren, sind vielfältiger Natur; in jedem Fall verhindern sie aber, dass der Klient für sich einen Weg findet, an dessen Ende er ein Stück »heiler« oder auch »ganzheitlicher« ist als am Beginn der Therapie.

Psychotherapeuten brauchen also von Anfang an einen Weg im therapeutischen Beziehungsgeschehen, der es ihnen ermöglicht, mit diesen »emotionalen Aufladungen« der Klienten bewusst umzugehen. Sie beinhalten die Hoffnungen wie auch die Ängste der Klienten, die gesehen und anerkannt werden sollten. Klienten brauchen dabei ein menschliches Gegenüber, bei dem sie mit diesen Gefühlen gut aufgehoben sind, ohne dass der Therapeut in unkritischer Weise versucht, ihren Erwartungen gerecht zu werden.

In der Pesso-Therapie wird dafür neben dem Therapeuten eine

dritte Person in den Raum geholt, der sogenannte »*Zeuge*«. Er sieht den Klienten, nimmt seine Gefühle wahr in positiv neutraler Weise und benennt sie. Es wird also von Anfang an eine weitere menschliche Figur in das therapeutische Beziehungsgeschehen eingeführt, die diese Aufgabe übernimmt. Dies trägt mit dazu bei, den Therapeuten nicht als das einzige Gegenüber in idealisierender Weise so stark »emotional aufzuladen«. Wie dieser Zeuge in der Praxis konkret eingeführt wird und welche weitere Aufgabe er noch hat, werde ich an späterer Stelle (s. Abschnitt 7.3.7) ausführlicher darstellen.

## 6.4 Alle anderen spüren sich, nur ich nicht!

Wenn Menschen am Beginn ihrer Therapie es bedauern, ihre Gefühle nicht ausreichend wahrzunehmen, dann tragen sie bereits eine spürbare Sehnsucht in sich, mehr damit in Berührung kommen zu wollen. Manchmal jedoch sind Gefühle prinzipiell zu bedrohlich, da sie mit Verletzlichkeit, Schwäche und der Befürchtung, ausgeliefert zu sein, assoziiert sind. Dann ist diese Sehnsucht nicht im Vordergrund. Diese Menschen spüren zwar auch, dass da etwas nicht in Ordnung ist, denken aber häufig, sie machen faktisch etwas verkehrt und es geht in erster Linie darum zu lernen, es richtig zu machen wie der obige Klient. Meinen Einwurf, dass es für ihn verletzend gewesen sein muss, von den Kollegen fortgeschickt zu werden, übergeht er. Und auch im weiteren Vorgespräch ist deutlich, dass er auf der emotionalen Ebene schwer ansprechbar ist. Im Umgang mit Gefühlen reagieren diese Menschen eher abwehrend und häufig irritiert. Es kann aber auch zu Neid und Bewunderung gegenüber den Gefühlen anderer kommen oder zur gegenteiligen Reaktion der Ablehnung solcher Gefühle bis hin zur Entwertung derselben. Konfrontiert der Therapeut sie zu früh mit den damit verbundenen Problemen, so stößt er häufig auf »rationalisierende Abwehr« (d. h. mit mehr oder minder geschickter Argumentation werden sie belegen, dass dies Unsinn sei).

Der Therapeut hat also zu früh versucht, eine Tür in das Innere dieser Menschen aufzumachen, wofür noch keine Bereitschaft vorhanden war. Dies betrifft einen weiteren wichtigen Bestandteil der Pesso-Therapie: die Grundregel, dass der Klient letztlich derjenige ist, der das therapeutische Beziehungsgeschehen steuert. Er entscheidet, welcher Schritt für ihn machbar ist, wie weit er sich öffnen kann und möchte, und die Aufgabe des Therapeuten ist es, ihn in seinem Tempo zu begleiten. Dies ist wesentlicher Bestandteil dessen, was wir in der Pesso-Therapie die Möglichkeitssphäre nennen, auf die ich später ausführlicher zurückkommen werde (s. Abschnitt 11.1).

## 6.5 Was kann Therapie leisten?

Psychotherapie als Einzeltherapie ist erst mal eine besondere Form eines Beziehungsgeschehens zwischen zwei Menschen. Der Klient sucht Hilfe und kommt zum Psychotherapeuten in der Hoffnung, einen professionell ausgebildeten Menschen zu treffen, der ihm zur Seite steht und ihm einen Weg zeigt, wie sein Leiden ein Ende finden kann. Hinter diesem Wunsch verbergen sich meist aber noch weitere Erwartungen: Er sehnt sich danach, für sich einen Platz im Leben zu finden, wo er hingehört, wo er sich quasi zu Hause fühlen kann. Er sucht nach Menschen, die ihn wahrnehmen und wertschätzen bzw. mit seinen Gefühlen und Wünschen in konstruktiver Weise umgehen können. Hofft, dass sie für ihn eintreten, wenn er ungerecht behandelt wird, und ihn unterstützen in den Zielen, die er für sich hat.

All das dürfen wir als Therapeuten ihm jedoch aus mehreren Gründen nicht unreflektiert geben. Wären im Leben dieses Menschen in seiner Geschichte diese Bedürfnisse erfüllt worden, dann würde er viele gute Erinnerungen daran in sich tragen: innere Bilder mit seinen Eltern, seinen Geschwistern, Lehrern, die ihn wahrgenommen, wertgeschätzt und unterstützt haben. Sein Blick auf die Menschen in der Welt wäre durch das Vertrauen dieser guten inneren Bilder geprägt, und es würde ihm auch leichtfallen, die positiven Möglichkeiten wahrzunehmen und für sich zu nutzen. Sein inneres Erleben wäre nicht geprägt durch Unsicherheiten, Ängste oder Misstrauen, und er würde wahrscheinlich gar nicht auf die Idee kommen, sich für Psychotherapie zu interessieren.

Menschen, die zu Psychotherapeuten kommen, tragen meist keine so zufriedenstellenden Geschichten in sich. Sie erlebten Defizite, häufig auch sehr schmerzvolle oder Angst einflößende Erfahrungen, die sie

u. U. sogar traumatisiert haben. Oder sie hatten Eltern, die bisweilen so mit sich selbst beschäftigt waren, dass sie ihnen als Kinder nicht das geben konnten, was sie gebraucht hätten. In manchen Fällen geht dies so weit, dass die Kinder solcher Eltern auf ihre eigenen Grundbedürfnisse verzichten, um ihre Eltern nicht zu belasten, die sie als nicht belastbar erlebt haben. Sie fangen auf diesem Weg bisweilen schon als Kinder an, quasi für ihre Eltern zu sorgen.

Wenn wir als Therapeuten versuchen, diesen Klienten all das zu geben, was diese von »*idealen Eltern*« (zu diesem speziellen Begriff in der Pesso-Therapie s. Abschnitt 12.5) gebraucht hätten, dann schaffen wir dadurch Abhängigkeitsverhältnisse, aus denen sie oft nur schwer wieder herauskommen.

Wie kann das gelöst werden? Ich hatte weiter oben dieses Problem bereits angesprochen. Psychotherapie sollte den Menschen ein achtsames Beziehungsgeschehen anbieten, das ihnen hilft, einen Weg für sich selbst zu finden, die Defizite, die sie in sich tragen, in für sie zufriedenstellender Weise auszugleichen. Weiter sollte eine Psychotherapie sie dazu befähigen, in ihrem erwachsenen Leben gut für sich zu sorgen. Das bedeutet, dass sie das in der Therapie Gelernte so auf ihr Leben übertragen können, dass sie gegen Ende der Therapie ohne dieses unterstützende Beziehungsgeschehen auskommen, weil sie ihre neuen Erfahrungen und Möglichkeiten in ihre Beziehungen integriert haben.

Viele Therapieformen haben das oben angesprochene Problem der Abhängigkeit erkannt und beziehen folgende Position: »Ich kann dir zwar das, was dir gefehlt hat in deiner Geschichte, nicht geben, aber ich kann dir helfen, es zu betrauern und zu akzeptieren, dass es das nicht mehr geben wird. Dann lernst du loszulassen, dein erwachsenes Leben unter einer neuen Perspektive zu betrachten und es endlich so zu nutzen, wie es für dich sinnvoll und gesünder ist.«

In der Pesso-Therapie gehen wir davon aus, dass diese »Lösung« nicht ausreicht. Menschen sind letztlich nicht bereit, für sie wichtige Grundbedürfnisse, die ihnen in ihrer Entwicklung gefehlt haben, einfach so aufzugeben. Im übertragenen Sinn wäre das gleichbedeutend mit dem Vorschlag, ein Haus, dessen Keller und Erdgeschoß löcherig und instabil ist, einfach ab dem ersten Stock weiterzubauen. Niemand, der ein ganzes Haus für sich möchte, wäre bereit, auf diesen fragwürdigen Vorschlag einzugehen, und die meisten von uns hätten dafür vollstes Verständnis. Auf dem Weg zu einer wirklichen »Heilung« alter Defizite und Wunden müssen Psychotherapeuten mit den Menschen also dort hingehen, wo die ganze »Misere« angefangen hat, und nachträglich einen »tragfähigen Keller und ein stabiles Erdgeschoß gestalten«, damit eine gute Basis für den weiteren Ausbau entsteht. Sie müssen die Menschen also zurückbegleiten in die Zeit ihrer frühen Entwicklung und der damit verbundenen Grundbedürfnisse, deren adäquate Befriedigung Voraussetzung ist, damit sie sich in ihrer Individualität und Einzigartigkeit spüren und entfalten können.

# 7. Was brauchen Menschen in ihrer Entwicklung?

Daniel Stern, ein Psychiater und Psychoanalytiker, beschäftigte sich ausführlich mit der frühen Entwicklung von Kindern. Er untersuchte die Interaktionen zwischen Säuglingen und ihren Müttern von der Geburt bis zum ersten Lebensjahr. Dazu machte er regelmäßige Videoaufzeichnungen des Zusammenseins der Mütter mit ihren Säuglingen in alltäglichen Kontaktsituationen, um zu überprüfen, wie und von wem dieses Beziehungsgeschehen initiiert bzw. gesteuert wird. Die Auswertungen seiner Studien belegten eindeutig, dass Säuglinge von Geburt an ein Gespür in sich tragen, was sie im Kontakt brauchen, und dies auch deutlich signalisieren: Sie zeigen, wann sie Nähe und Zuwendung brauchen, wann sie für sich sein wollen, genauso wie sie anfangen, unruhig zu werden, wenn sie z. B. Hunger haben oder den Wunsch nach spielerischem Kontakt in sich tragen. Stern betrachtet dies als Teil des »impliziten Wissens« (Stern D., 2000), mit dem sie quasi auf die Welt kommen, nach Pesso ist dieses innere Wissen Teil der genetischen Grundausstattung.

Ihre Bedürfnisse drücken sich also von Beginn ihres Lebens an aus in einer äußeren »*Form*« des Ausdrucks, lange bevor sie über Sprache und deren Bedeutung verfügen. Wenn die Mütter auf diese Signale ihrer Säuglinge, also auf die Form des Ausdrucks ihrer Bedürfnisse, adäquat reagieren, ihnen im Kontakt die passende Interaktion für dieses Bedürfnis bieten (in der Pesso-Therapie nennt man dies die »*Passform*«, s. Schrenker L., Fischer-Bartelmann B., 2003), so kommen diese Säuglinge wieder zur Ruhe. Sobald das Bedürfnis befriedigt ist, klingt die körperliche Erregung, die damit einherging, wieder ab, und die Säuglinge zeigen deutliche Anzeichen von tiefer Zufriedenheit und körperlicher Entspannung.

Die Studien von Stern belegen auf empirischer Ebene, was Albert Pesso unabhängig davon in seinem entwicklungspsychologischen Modell sehr differenziert dargestellt hatte: Er geht davon aus, dass in unseren Genen von Anfang unseres Lebens an ein tiefes Wissen vorhanden ist um das, was wir im Kontakt mit unseren ersten Bezugspersonen (den Eltern, Erziehern usw.) im Leben brauchen. Diese inneren Zustände und Bedürfnisse drücken sich durch klare Signale aus, d. h., die körperliche Energie, die ihnen primär zugrunde liegt, mündet in eine Form des körperlichen Ausdrucks und braucht im Kontakt die Passform. Bei Säuglingen ist dies unmittelbar einsichtig, da sie völlig abhängig sind von ihrer Mutter und deren Bereitschaft wie auch deren Fähigkeit, ihre Bedürfnisse zu erkennen und die dafür stimmige Interaktion anzubieten. Aber auch im weiteren Verlauf ihrer Entwicklung sind Kinder auf ein achtsames Gegenüber angewiesen, das ihre Bedürfnisse wahrnimmt, anerkennt und so befriedigt, wie es für dieses Kind entsprechend seinem Entwicklungsstand passend und angemessen ist.

Eine weitere Grundannahme von Albert Pesso ist, dass wir alle bereits zum Zeitpunkt der Zeugung ein einzigartiges Potenzial (unser wahres Selbst) in uns tragen, das mit dem Zeitpunkt der Geburt darauf drängt, sich zu entwickeln und sich in der Interaktion mit anderen ausformen zu können. Die Grundlage dieser Energie, sich entwickeln und entfalten zu wollen, ist nach Pesso Bestandteil unserer genetischen Natur (Pesso A., Boyden-Pesso D., 1994). Auch dafür brauchen wir ein Gegenüber, das in der frühen Entwicklung primär durch die Eltern und die unmittelbaren Familienangehörigen gewährleistet sein sollte. In der weiteren Entwicklung kommen natürlich auch Erzieher (Kindergarten), Lehrer und weitere außerfamiliäre Bezugspersonen dazu.

Pesso geht sogar so weit zu postulieren, dass Kinder von Anfang an auch intuitiv ein Wissen in sich tragen, welche Interaktionsangebote von welchen Bezugspersonen stimmig und angemessen sind: Was brauchen sie von Eltern, was von Geschwistern, was von Großeltern, von Erziehern, Lehrern usw. Sie tragen ein Gespür in sich, wann ein Beziehungsangebot nicht passend ist (z. B. wenn ein »freundlicher« Nachbar artig eine Hand gegeben haben will oder zum Abschied ein »Küsschen«) und wie die Beziehungen seiner Bezugspersonen zueinander sein sollten. Er sieht dieses Wissen als Teil unseres *»genetischen Gedächtnisses«*, das Ergebnis der »genetisch geprägten Informationen« unserer evolutionären Entwicklung (Pesso A., 2005, S. 306). Diese Annahmen werden mittlerweile auch von der neurobiologischen Forschung bestätigt, die von einem »Gedächtnis der Menschheit« ausgeht, das von Generation zu Generation weitergegeben wird. »Die Spiegelsysteme sind eine Art Gedächtnis der Menschheit: In den Hunderttausenden von Jahren vor der Erfindung von Schrift, Buch und Internet waren diese Wissensbestände gleichsam lebende Bibliotheken, die – dank dem System der Spiegelneurone – über Resonanz und ›Lernen am Modell‹ von einer Generation an die nächste weitergegeben werden konnten.« (Bauer J., 2006, S. 168)

Es gibt also in Kindern auch ein tiefes Wissen um die Ordnung innerhalb eines Familiensystems (was braucht es von Vater bzw. Mutter, von Geschwistern, Großeltern usw.) und wie sollen deren Beziehungen zueinander gestaltet sein (die Paarbeziehung der Eltern zueinander als Mann und Frau bzw. die Elternbeziehung von Mutter vs. Vater zum Kind). Wir werden im Abschnitt 8.3 (Störungen als Folge von »Holes in Roles«) darauf noch ausführlicher zurückkommen.

Damit Kinder dieses einzigartige Potenzial in ihrer Entwicklung in für sie guter Weise ausgestalten und integrieren können, bedarf es Rahmenbedingungen in der Interaktion, die Albert Pesso als fünf Grundbedürfnisse für die Entwicklung definiert hat.

## 7.1 Die fünf Grundbedürfnisse in der Entwicklung eines Menschen (nach A. Pesso)

Was am Beginn von Kapitel 7 bereits deutlich wurde und auch in den weiteren Ausführungen zu den Grundbedürfnissen für die menschliche Entwicklung immer wieder deutlich werden wird, ist die Definition eines Idealzustands. Er hat viel zu tun mit der Kategorie idealer Eltern, wie sie von Albert Pesso als idealtypisches Konstrukt für das Kreieren »heilender Gegenbilder« entwickelt wurde. Ich werde in Abschnitt 10.1 (Die therapeutische Arbeit mit Defiziten) darauf noch ausführlicher zurückkommen. Vorweg möchte ich aber an dieser Stelle einige klärende Worte dazu sagen, damit für die Leser kein falsches Bild entsteht, was in der Alltagsrealität von Eltern möglich ist und was nicht.

Was ich hier im Rahmen der Erörterung der Grundbedürfnisse darstelle, ist der »optimale Fall«, der in der normalen Realität von Eltern so nicht erreicht werden kann. Wir brauchen nicht zu befürchten, dass Kinder sofort tief greifende Schäden entwickeln, wenn wir diesen Kriterien nicht in allen Bereichen gerecht werden. Die menschliche Spezies ist mit einer unglaublichen Variabilitäts- und Anpassungsfähigkeit ausgestattet. Mit der folgenden Darstellung möchte ich in idealtypischer Weise die wichtigsten Grundlagen vermitteln, die in jedem Grundbedürfnis enthalten sind und welche Bedeutung sie für die Entwicklung des Kindes haben. In Kapitel 8 werde ich dann darauf eingehen, welche Arten von Störungen im späteren Leben entstehen können, wenn es zu basalen Defiziten in diesen Grundbedürfnissen kommt.

### 7.1.1 Das Grundbedürfnis nach Platz

Unsere menschliche Entwicklung beginnt mit dem Zeitpunkt der Zeugung, mit dem Moment also, in dem Ei und Samenzelle verschmelzen. Wenn eine Frau und ein Mann in einem bewussten Akt der Liebe und Hingabe sich vereinigen, um ein Kind zu zeugen, beschließen sie damit eine gemeinsame Elternschaft. Sind dafür gute innere und äußere Bedingungen gegeben (sie sind alt und reif genug dafür, gesund, haben gute wirtschaftliche Rahmenbedingungen, sind eingebunden in ein unterstützendes soziales Netz usw.), so ist damit auch ein guter »*uranfänglicher Platz*« (Pesso A., Boyden-Pesso D., 1994) für dieses Kind gegeben. Dieser Platz existiert im unmittelbaren körperlichen Sinn während seiner Embryonalzeit in der Gebärmutter, in der es wohlgenährt, getragen, geschützt und gut begrenzt sich bis zur Geburt entwickeln kann. Diese Eltern werden aber auch bereits vorher, in Erwartung des Kindes, in ihrer Lebensumgebung in liebevoller und achtsamer Weise ihm einen Platz bereiten, in dem es sich sicher und geschützt in den ersten Monaten nach seiner Geburt entwickeln kann.

In seiner weiteren Entwicklung wird dieser Platz aber nicht nur im äußeren Sinne körperlich unmittelbar erfahrbar da sein (z. B. als das Zimmer dieses Kindes in der Wohnung oder im Haus der Eltern, in das es immer wieder zurückkommen kann, das ihm gehört), sondern auch in symbolischer Weise: Bei diesen Eltern kann es sicher sein, dass es da immer auch einen Platz in ihrem Herzen gibt, sie sich liebevoll mit diesem Kind verbunden fühlen, auch dann, wenn es gerade nicht da ist.

Dieser erste uranfängliche Platz definiert quasi von Anfang seiner Existenz an die Daseinsberechtigung dieses Kindes und seine Zugehörigkeit zu den Menschen, die es in liebevoller Weise empfangen, auf die Welt bringen und in seiner weiteren Entwicklung für es sorgen. Damit weiß es, wo es hingehört, wohin es zurückkommen kann, wenn es etwas braucht, und die Liebe dieser Eltern, die es immer wieder erfährt, definiert seine Zugehörigkeit und Verbundenheit wie auch seinen ersten basalen Lebenssinn.

### 7.1.2 Das Grundbedürfnis nach Nahrung

In der Zeit der Schwangerschaft erfolgt über die Nabelschnur eine optimale Versorgung mit Nahrung, damit sich das Kind in guter Weise entwickeln kann. Voraussetzung dafür ist, wie eingangs in Kapitel 7 erwähnt, dass auch die Mutter gesund ist, es ihr in dieser Zeit seelisch gut geht und die äußeren Rahmenbedingungen (liebevolle, unterstützende und stabile Paarbeziehung, eine nicht von äußeren Krisen bedrohte Umwelt usw.) in stimmiger Weise gewährleistet sind. Mit dem Zeitpunkt der Geburt und Abnabelung muss die Nahrungsaufnahme von außen erfolgen. Im Idealfall kann die Mutter das Kind stillen, sie erkennt in passender Weise die Form seines Ausdrucks (wann es Hunger hat) und sorgt während der Nahrungsaufnahme für eine friedliche und geschützte Atmosphäre. Sie hat Vertrauen, dass ihr Kind selbst spürt, wann es satt ist, erkennt die diesbezüglichen Signale und reagiert adäquat darauf.

Diese unmittelbaren guten körperlichen Erfahrungen tragen beim Kind dazu bei, dass es sich voll Vertrauen der Nahrungsaufnahme öffnen kann und sich danach in guter Weise gesättigt und zufrieden fühlt. Dieser angenehme körperliche Zustand kann in der Interaktion mit der Mutter immer wieder ähnlich erfahren werden und definiert zunehmend auch ein emotionales Wohlbefinden und ein tiefes Gefühl der Befriedigung, das mit der Nahrungsaufnahme einhergeht. Bedürfnis und reale Bedürfnisbefriedigung (in ihren sensorischen, körperlichen wie auch emotionalen Aspekten) werden auf neurologischer Ebene verknüpft und als zusammengehöriges Erfahrungsabbild gespeichert. Das damit verbundene Spüren und Erleben der Befriedigung wird als zuverlässige Realitätserwartung assoziativ verankert. Diese kann später jederzeit im Kontext mit diesem Bedürfnis wieder reaktiviert werden und schafft eine positive Grundhaltung.

Durch diese guten wiederkehrenden Erfahrungen erlebt das Kind eine tiefe Sicherheit bezüglich seines Bedürfnisses nach Nahrungsaufnahme und Sättigung. In der Säuglingszeit findet dies erst einmal primär auf dieser unmittelbaren körperlichen Ebene statt. In der Kleinkindzeit und in seinen späteren Jahren spielt neben dieser unmittelbaren körperlichen Ebene die symbolische Ebene eine zunehmend größere Rolle: Das Kind braucht auch »emotionale« Nahrung (vermittelt durch Sprache und nonverbale Signale) in Form von Liebe und Wertschätzung seiner Eltern und später auch durch die weiteren Bezugspersonen seines sozialen Umfeldes (Erzieher, Lehrer, Freunde usw.). In all diesen Interaktionen fühlt es sich gesehen, genährt, liebevoll akzeptiert und wertgeschätzt, und es verinnerlicht diese Erfahrung in seinem fühlenden Bewusstsein, das immer auch verbunden ist mit angenehmen körperlichen Empfindungen. Diese stellen die »energetische« Grundlage (sozusagen das körperliche Substrat) unseres Fühlens dar. Insoweit sind Gefühle immer auch verbunden mit Körperempfindungen und von ihnen letztlich nicht trennbar.

Diese verinnerlichten Erfahrungen in der Interaktion bilden zugleich auch einen Teilaspekt des Selbstbildes (bzw. des Selbstwertgefühls) des Kindes: Die im Gedächtnis abgespeicherten Erinnerungen an den liebevollen und wertschätzenden Blick der Eltern (der Geschwister, der Großeltern, der Erzieher und Lehrer usw.) trägt das Kind später in sich. Sie bilden den Kern des inneren Bewusstseins, versorgungswürdig und liebenswert zu sein. Daraus entsteht durch Verinnerlichung und Integration die Basis für eine »gesunde« Liebe zu sich selbst und später im Leben auch die Fähigkeit, sich selbst Wertschätzung und Anerkennung zu geben.

### 7.1.3 Das Grundbedürfnis nach Unterstützung

Auch bei diesem Grundbedürfnis bedarf es, wie oben bei Platz und Nahrung dargestellt, erst einmal der Erfahrung auf der unmittelbaren körperlichen Ebene. Für den Säugling stellt die Schwerkraft eine direkte und körperlich bedrohliche Energie dar. Er ist ihr so lange hilflos ausgeliefert, bis die Fähigkeiten seiner Grob- und Feinmuskulatur (einschließlich der daran beteiligten neurologischen Grundlagen und seines Gleichgewichtssinns) so weit entwickelt sind, dass er sitzen, stehen und laufen kann. Erst ab diesem Zeitpunkt seiner Entwicklung ist das Kind in der Lage, sich aufzurichten, sich selbst zu tragen und der Schwerkraft adäquat zu begegnen. Während der Schwangerschaft stellt dies kein Problem dar, denn es wird in der Gebärmutter durch den Beckenboden der Mutter sicher getragen und gehalten.

Nach seiner Geburt jedoch braucht es Eltern, die es halten, tragen und ihm mit dieser unmittelbaren Form der körperlichen Unterstützung Stabilität geben. Nur darüber kann es die Sicherheit entwickeln, nicht ständig Angst haben zu müssen, zu fallen und sich dabei u. U. lebensbedrohlich zu verletzen. Die gute Erfahrung adäquater körperlicher Unterstützung gibt dem Kind ein Gespür für den Boden und seine eigene Basis. Solange es sehr klein ist, wird diese Unterstützung körperlich primär über den Rücken und das Gesäß aufgenommen, dort, wo ein Säugling intuitiv gehalten und getragen wird, später vermehrt über die Beine und die Muskulatur des Rückens, welche das Körpergewicht austarieren und tragen.

Auf der symbolischen Ebene braucht das Kind in seiner weiteren Entwicklung diese Unterstützung in einer mehr mittelbaren Weise: durch das Vertrauen seiner Eltern (wie auch seiner weiteren Bezugspersonen), dass es lernen und sich weiterentwickeln will und kann. Und indem sie ihm nur so viel Unterstützung geben, wie es benötigt, um mit ausreichender Sicherheit seine eigenen Fähigkeiten entwickeln und erproben zu können. Damit kann es selbstständig die Lernschritte tun, mit denen es gerade beschäftigt ist. Die Umgangssprache formuliert diese Form der guten Unterstützung intuitiv in dem Satz: »Die Eltern stehen hinter mir«, was bedeutet, dass sie da sind und ich mir ihrer Unterstützung sicher sein kann, egal, was passiert. Auf der körperlichen Ebene wird Unterstützung in dieser Zeit der Entwicklung vor allem über den Rücken aufgenommen, was wir in der Pesso-Therapie auch in verschiedenen Übungsformaten (s. Abschnitt 15.5) zum Grundbedürfnis von Unterstützung nutzen. Unterstützung wird dabei durch eine Hand auf dem Rücken symbolisiert und aufgenommen.

## 7.1.4 Das Grundbedürfnis nach Schutz

Zum Zeitpunkt der Schwangerschaft ist der Schutz des Embryos in optimaler Weise gewährleistet: Er liegt sicher in der Gebärmutter, schwimmend in Fruchtwasser, dessen Temperatur ihn vor Auskühlung bewahrt, die Plazenta filtert die Nahrungsaufnahme weitgehend vor schädlichen Stoffen, und die Gebärmutterwand und der Körper der Mutter schirmen Außengeräusche ab. Mit der Geburt übernimmt die Mutter (der Vater) diesen Schutz des Säuglings: Sie sorgen für eine geschützte und sichere Umgebung, achten darauf, dass der weiche und verletzliche Körper keinen äußeren schädlichen Einflüssen oder Kräften ausgesetzt ist. Zudem sichern sie das Gleichgewicht seiner Körpertemperatur, das der Säugling selber noch nicht ausreichend regulieren kann. Anschaulich wird dies durch die folgende Grafik[3] dargestellt.

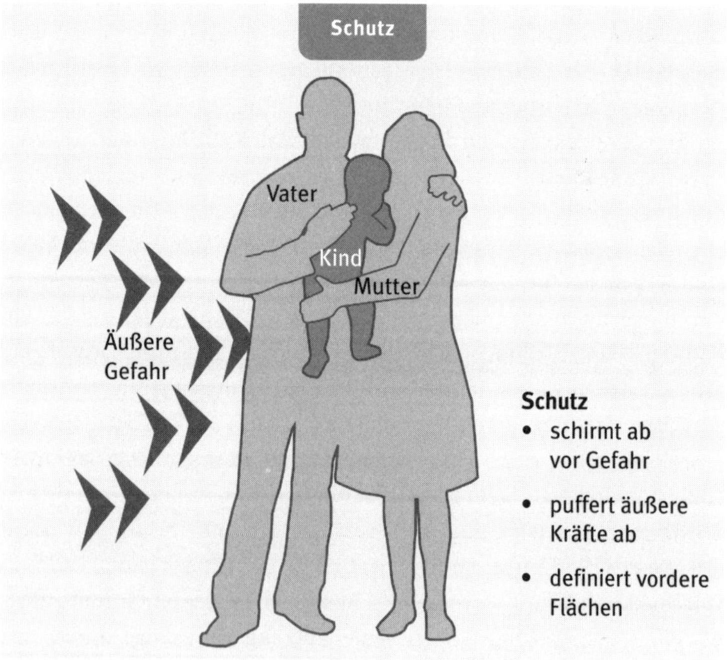


**Grafik Nr. 1:** Schutz

3 Die Grafiken in diesem Buch wurden teilweise auf der Basis der Slides von Albert Pesso und Diane Boyden-Pesso entwickelt (Pesso A., Boyden-Pesso D., 1994).

Auch in seiner weiteren Entwicklung braucht das Kind diese unmittelbare körperliche Erfahrung des Schutzes so lange, bis es später in der Lage ist, diesen Schutz für sich selbst zu übernehmen. Die Eltern schirmen mit ihrem Körper das Kind ab, wenn Gefahr von außen droht, halten und bergen es, wenn es Angst hat, und verteidigen es, wenn es körperlichen Angriffen ausgesetzt ist, die es noch nicht selbst bewältigen kann. Auf der symbolischen Ebene treten sie für das Kind ein, wenn es ungerecht behandelt wird, verteidigen seine Rechte, sowohl innerhalb wie außerhalb der Familie (Kindergarten, Schule, Lehrstelle usw.).

Damit erfährt das Kind immer wieder, dass die Eltern quasi eine schützende Schicht um seinen Körper und sein Ich legen, wodurch es sein leibliches, aber auch sein seelisches Sein zunehmend als schützenswerte Einheit erfährt. Später in der Entwicklung unterstützen sie das Kind in seinen eigenen Bemühungen, für diesen Schutz einzutreten, und erkennen diese an.

Schutz hat häufig mit der Körpervorderseite zu tun, da wir uns intuitiv zur Quelle der Bedrohung drehen, um sie sehen zu können. In der Pesso-Therapie findet dies seinen Niederschlag darin, dass sich eine schützende Figur immer zwischen den Klienten und die Quelle der Bedrohung stellt. Sie steht dabei mit ihrem Gesicht zur Bedrohung, um so früh wie möglich darauf reagieren zu können. Hierdurch wird dieser Schutz sowohl unmittelbar körperlich wie auch symbolisch erlebt. Die schützende Figur tritt ein für die Rechte des Klienten und schützt ihn vor der möglichen Bedrohung. Wie das im Detail im Therapiegeschehen realisiert wird, werde ich später genauer darstellen (s. Abschnitt 10.2.2).

### 7.1.5 Das Grundbedürfnis nach Grenzen

Wir beginnen erneut mit der Schwangerschaft, in der die Gebärmutterwand und die Bauchdecke der Mutter den »Lebensraum« des Kindes nach außen begrenzen, sodass es sich darin in sicherer Weise bewegen kann. Zugleich bieten sie ihm während der fortgeschrittenen Schwangerschaft bereits eine gute Begrenzung für die erste Erprobung seines beginnenden kraftvollen genetischen Potenzials: Mit seinen Armen und Beinen kann es sich dehnen und strecken, Gebärmutterwand und

Bauchdecke geben ihm Platz, dehnen sich mit der Bewegung des Kindes nach außen, sorgen aber auch in sicherer Weise dafür, dass der Embryo diese Grenze nicht durchbrechen kann. Dies kann als ein erstes Erfahrungsmodell angesehen werden, in dem dieses werdende Kind erlebt, »egal, wie sehr ich da kraftvoll nach außen drücke, es kann nichts passieren, es bleibt sicher«. Ein Embryo wird dies mit Sicherheit nicht in so bewusster Weise wahrnehmen, wie Sie es in diesem Moment als Leser in Ihrer Vorstellung realisieren können.

Sie können aber in Ihrer Vorstellung ein körperliches Erfahrungsbild (dem des Säuglings ein bisschen vergleichbar) entstehen lassen, sich dabei in eine Gebärmutter versetzen, gegen deren Wand Sie sich mit Ihren Händen und Füßen bewegen, die nachgibt und Sie trotzdem sicher hält. Möglicherweise spüren Sie dabei das Ausprobieren Ihrer Kraft als angenehme Empfindung, aber auch die wohltuende Sicherheit, dass diese von außen in guter Weise begrenzt wird. Möglicherweise macht Sie diese Vorstellung aber auch wütend, und Sie spüren den Impuls, mit aller Kraft versuchen zu wollen, diese Grenze zu durchbrechen. Diese kleine »geistige« Übung macht Folgendes deutlich: In dieser Vorstellung spüren wir unseren Körper auch dann, wenn wir ihn nicht wirklich bewegen. Wir haben auch ein klares inneres Bild des damit verbundenen Bewegungsablaufs; wie wir das tun, wie auch ein inneres Erfahrungsabbild, wie sich das anfühlt, einschließlich der damit verbundenen Gefühle.

Albert Pesso nennt dies den *»as-if-body«* (Pesso A., 2005), den *»geistigen Körper«* (s. dazu auch Abschnitt 11.4). Auf neurologischer Ebene gibt es eine Erfahrungsrepräsentanz all der Bewegungen, die wir jemals gemacht haben, einschließlich der damit einhergehenden energetischen (körperlichen) Erfahrungen wie auch der damit verbundenen emotionalen Qualitäten. Und wir sind jederzeit in der Lage, diese innere Erfahrungsrepräsentanz, mit all ihren Qualitäten, allein durch die Vorstellung in unserem Erleben wieder zu reaktivieren.

In der Pesso-Therapie nutzen wir diese Möglichkeit auf unterschiedlichen Ebenen: im Rahmen der Übungsformate, die schon einige Male kurz angesprochen wurden, aber auch in der Verinnerlichung heilender Gegenbilder. So zum Beispiel, wenn wir in der Vorstellung eines 4-jährigen Kindes ideale Eltern erleben wollen, die mit unserer Kraft oder Wut in guter Weise umgehen können. Mit denen wir spüren können, dass sie diese in so sicherer Weise handhaben, dass wir unsere gesamte Kraft körperlich ausdrücken und ausprobieren können, ohne uns selbst oder einen anderen dabei zu verletzen. Für Kinder ist das eine wohltuende und beruhigende Erfahrung.

Pesso definiert den Prozess, der dabei in der Interaktion abläuft, als »*Ego-Wrapping*« (Pesso A., Crandell J., 1991). Wenn ein kleines Kind z. B. voll Wut um sich schlägt und dabei von den Eltern in ruhiger und liebevoller Weise gehalten wird, bis es sich wieder beruhigt hat, erlebt es dabei Sicherheit auf mehreren Ebenen:

- Der Ausdruck seiner kraftvollen körperlichen Energie und seiner Wut wird von den Eltern gesehen und anerkannt, »es darf wütend sein«.
- Die Eltern reagieren darauf ruhig, kraftvoll und seelisch stabil, sie können damit umgehen.
- Sie umhüllen mit ihrem Körper den des Kindes in guter haltender Weise und geben ihm damit Sicherheit.
- Das Kind erlebt, dass seine Wut wieder abklingt und es zur Ruhe kommt, wodurch das Erleben und der Ausdruck von Wut als begrenzt und nicht bedrohlich erfahren werden.

Die Sicherheit, die das Kind dabei erlebt, wenn die Eltern seinen »wütenden Körper« (Perquin L., 2005) mit ihrem Körper in ruhiger Weise einhüllen und dabei den Ausdruck der Wut gut begrenzen, trägt wesentlich mit dazu bei, dass es Wut als kraftvollen Teil seiner genetischen Urkräfte ins Ich (als selbstverständlichen Teil seines Selbst) integrieren kann.

Dies trägt in der weiteren Entwicklung des Kindes ganz wesentlich dazu bei, sich der eigenen Kräfte sicherer zu werden und zu lernen, damit differenziert umzugehen. Das heißt, je nach situativer Notwendigkeit nur so viel davon einzusetzen, wie erforderlich ist, um ein Ziel zu erreichen. Erwähnt sei dabei noch, dass die Anerkennung und Wertschätzung der Eltern für diese Integration auch von großer Bedeutung ist. In der Pesso-Therapie wird dies mit dem Begriff der »*Validierung*« umschrieben, deren Bedeutung und praktische Anwendung ich im Abschnitt 10.4.2.4 noch ausführlicher beschreiben werde.

Zur Veranschaulichung dieser Zusammenhänge eine weitere Grafik:

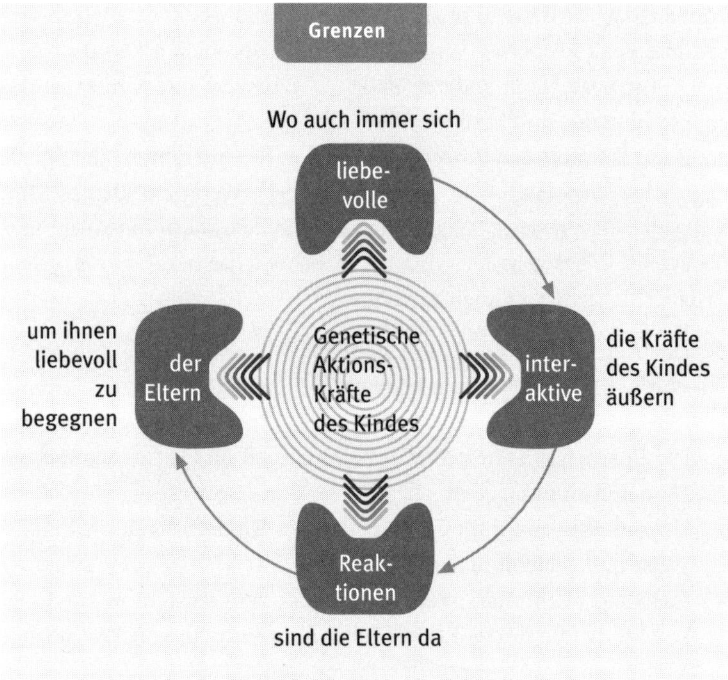


**Grafik Nr. 2:** Grenzen

Gute Begrenzung ist eine der wichtigsten Aufgaben, die Eltern ihren Kindern in der frühen Entwicklung ihrer ersten Jahre bieten sollten. Dadurch können Kinder unmittelbar und körperlich immer wieder erfahren, dass ihre Eltern in der Lage sind, ihr kraftvolles genetisches Potenzial (der Kinder) in sicherer Weise zu handhaben. Sie geben ihnen einerseits in liebevoller und wertschätzender Weise Platz und Raum, sich damit zu erproben, und sorgen andererseits aber auch für die Sicherheit, dass die Kinder sich selbst und andere nicht ernsthaft dabei verletzen.

Gute Begrenzung muss in der kindlichen Entwicklung in qualitativ unterschiedlicher Weise erfolgen:

- Grundbedürfnisse wie Hunger oder Durst, der Wunsch nach liebevollem Kontakt, das Bedürfnis nach Geborgenheit und Schutz usw. müssen direkt befriedigt werden. Beim Säugling und Kleinkind auf unmittelbar körperlicher Ebene. Wie weiter oben bereits aufgezeigt, klingt die Energie (der Indikator des vorhandenen Defizits auf physiologischer Ebene) sofort ab, wenn das Bedürfnis befriedigt ist (das innere homöostatische Gleichgewicht ist wieder gewährleistet). Das Kind zeigt sichtbare Anzeichen von Ruhe und Zufriedenheit und erlebt auf diese Weise, dass Bedürfnisse wie z. B. Hunger, Durst usw. stillbar und begrenzt sind. Durch diese wiederkehrende Erfahrung entsteht in ihm zunehmend die Sicherheit, dass es diesen Bedürfnissen nicht hilflos ausgeliefert ist, dass es keine unbegrenzten oder unstillbaren Gelüste gibt, die ihm Angst machen oder die es später im Leben bekämpfen muss, weil sie zu bedrohlich erlebt wurden.

- Die zu Beginn der kindlichen Entwicklung noch nicht integrierten, mehr archaischen Kräfte, wie Wut und Ärger, die anfangs eher ungebremst und relativ wenig koordiniert aufbrechen, können erst dann wieder zur Ruhe kommen, wenn sie gesehen, als solche anerkannt und in ruhiger, umsichtiger Weise begrenzt werden. Dies ist jedoch nur dann möglich, wenn Eltern in sich die »Erlaubnis« haben, solche Gefühle spüren und zeigen zu können. Sie können ihren Kindern letztlich nur das geben, was sie selbst in ausreichendem Maße erfahren haben. Wenn sie selbst Eltern erlebt haben, die mit ihrer Wut umgehen konnten, sind sie in der Lage, diese gute Erfahrung auch an ihre Kinder weiterzugeben. Dies gilt natürlich in gleicher Weise für die bereits weiter oben dargestellten Grundbedürfnisse. Häufig kommen Menschen in Therapie, weil sie erst über ihre Kinder anfangen, Defizite bei sich selbst zu spüren, und ihnen bewusst wird, dass sie dadurch mit diesen Anteilen ihrer Kinder nicht gut umgehen können. Der tiefe Wunsch, diesen nicht dieselben Verletzungen zuzufügen, wie sie sie selbst in sich tragen, ist das dahinterstehende Motiv.

Wenn z. B. ein vierjähriges Kind wütend wird, weil sein Wunsch nach Zuwendung nicht sofort erfüllt wird, braucht es Eltern (oder im Kindergarten Erzieher), die es in diesem Gefühl wahrnehmen und darauf in ruhiger Weise reagieren. Sie müssen diesen Wunsch nicht sofort erfüllen, aber die mit der Frustration einhergehende Wut muss in der Interaktion als berechtigtes Gefühl anerkannt werden, wodurch im Kind folgende Erfahrung entsteht: »Ja, ich darf wütend sein, wenn ich frustriert bin, und meine Eltern können damit umgehen.« Sind die mit diesen Gefühlen einhergehenden körperlichen Energien noch archaischer und unkoordinierter wie der unkontrollierte Trotzanfall eines kleinen Kindes, so bedarf es auch dafür in ruhiger Weise einer guten, unmittelbaren körperlichen Begrenzung. Diese hüllt den in überschießender Erregung befindlichen Körper und das in heller Aufregung befindliche Sein des Kindes, das sich selber nicht mehr steuern kann, ein in einen bergenden, Sicherheit und Schutz gebenden Halt, der ihm hilft, nach einiger Zeit wieder zur Ruhe zu kommen. Zugleich sorgen die Eltern auf diese Weise dafür, dass das Kind weder sich selbst noch jemand anderen dabei verletzt, und sie anerkennen über ihre ruhige Reaktion das zugrunde liegende Gefühl.

In der Pesso-Therapie wird diese Anerkennung und Bejahung des inneren Erlebens dieser Gefühle unter dem Begriff der Validierung zusammengefasst. Wenn uns das in unserer Geschichte gefehlt hat, wir bezüglich der Anerkennung unserer Gefühle ein spürbares Defizit in uns tragen, kann im Therapiegeschehen eine sogenannte »*validierende Figur*« in Form eines Rollenspielers hereingeholt werden, der diese Aufgabe übernimmt. Wenn der Klient sich dafür öffnen kann (d. h. eine Bereitschaft da ist, das bekommen zu wollen), kann er die wohltuende Befriedigung erleben, dass das endlich passiert, wonach er sich immer gesehnt hat.

Neben der Anerkennung dieser Gefühle spielt aber auch der unmittelbare körperliche Halt eine entscheidende Rolle für die spätere Integration dieser Gefühle und der damit einhergehenden körperlichen Kräfte in das Sein des Kindes. Es erlebt dadurch die Sicherheit, dass diese ursprünglich noch unkoordinierten und eher archaischen Kräfte in guter Weise begrenzt und damit als nicht bedrohlich erlebt werden, da sie weder nach außen noch nach innen Schaden anrichten können.

Auch hierbei spielt die sichere und ruhige »Einhüllung« der mit dieser Ausdrucksreaktion verbundenen Teile des kindlichen Körpers durch den Körper der Eltern (und die damit verbundene gute Begrenzung) eine entscheidende Rolle für die Integration dieser emotionalen und körperlich energetischen Aspekte in das kindliche Sein. Zugleich definiert dies aber auch die Grenzen seines eigenen Seins und die zum anderen hin: »Die Herausformung und Verinnerlichung psychologischer Ego-Grenzen sind im Ursprung körperlicher Natur« (Sommeling, 1996) (Perquin L., 2006, S. 316).

In jeder dieser Interaktionen entsteht durch die Verinnerlichung dieser körperlich/emotionalen Erfahrung ein inneres Abbild dieser guten Begrenzung, die das Kind aus der Erinnerung jederzeit wieder abrufen kann. Diese wiederkehrende Erfahrung auch in der weiteren Entwicklung trägt wesentlich dazu bei, dass dieses Kind später als Erwachsener in der Lage sein wird, sich selbst (und seine eigenen Kinder) in guter Weise zu begrenzen. Es trägt dieses Bild und die damit einhergehende Erfahrung in sicherer Weise in sich und kann sie weitergeben.

- Eine weitere genetisch verankerte Kraft und Lebensenergie, die sich relativ früh in der Entwicklung von Kindern bemerkbar macht, ist die Sinnlichkeit und Sexualität. Da sie für die Arterhaltung von entscheidender Bedeutung ist, liegt auch ihr ein kraftvolles Potenzial zugrunde, das danach drängt, sich in der Entwicklung auszuformen, und zur vollendeten Erfüllung ein menschliches Gegenüber braucht. Kinder entwickeln in einer relativ frühen Phase ihres Lebens erste sinnlich-sexuelle Ausdrucksformen, die die Eltern als solche wahrnehmen und auch anerkennen sollten. Zugleich sollten die Eltern aber innerhalb der Familie für deren Ausdruck klare Grenzen setzen, wodurch deutlich wird, dass die Eltern dafür kein adäquates Gegenüber darstellen. Damit definieren sie diese Grenzen und lenken die sexuellen Impulse des Kindes nach außen auf Gleichaltrige und weg von sich und anderen Familienmitgliedern.

Auch hier gilt, wie weiter oben bereits ausgeführt, dass wir als Eltern nur dann in der Lage sind, unseren Kindern gute Grenzen zu setzen, wenn wir diese in unserer Geschichte selbst erfahren haben. Eltern, deren eigene Sexualität nicht in einer guten Weise integriert ist, oder Eltern, die in ihrer Paarbeziehung hier große Defizite aufweisen, werden sich schwertun, mit ihren Kindern in diesem Bereich in klarer und sicherer Weise umzugehen. Kinder haben ein gutes Gespür für Unsicherheiten oder Defizite ihrer Eltern und sind meist aus Liebe zu diesen Eltern bereit, alles zu tun (bis hin zur eigenen Selbstaufgabe), um bestehende Bedürftigkeiten oder Defizite der Eltern zu kompensieren. Eine stimmige, in Bezug auf Zärtlichkeit und Sexualität erfüllte Paarbeziehung ist der beste Rahmen für die »gesunde« Entwicklung eines Kindes, sofern sich die Eltern der Grenzen bewusst sind, die sie auch dem Kind gegenüber rund um ihre Sexualität einhalten müssen.

## 7.2 Die Integration der Polaritäten

Die Erfüllung von Grundbedürfnissen stellt die erste basale Rahmenbedingung dar, die das Kind in seiner Entwicklung braucht, um sein einzigartiges genetisches Potenzial (das es mit Beginn der Zeugung in sich trägt) ausformen und integrieren zu können. Die zweite grundlegende Entwicklungsaufgabe, vor der es steht und bei der es die Unterstützung und Hilfe seiner Eltern braucht, ist die *»Integration seiner Polaritäten«*. Pesso definiert in diesem Zusammenhang fünf Polaritäten, die in der kindlichen Entwicklung durch Integration miteinander verbunden werden müssen, damit es über die darin enthaltenen Fähigkeiten in guter Weise verfügen kann. Findet diese Integration nicht oder nur teilweise statt, so bleibt das Kind in bestimmten Teilen seines Seins unvollständig. Ihm stehen die damit verbundenen Gefühle und Reaktionsimpulse nur begrenzt oder gar nicht zur Verfügung. Es muss sie ausblenden, bekämpfen oder entwertet sich selbst dafür, wenn diese in sein Bewusstsein dringen. Ich werde diesen Zusammenhang durch die Darstellung der ersten Polarität, der Integration von mütterlichem bzw. väterlichem Erbgut, das das Kind mit der Zeugung mitbekommt, erläutern.

### 7.2.1 Zusammenführung von mütterlichem und väterlichem Erbgut

Das Leben eines Kindes entsteht durch die Hingabe und sexuelle Vereinigung von Mann und Frau, sofern es dabei zur Befruchtung der weiblichen Eizelle durch das männliche Spermium kommt. In diesem Moment verschmelzen die genetischen Grundlagen, die von der männlichen Seite des Vaters und dessen Vorfahren kommen mit denen der mütterlichen Seite und deren Vorfahren. Das sich daraus entwickelnde Kind erhält also zu gleichen Anteilen von beiden Eltern seine genetischen Grundlagen, mit denen es später auf die Welt kommen und auf deren Basis sich auch seine ganze weitere Entwicklung gestalten wird.

Um diese Anteile, die es in sich trägt, integrieren und weiterentwickeln zu können, braucht es Eltern, die in guter Weise liebevoll miteinander verbunden sind. Es kann das, was es in sich trägt, nur dann als verbundene Einheit in sich selbst begreifen, wenn es diese unterschiedlichen Aspekte auch im Beziehungsgeschehen der Eltern als eine gute Verbundenheit wahrnimmt. Dies wird umso bedeutsamer, wenn es die Eltern als sehr unterschiedlich wahrnimmt, was häufig der Fall ist. Oft sind Väter rationaler, strukturierter und nach außen zielorientierter und haben Probleme, mit weichen oder verletzlichen Gefühlen umzugehen. Wenn ein Kind erlebt, dass seine Mutter sehr viel weicher und emotionaler ist und dafür vom Vater anerkannt wird, der diese besondere Qualität seiner Frau auch schätzt und genießt, so wird es seine eigenen weichen Qualitäten auch leichter annehmen und zeigen können und sie auch als etwas Wertvolles in sich begreifen. Spürt es zugleich, dass seine Mutter die Rationalität des Vaters auch anerkennt, wird es auch diesen Aspekt seiner genetischen Polarität, die es von der Seite seines Vaters in sich trägt, in guter Weise entwickeln können und später auf diese Qualität in sich auch stolz sein.

Ist die Paarbeziehung jedoch sehr konflikthaft und wird das Kind womöglich immer wieder in diesen Krieg hineingezogen, können daraus schwerwiegende Probleme in seiner weiteren Entwicklung entstehen. Meist schlagen Kinder sich dann auf eine Seite, werden zum Beispiel zur Verbündeten der Mutter, was dazu führt, dass sie den Vater in seinen Eigenschaften und Qualitäten ablehnen und damit auch das genetische Potenzial, das sie von ihm in sich tragen. Ich bleibe bei dem oben genannten Beispiel, ändere aber die Rahmenbedingungen der Paarsituation: Gehen wir davon aus, dass die Mutter unter der Rationalität ihres Mannes massiv leidet, weil sie sich von ihm in ihren verletzlichen Gefühlen unverstanden und abgelehnt fühlt. Geht dies noch weiter und das kleine Kind spürt auch ihre Verachtung ihm gegenüber als kalten rationalen Erfolgsmenschen, so wird es sich zwangsläufig in seinem Mitgefühl auf ihre Seite schlagen und den Vater in diesen Aspekten ablehnen.

In seiner weiteren Entwicklung wird dies mit hoher Sicherheit dazu beitragen, dass es die eigenen rationalen und zielorientierten Anteile des Vaters, die es genetisch in sich trägt, nicht in guter Weise integrieren kann. Dies kann es in erheblicher Weise in seinem Bildungs- wie auch Berufsweg beeinträchtigen und sogar so weit führen, dass es selbst sich schuldig fühlt, wenn es anfängt, eigenen Ehrgeiz zu entwickeln, oder später berufliche Erfolge erlebt, die es nicht genießen kann.

Ich möchte diese Zusammenhänge mit einer weiteren Grafik bildlich veranschaulichen.

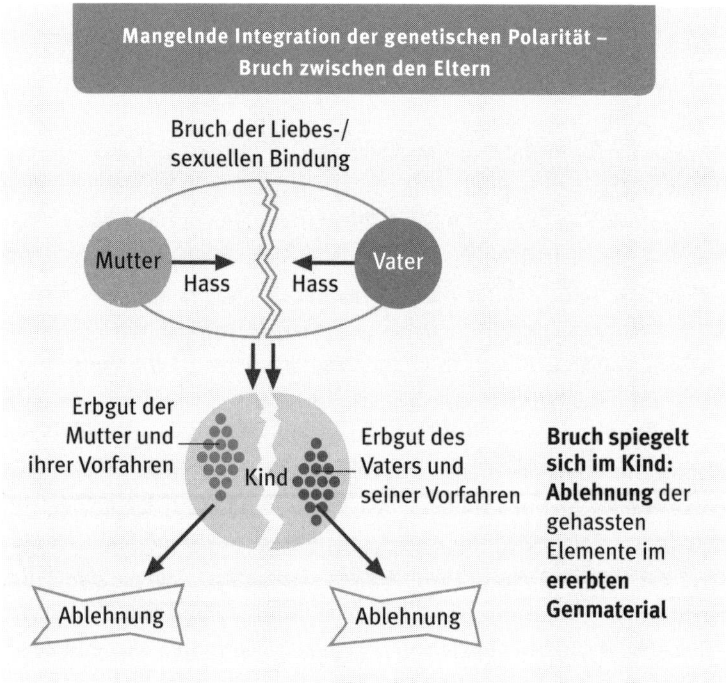


**Grafik Nr. 3:** Mangelnde Integration der genetischen Polarität

## 7.2.2 Die Integration der neurologischen Polarität: linke und rechte Gehirnhälfte

Ein weiterer wichtiger Aspekt beinhaltet die Integration der neurologischen Polarität, der Vernetzung der besonderen Fähigkeiten der linken bzw. rechten Hemisphäre unseres Gehirns, was ich zu Beginn mit der folgenden Grafik bildlich erläutern möchte:

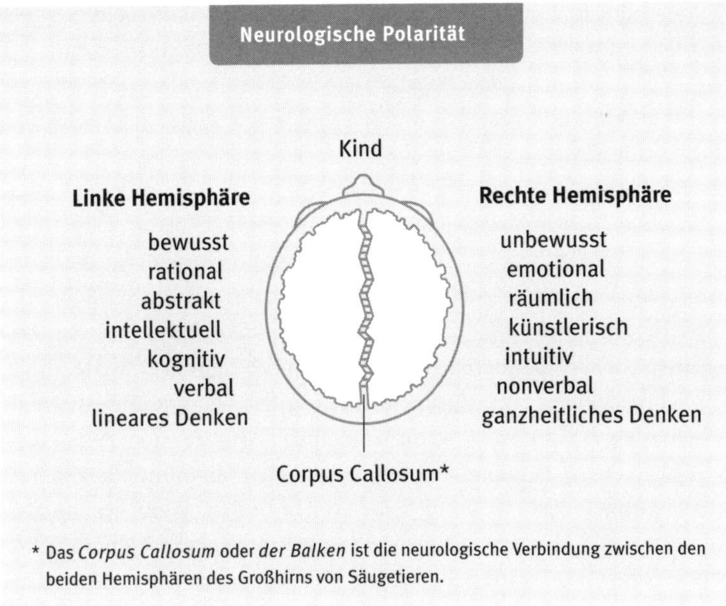


**Grafik Nr. 4:** Integration der neurologischen Polaritäten

Wenn wir bei unserem fiktiven Fallbeispiel des letzten Abschnitts bleiben, dann würden wir die besonderen Fähigkeiten des Vaters eher einer ausgeprägten Dominanz der linken Hemisphäre zuschreiben und die der Mutter eher der Dominanz der rechten. Jedes Kind trägt in unterschiedlicher Weise die Begabungen und Möglichkeiten beider Hemisphären in sich und braucht in seiner Entwicklung sowohl entsprechende Anregungen, um diese entwickeln zu können, aber auch Wertschätzung und Anerkennung, um sich dieser besonderen Qualitäten auch bewusst zu werden.

Es ist seit jeher bekannt, dass unsere Bildungssysteme zu wenig auf diese Ausgewogenheit achten und insbesondere die Entwicklung der Rationalität mehr fördern. Besonders in unserer Zeit, die geprägt ist durch Arbeitslosigkeit, mangelnde Lehrstellen und die Angst von Eltern, ihre Kinder könnten später einmal keine für sie adäquate Arbeitsstelle finden, wird diese Tendenz noch zusätzlich verstärkt. Eltern fangen meist schon in der Grundschule an, ihre Kinder unter Leistungsdruck zu setzen, weil sie fürchten, sie könnten den Übergang aufs

Gymnasium nicht schaffen. Die damit verbundene Überbetonung der rational-intellektuellen Fähigkeiten in der kindlichen Entwicklung birgt die Gefahr in sich, dass künstlerisch kreative Begabungen dabei zu wenig erkannt und gefördert werden und in der weiteren Entwicklung eher verkümmern.

Im psychotherapeutischen Alltag treffe ich immer wieder auf Menschen, die in ihrer beruflichen Situation unglücklich sind, oft ohne genau zu wissen, woran dies liegt. Manchmal kommen sie aber auch schon in dem schmerzlichen Bewusstsein, dass sie in ihrem Berufswunsch der Erwartung ihrer Eltern entsprachen und dieser sich keineswegs mit ihren inneren Begabungen und Neigungen deckte, die in ihrer Entwicklung eher abgelehnt als gefördert wurden. Menschen erleben es als tiefes Defizit, wenn wesentliche Aspekte ihrer Persönlichkeit nicht ausreichend entwickelt oder integriert sind und diese keinen ausreichenden Platz in ihrem Lebensalltag finden. Wenn wir uns bewusst machen, dass wir die meiste Zeit unseres Lebens im beruflichen Alltag zubringen, wird sehr schnell deutlich, dass wir in eine echte Sinnkrise geraten können, wenn wir darin keinerlei Entsprechung für die Begabungen und Fähigkeiten unseres wahren Selbst finden.

Die Pesso-Therapie erhebt den Anspruch, in ihrem speziellen psychotherapeutischen Prozess die besonderen Fähigkeiten beider Hemisphären anzusprechen und damit auch deren Integration zu fördern. Die Zeugenfigur, die den gesamten Verlauf einer Therapiesitzung begleitet, sorgt währenddessen für eine kontinuierliche Aktivierung des wahrnehmenden, fühlenden und steuernden Bewusstseins des Klienten (des sog. »*Piloten*«), wodurch beide Hemisphären aktiviert werden. Die Einbeziehung des Körpers und die Betonung und Förderung der damit verbundenen emotionalen Erfahrungen fördern eher die Qualitäten der rechten Hemisphäre. Die starke Berücksichtigung auch verbaler und kognitiver Elemente (der Klient wird immer wieder angehalten, die verbalen Botschaften des Zeugen auf ihre Stimmigkeit zu überprüfen bzw. über jeden weiteren Schritt des Prozesses selbst zu entscheiden) fördert auch seine Fähigkeiten zur rational bewussten Wahrnehmung und Steuerung.

### 7.2.3 Die Integration von sensorischer (Wahrnehmung) und motorischer (Handeln) Polarität

Unser Nervensystem ist in zwei unterschiedliche Systeme gegliedert, das afferente und das efferente, die über das zentrale Nervensystem miteinander verbunden sind. Pesso betrachtet beide Systeme auch unter dem Gesichtspunkt von Polaritäten, die in der Entwicklung der Kinder einer ausgewogenen Förderung wie auch Integration bedürfen.

Das sensorische oder afferente System ist Grundlage unserer Wahrnehmung, aber auch unserer körperlichen wie auch emotionalen Empfindungsfähigkeit. Insbesondere die Forschung um die sogenannten »Spiegelneurone« (Bauer J., 2006) hat deutlich gemacht, dass die Entwicklung der Fähigkeit von Kindern, Gefühle bei sich und anderen wahrnehmen und auf sie reagieren zu können, ganz stark abhängig ist von der diesbezüglichen Interaktion der Eltern. Sind diese in der Lage, die Gefühle ihrer Kinder adäquat wahrzunehmen und in ihrem emotionalen wie auch verbalen Ausdruck positiv widerzuspiegeln (sie nehmen positiven Anteil an der Freude oder der Trauer ihrer Kinder, ohne darin mit übermäßiger Anteilnahme zu zerfließen), so fördern sie damit auch die Entwicklung der diesbezüglichen Fähigkeiten ihrer Kinder.

Mit diesen Interaktionen aktivieren sie die genetische Grundausstattung der Säuglinge in Form von »Spiegelneuronen«, die in der späteren Entwicklung als wesentlich mitverantwortlich angesehen werden für unsere Fähigkeiten für spontanes und intuitives Verstehen, das vor allem auch die emotionalen Qualitäten des menschlichen Ausdrucks mit einschließt. »Die angeborenen Spiegelsysteme des Säuglings können sich nur dann entfalten und weiterentwickeln, wenn es zu einem geeigneten und für ihn passenden Beziehungsangebot kommt.« (Bauer J., 2006, S. 59) Dies macht von einer ganz anderen Seite der Forschung deutlich, welche immense Bedeutung dem Konzept von Form und Passform in der Interaktion zukommt, das von Pesso in einer Zeit entwickelt wurde, lange bevor die neurologische Forschung sich damit beschäftigt hat. Die Förderung und Integration der sensorischen Polarität darf als wesentliche Grundlage angesehen werden, um später das zu entwickeln, was mit dem Begriff der »emotionalen Intelligenz« in den letzten Jahren auch im Bereich des Managementtrainings zunehmend ins Zentrum der Aufmerksamkeit geraten ist. »Das frühe Spiel mit spiegelnden Imitationen schafft die Grundlage dessen, was Daniel Goleman als emotionale Intelligenz beschrieben hat.« (Bauer J., 2006, S. 63)

Bezüglich der motorischen Polarität unterscheidet Pesso zwischen dem willentlichen, dem emotionalen und dem reflexiven Bewegungssystem. Alle drei Systeme gehören zum efferenten Nervensystem, das die Grundlage darstellt für unsere Fähigkeit, uns in der Welt zu bewegen und auf sie Einfluss zu nehmen. Zudem hat Pesso Übungen entwickelt, um diese drei Bewegungssysteme jeweils in möglichst »reiner Form« erfahrbar machen zu können und das fühlende wie auch wahrnehmende Bewusstsein dafür zu sensibilisieren. Darstellen möchte ich in diesem Zusammenhang nur eine exemplarische Übung zur Aktivierung des willentlichen Bewegungssystems. Sie ist in vier Etappen gegliedert: Zielentwicklung, Ausführungsplanung, willentliche Ausführung und Überprüfung.

Der Klient steht da, und sein rechter Arm hängt nach unten. Als Aufgabe bekommt er, sich eine Zielposition vorzustellen für seinen Arm, in der dieser sich nach Ende einer Bewegung in Ruhe befinden soll: Die Zielvorstellung könnte z. B. darin bestehen, dass der Arm am Ende der Bewegung zur Längsachse des Körpers in einer waagrechten Position verbleibt, wobei die Handfläche nach oben zeigt. Im nächsten Schritt bekommt er die Aufgabe, bevor er diese Bewegung ausführt, einen inneren Plan zu entwerfen, was sein Körper (die Muskulatur seiner Schulter, seines Armes, der Hand usw.) tun muss, um den rechten Arm und die Hand von der Ausgangsposition (hängt locker nach unten) in diese Zielposition zu bringen. Im dritten Schritt wird dann diese Bewegung ausgeführt und im vierten Schritt dann mit den Augen überprüft, ob die Zielposition dem entspricht.

In der psychotherapeutischen Praxis begegnen mir immer wieder Klienten, die große Schwierigkeiten haben, eigene Zielvorstellungen konkret zu planen und umzusetzen. In der Arbeit mit ihnen wird deutlich, dass sie oft schrittweise Unterstützung brauchen, um innere Ziel- und Planungssysteme zu entwickeln, über die sie nur bedingt verfügen. Hierzu liefert die Forschung über die Spiegelneurone (Bauer J., 2006) faszinierende Modelle, die als neurologische Grundlagen dieser Fähigkeiten gesehen werden können. Neben den Spiegelneuronen, die die

Grundlage bilden, um emotionale Zustände anderer nachempfinden zu können, zeigt sie, dass es unterschiedliche Systeme von vernetzten Nervenzellen gibt, die für die Planung bzw. für die Ausführung von bewussten Handlungen verantwortlich sind.

Die sogenannten Handlungsneurone, die für den Entwurf der Planung einer Handlung zuständig sind, bezeichnet Bauer als die »intelligenten Asterix-Nervenzellen« (Bauer J., 2006, S. 20). »Die konkrete Ausführung (einer Handlung, Einfügung des Verfassers) erfolgt durch die Bewegungsneurone, die Obelix-Nervenzellen der benachbarten motorischen Hirnrinde, die den Muskeln den Marschbefehl geben. Untersuchungen zum Ablauf von Handlungen zeigen, dass die Handlungsneurone ihre bioelektrischen Signale abfeuern, bevor die Bewegungsneurone in Aktion treten.« (Bauer J., 2006, S. 20) Diese Befunde machen deutlich, dass es auf neurologischer Ebene tatsächlich zwei unterschiedliche Einheiten gibt, die für Planung bzw. Ausführung verantwortlich sind und aufeinander aufbauen.

Machen wir uns bewusst, dass dieses angeborene System neurologischer Grundlagen in der kindlichen Entwicklung auch aktiviert und gefördert werden muss, wird deutlich, welche immense Bedeutung der frühen Interaktion zwischen Eltern und Kind zukommt. Ihre Aufgabe ist es, ihren Kindern ausreichende Möglichkeiten zu gewähren für die Planung, Erprobung und Ausführung spielerischer Handlungssequenzen, die frei sind von Druck und äußerer Beschränkung (sofern das kindliche Wohl hierdurch nicht gefährdet ist). Hierzu noch einmal ein Zitat aus dem Buch von Bauer: »Dieses Übungsfeld für die spätere reale Welt ist das kindliche Spiel. Seine überragende Bedeutung ergibt sich daraus, dass das Kind hier, und nur hier, eine nahezu unendliche Anzahl von Handlungs- und Interaktionssequenzen kennenlernen und trainieren kann.« (Bauer J., 2006, S. 66)

### 7.2.4 Polarität unseres Verhaltens: Aktivität (Geben) – Empfänglichkeit (Nehmen)

Diese Polarität ist auf der einen Seite geprägt durch unsere Fähigkeit zu geben, aber auch durch unsere Kraft, Einfluss nehmen zu können auf die Welt und sie im Sinne unserer Bedürfnisse aktiv zu gestalten. Wesentliche Aspekte der Selbst- und Arterhaltung gehören dazu. Auf der anderen Seite steht die Fähigkeit, das in uns aufnehmen und uns dem öffnen zu können, was wir im Leben brauchen, was mit dem Begriff der Empfänglichkeit umschrieben werden kann.

- Unsere Fähigkeit, aktiv zu geben, andere zu nähren bzw. auf andere Einfluss nehmen zu können.
- Unsere Fähigkeit, das, was ein Gegenüber gibt, aufnehmen oder empfangen zu können.

Die grundlegende Fähigkeit, in kraftvoller Weise für uns selbst einzutreten, für das kämpfen zu können, was wir wollen, und uns verteidigen zu können, hat viel zu tun mit den frühen Erfahrungen in unserer Geschichte: Haben wir Eltern erlebt, die uns darin unterstützt und ermutigt haben, so werden wir uns im späteren Leben damit sehr viel leichter tun, als wenn diese ängstlich und zaudernd waren und uns als Kinder in unseren Aktivitäten ständig blockierten. Im Abschnitt 7.1.5 hatte ich beschrieben, wie wichtig in der Entwicklung von Kindern die Erfahrung von guter Begrenzung von Wut oder Ärger ist, damit sie ihr diesbezügliches kraftvolles Potenzial in guter Weise nutzen und integrieren können.

Die andere Seite dieser Polarität wird durch die Fähigkeit, aufnehmen bzw. empfangen zu können, gebildet. Die Fähigkeit zur körperlichen wie auch emotionalen Öffnung und Hingabe ist auf individueller Ebene Voraussetzung dafür, uns nähren und unterstützen lassen zu können, das zu empfangen, was wir im Kontakt mit anderen Menschen brauchen. Nur wenn ein Kind in diesem Kontext liebevolle und achtungsvolle Interaktionen erlebt hat, wird es sich im späteren Leben anderen Menschen vertrauensvoll öffnen können. Im Abschnitt zu den Grundentwicklungsbedürfnissen (7.1) habe ich diese Zusammenhänge ausführlich dargestellt. Eltern, die ein Gespür dafür haben, was ein Kind braucht, und ihm dies in liebevoller Hingabe geben, sorgen damit indirekt auch für die Integration von Empfänglichkeit und Aufnehmenkönnen in ihren Kindern.

Zugleich spielt die Integration dieser Polarität auch im System der menschlichen Arterhaltung eine entscheidende Rolle: Die Zeugung eines Kindes setzt einen liebevollen Akt der wechselseitigen emotionalen wie auch körperlichen Öffnung voraus. Auch dafür haben die frühen Interaktionserfahrungen von Kindern eine prägende Bedeutung. Wenn ein Kind immer wieder erlebt, dass Körperkontakt seine Grenzen überschreitet, es verletzt oder schädigt (es zum Beispiel häufig geschlagen wird), wird es körperliche Nähe mit anderen Menschen tunlichst vermeiden. In eklatanter Weise geschädigt wird dabei auch seine emotionale Bereitschaft und Fähigkeit, sich auf Nähe einzulassen und sich anderen Menschen vertrauensvoll zu öffnen, was Grundlage von Beziehung und Intimität ist.

Im Rahmen der Pesso-Therapie zeigt sich immer wieder, welche erheblichen Probleme Menschen haben, die diesbezügliche Schädigungen in ihrer frühen Geschichte aufweisen, sich dem zu öffnen, wonach sie sich im Kontakt sehnen. Vor allem wenn dies mit Missbrauchserfahrungen einhergegangen ist, die immer auch mit Traumatisierung verbunden sind, wird das zu einem fast unlösbaren Problem. Wie wir damit im therapeutischen Setting umgehen, werde ich in Abschnitt 10.2 darstellen.

### 7.2.5 Die symbolische Integration von Männlichkeit und Weiblichkeit

Diese Polarität steht in Zusammenhang zu der, die ich in Abschnitt 7.2.1 bereits besprochen habe, der Integration von mütterlichem und väterlichem Erbgut, mit dem das Kind auf die Welt kommt. Bei der Integration der genetischen Polarität geht es jedoch in erster Linie darum, dass das Kind die besonderen Qualitäten, die es von der väterlichen bzw. der mütterlichen Seite mitbekommen hat, in sich bejahen kann. Dafür braucht es die Erfahrung, dass seine Eltern in ihren besonderen Qualitäten sich gegenseitig wertschätzen, um diese auch als wertvolle Bestandteile in sich selbst zu begreifen.

Bei der mehr symbolischen Integration von Männlichkeit vs. Weiblichkeit in der kindlichen Entwicklung kommt ein weiterer Aspekt dazu. Das Kind braucht seine Eltern während seiner gesamten Entwicklung als lebendige Modelle, mit denen es spüren und erleben kann, dass es nicht nur Mutter und Vater hat, sondern dass diese Eltern auch in sich sowohl ihre männlichen wie auch ihre weiblichen Aspekte in guter Weise integriert haben und diese im wechselseitigen Beziehungsgeschehen miteinander leben.

Konkret bedeutet dies, dass es einen Vater erlebt, der nicht nur kraftvoll und rational ausgerichtet ist, sondern der im Kontakt mit seiner Frau und dem Kind auch in der Lage ist, hingebungsvolle und weiche Gefühle zu zeigen, der auch Schwäche und Verletzlichkeit ausdrücken kann und sich von seiner Partnerin unterstützen und nähren lässt. Dass es eine Mutter erlebt, die als Frau liebevoll, weich und versorgend sein kann, aber auch in kraftvoller Weise im Leben steht und für das eintritt, was sie ausmacht. In deren liebevoller Verbundenheit zueinander und mit ihm als Kind kann es dann erleben, dass es sich in seinen eigenen männlichen und weiblichen Aspekten von ihnen angenommen und unterstützt fühlt. Dies ist die entscheidende Voraussetzung dafür, dass es diese Pole in sein eigenes Sein in guter Weise integrieren kann.

Kommt es in der Entwicklung eines Kindes zu früh zum Verlust eines Elternteils, so hat dies gravierende Folgen für die ausgewogene Integration beider Pole. Bei frühzeitigem Verlust des Vaters fehlen die für diese Integration notwendigen Interaktionserfahrungen mit ihm. Dort, wo es die Erfüllung seiner Grundbedürfnisse durch die väterliche Seite braucht und das väterliche Modell im Umgang mit ihm und der Welt, entsteht ein Vakuum, das auf mehreren Ebenen schwerwiegende Auswirkungen hat. Auf der Seite der Mutter entsteht ein tiefes Loch im Rollengefüge, vor allem dann, wenn die Mutter ohne weiteren männlichen Partner lebt.

Das Kind spürt das damit einhergehende Defizit der Mutter und tendiert dazu, aufgrund seiner angeborenen Fähigkeit, Mitgefühl zu empfinden, diese Bedürftigkeit der Mutter zu kompensieren (Fischer-Bartelmann B., Roth-Bilz A., 2004). In Abschnitt 8.3 werde ich näher auf diese Problematik eingehen. Das Kind versucht, der Mutter den fehlenden Partner zu ersetzen, was dazu führt, dass seine eigenen männlichen Aspekte in übermäßiger Weise entwickelt bzw. »aufgebläht« werden. Pesso spricht hier von der Herausbildung von »*magischer Männlichkeit*«, die eng verwandt ist mit dem Thema von »*Omnipotenz*« (s. Abschnitt 9.1) bzw. »*Entität*« (s. Abschnitt 8.3.3).

Aber auch für das Kind selbst entsteht dort ein Vakuum, wo es in der Interaktion einen Vater braucht, und es bleibt mit seinen diesbezüglichen Bedürfnissen allein, für die es kein väterliches Gegenüber hat. Kinder tendieren dazu, diese für sie schmerzhafte Erfahrung dadurch zu lösen, indem sie Verzicht leisten auf ein äußeres Gegenüber und zu früh anfangen, für sich selber zu sorgen. Im übertragenen Sinne fangen sie an, für sich selbst ihr eigener Vater zu sein und zu lernen, ohne väterlich/männliche Unterstützung auszukommen. Auch hier kommt es zu einer übermäßig verstärkten Entwicklung der männlichen Aspekte des eigenen Seins, zur Herausbildung magischer Männlichkeit und zu den damit eng verwandten Problemen von Omnipotenz und Entität. In Abschnitt 8.3.3 (Die Entstehung von Entität durch das »Füllen von Löchern im Rollengefüge«) und in Kapitel 9 (Die Entstehung von Omnipotenz) werden diese Zusammenhänge durch praxisnahe Fallbeispiele näher erläutert. Abschließen möchte ich die Darstellung mit einer weiteren Grafik:

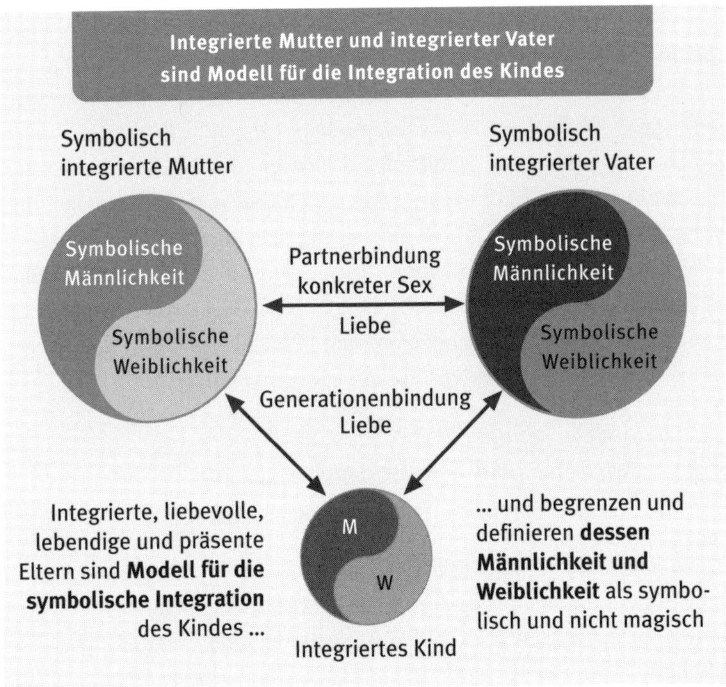


**Grafik Nr. 5:** Symbolische Integration von Männlichkeit – Weiblichkeit

## 7.3 Bewusstsein und Autonomie

Eine der stärksten Antriebskräfte der kindlichen Entwicklung ist es, die Welt begreifen und verstehen zu wollen, was ein inneres Bewusstsein dessen voraussetzt, was um uns geschieht. Äußerlich wahrnehmbar wird dies auf mehreren Ebenen des kindlichen Handelns: Es beginnt mit der Koordination von etwas sehen und danach greifen, womit optische Wahrnehmung und Tastsinn schrittweise zusammengeführt werden. Sehr früh können wir bereits bei Säuglingen beobachten, wie sie ständig damit beschäftigt sind, die Dinge in ihrer Umgebung wachsam zu betrachten.

Gleichzeitig sind sie dabei, alles, was sich in ihrer erreichbaren Umgebung befindet, mit ihren Fingern abzutasten, zu berühren und auszuprobieren, was sich damit alles machen lässt. Neben der Koordination von Schauen und Berühren und der Ausdifferenzierung von Grob- und Feinmotorik (einschließlich der Reifung und Vernetzung der damit verbundenen neurologischen Strukturen) entsteht dabei gleichzeitig ein inneres Abbild der fühlbaren körperlichen Erfahrung, die damit einhergeht: harte und weiche Gegenstände, riechen, schmecken, tasten, wie viel Kraft ist notwendig, um an etwas zu ziehen, wie fühlen sich Bewegungsabläufe an usw. All diese Erfahrungen werden auf neurologischer Ebene gespeichert und können dadurch wieder erkannt und schneller vollzogen werden. Dies ist ein wichtiger Aspekt, der die Grundlage des Erlernens von Fähigkeiten darstellt.

### 7.3.1 Sprache und ihre Bedeutung für die Entwicklung des Bewusstseins

Die nächste Ebene des kindlichen Handelns, die Welt begreifen zu wollen, besteht in seinem Bedürfnis und seiner Fähigkeit, dem Sprache geben zu können, was in der Welt draußen, aber auch in ihm selbst passiert. Jeder, der Kinder hat, kennt diese Entwicklungsphase, in der Kinder nicht müde werden, nach den Namen der Dinge zu fragen, die sie sehen, und wie sie ständig damit beschäftigt sind, den Ereignissen ihrer Welt durch Sprache Bedeutung zu geben. Sprache wird allgemein als die wichtigste Basis für Bewusstsein angesehen. Sie gibt dem kommunizierbare Bedeutung, was wir sehen, spüren und erleben, und macht es auch dann vermittelbar, wenn es nicht unmittelbar in der Realität präsent ist. Sie ist der Bedeutungsträger, der Austausch untereinander und Mitteilung ermöglicht. Zugleich ist sie aber auch Voraussetzung dafür, das, was wir in uns spüren, identifizieren und benennen können, so z. B. unsere Gefühle verbalisieren und mitteilen zu können.

Wie eng die Bedeutungsbeimessung von Sprache dabei mit körperlicher Erfahrung verbunden ist sowie die Grundlage von Kategorien darstellt, die über Worte abgebildet oder repräsentiert werden, soll ein kleines Alltagsbeispiel erläutern: Während ich an diesem Abschnitt des Buches (in unserem Urlaub in Finnland) saß, aßen wir eines Abends zusammen mit Freunden selbst gefangenen Fisch. Die Eltern legten ihrer zweieinhalbjährigen Tochter ein Stück davon auf den Teller und halfen ihr dabei, die Gräten rauszuziehen. Interessiert nahm sie diese zwischen ihre Finger, betrachtete sie näher, und die Mutter sagte: »Die stechen, wenn man sie isst.« Die Kleine guckte noch mal eingehend auf die Gräte, legte sie dann auf den Tellerrand und sagte mit fast zufriedenem Gesichtsausdruck: »Biene.« Damit schien die Sequenz für sie abgeschlossen, sie nahm das Stück Fisch und steckte es in den Mund. Sie trug die Erfahrung des Gestochenwordenseins von einer Biene in sich und legte die Gräte innerlich ab unter dieser für sie (körperlich) vergleichbaren Kategorie. Für sie war klar, wie sich das anfühlt und dass es gut ist, diese Gräte, die sticht, zur Seite zu legen.

Da Sprache im Miteinander erlernt werden muss, ist das Kind für die Entwicklung dieser Bewusstseinsstufe auf die Hilfe und Unterstützung seiner Eltern angewiesen. Dies betrifft sowohl die reale äußere Welt als auch die inneren Zustände des Kindes und insbesondere auch die, die das Kind in sich als Reaktion auf die äußere Welt erlebt. Eltern geben alldem durch Sprache Bedeutung, die dem Kind hilft, all das, was es sieht, spürt und erfährt, in Worte zu fassen. Damit kann es klar seine äußere Welt benennen, aber auch seine inneren Reaktionen auf körperlicher wie auch emotionaler Ebene. Zugleich wird es ihm dadurch möglich, sowohl die äußere Welt wie auch sein inneres Erleben mitzuteilen, was neben dem unmittelbaren Handeln und Tun eine der wichtigsten Voraussetzungen ist, Einfluss zu nehmen auf sein äußeres Sein und die Beziehungen der Menschen um sich herum.

### 7.3.2 Kinder können nur die Gefühle bewusst wahrnehmen und ausdrücken, die ihre Eltern benennen

In Kapitel 7 hatte ich im Kontext mit den Forschungen von Daniel Stern dargestellt, dass Säuglinge von Geburt an signalisieren, was sie brauchen. Die Aufgabe von Eltern besteht also nicht nur darin, diese Signale ihrer Kinder (die äußere Form des Ausdrucks über den Körper) richtig zu erkennen und dafür die passende Interaktion zur Verfügung zu stellen. Für die Herausbildung von Bewusstsein muss die richtige sprachliche Benennung noch dazukommen. Im Zusammenhang mit den grundlegenden Bedürfnissen in der Entwicklung eines Kindes haben wir aufgezeigt, dass Eltern das für den emotionalen Bereich nur leisten können, wenn sie bei sich selbst Zugang zu diesen Gefühlen haben. Nur dann können sie die spezifische Form des Ausdrucks der Gefühle ihrer Kinder stimmig identifizieren und benennen.

Die Identifikation von Gefühlen und die Fähigkeit, darüber ein Bewusstsein zu entwickeln (»Ich weiß, dass ich Trauer fühle« – was letztlich den Kern darstellt: »Ich bin mir meiner selbst bewusst.«), benötigt als Grundlage die Bedeutungsbeimessung durch Sprache. Die Differenziertheit des Bewusstseins, insbesondere der emotionalen Zustände und Erfahrungen eines Kindes, hängt also ganz entscheidend von der Fähigkeit und Bereitschaft der Eltern ab, es darin zu unterstützen.

### 7.3.3 Kinder können nur die Gefühle in ihr Bewusstsein integrieren, die »erlaubt« sind

Wichtig im Kontext der Identifizierung und Benennung von Gefühlen ist natürlich auch die Bedeutungsbeimessung, die das Kind über den Gesichtsausdruck der Eltern und den Tonfall ihrer Sprache dabei erfährt. Benennen die Eltern die Wut eines Kindes mit wohlwollender und anerkennender Miene, so erfährt es dabei noch eine weitere Information: Es lernt zum einen, dieses Gefühl, das es in seinem Körper und seinem äußeren Ausdruck spüren kann, als Wut zu identifizieren und mit dem dafür stimmigen Wort zu bezeichnen. Das subjektiv erlebte Gefühl wird bewusstseinsfähig, indem es in Sprache gefasst und verbal ausgedrückt werden kann.

Zum anderen spürt es aber auch über den Tonfall der Stimme der Eltern und über ihren Gesichtsausdruck, ob es mit dem Ausdruck dieses Gefühls willkommen ist oder nicht. Ist der Tonfall freundlich, der Gesichtsausdruck der Eltern positiv zugewandt, so wird ihm klar, dass dieses Gefühl erlaubt ist, gezeigt und benannt werden darf. Es muss in der späteren Entwicklung im eigenen Bewusstsein nicht ausgeblendet werden, weder bei sich noch bei anderen. Unter Punkt 7.1.5 (Das Grundbedürfnis nach Grenzen) wurde dieser Vorgang (der Bejahung der Gefühle) als Validierung benannt und auch eingehend erklärt.

Ist dagegen der Tonfall streng und maßregelnd und der Gesichtsausdruck der Eltern dabei z. B. grimmig, so wird ihm sehr schnell bewusst, dass es mit diesen Gefühlen nicht willkommen ist. Wenn sich diese Erfahrung von Ablehnung, Entwertung oder gar moralischer Verurteilung öfter wiederholt, wird das Kind in seiner eigenen inneren Zuschreibung Gefühle von Wut oder Ärger als unerwünscht oder verurteilungswert klassifizieren und sie zukünftig in seinem eigenen Ausdruck kontrollieren. Es übernimmt zwangsläufig die Bewertung der Eltern in sein eigenes Repertoire und auch die damit verbundene negative Zuschreibung.

Dies kann auch so weit gehen, dass es anfängt, sich selbst zu verurteilen, wenn Gefühle von Wut in ihm auftauchen, es kommt z. B. zu Schamgefühlen, und das Kind erlebt sich in diesem Aspekt seines Erlebens und Seins als schlecht. In der Pesso-Therapie externalisieren wir solche inneren Zuschreibungen, die das Ergebnis unserer frühen Lerngeschichte sind, als »*Stimmen*« (zur weiteren Begriffsklärung s. Abschnitt 12.1: Beginn im Hier und Jetzt: Microtracking). So könnte in dem Moment der Therapiesitzung, in dem dieses innere Muster im Klienten abläuft, eine »Stimme der Moral« benannt und auf die therapeutische Bühne gebracht werden. Diese könnte dann z. B. folgenden Satz sagen: »Du solltest dich schämen, darüber so wütend zu werden!« Damit wird der innere, meist gar nicht so sehr bewusst ablaufende Prozess der Selbstentwertung, der das Spüren und den Ausdruck dieser Gefühle von Wut verhindert, durch die Externalisierung im Raum (die Stimme bekommt einen bestimmten Platz in der Luft, sowohl Therapeut wie auch Klient schauen dort hin, wenn sie spricht) sichtbare und spürbare äußere Realität.

Meist fangen die Klienten in diesem Moment auch wieder an, in unmittelbarer Weise die Gefühle von Wut oder Verletzung zu spüren, die mit dieser Entwertung ihres inneren Erlebens in ihrer Kindheit verbunden waren. Oft tauchen dabei gleichzeitig Erinnerungen wieder auf an wichtige Situationen ihrer Kindheit, die mit dieser Ablehnung oder moralischen Verurteilung von außen ursprünglich verbunden waren.

### 7.3.4 Die Entwicklung von Autonomie

Autonomie bedeutet, dass wir die innere Freiheit haben, uns zwischen mehreren Alternativen entscheiden zu können, und in uns ein Bewusstsein darüber haben. Eine weitere Voraussetzung dafür ist die körperliche wie auch seelische Unabhängigkeit unseres Seins. Wir müssen körperlich wie auch emotional in der Lage sein, für uns selbst zu sorgen, uns schützen oder verteidigen zu können, was unter guten Voraussetzungen erst mit dem Beginn unseres Erwachsenseins möglich wird. In Abschnitt 7.1 hatte ich im Zusammenhang mit den Grundbedürfnissen (Platz, Nahrung, Unterstützung, Schutz und Begrenzung) dargestellt, was Kinder als Rahmenbedingung brauchen, um gegen Ende ihrer Entwicklung für sich selbst sorgen zu können. In Abschnitt 7.2 waren die Voraussetzungen erläutert, die gegeben sein müssen, damit Kinder in ihrer Entwicklung die Polaritäten, die sie als genetisches Potenzial mitbekommen haben, integrieren können. Die Bedeutung der Sprache für die Entstehung des Bewusstseins wurde oben dargestellt. Die nächsten Abschnitte werden darlegen, dass Entscheidungsfreiheit Voraussetzung für wirkliche Autonomie ist und wie wir dieses Ziel in der Pesso-Therapie unterstützen.

Nur wenn wir uns bewusst sind, was unser Handeln bewirkt, können wir dessen Konsequenzen einschätzen. Es braucht also auch ein Bewusstsein der Auswirkungen dessen, was wir tun: auf die Welt, auf die Menschen, die mit uns verbunden sind, und auf uns selbst. Eltern müssen Kindern also auch die Freiheit geben, so weit wie möglich die Effekte (und damit auch die Folgen) ihres Handelns selbst erproben und erfahren zu können. Natürlich sollten Kinder dabei auch Grenzen erleben (wie unter Punkt 7.5 ausgeführt), die sie in erster Linie vor realen Gefahren, die sie noch nicht einschätzen können, schützen. Deutlich sollte auf der anderen Seite aber auch sein, dass nur wirklich Erlebtes, das mit realen körperlichen Erfahrungen und den damit verbundenen Gefühlen verknüpft ist, zuverlässig und dauerhaft abgespeichert wird. Etwas, was wir nie erlebt haben, können wir zwar abstrakt über Worte aufnehmen, es bleibt aber ohne erlebten emotionalen Bedeutungsgehalt und fühlt sich eher farblos oder leer an. Wir verlieren schnell das Interesse daran, hören nicht mehr zu oder legen ein Buch weg, das uns emotional nicht anspricht.

In vielen Situationen sind Gefühle letztlich die einzig zuverlässigen Indikatoren, die uns signalisieren, was uns guttut bzw. gut für uns sein wird. Sie sind ausschlaggebende Faktoren unserer Entscheidungsfindung und helfen uns auch bei der Einschätzung der Konsequenzen unseres Handelns. Über sie können wir spüren, wie das, was wir tun bzw. beabsichtigen zu tun, auf uns selbst zurückwirken wird. Hirnforscher wie Damasio sprechen in diesem Zusammenhang vom »emotionalen Erfahrungsgedächtnis« (Damasio A., 1994), das uns auf subbewusster Ebene sofortige positive oder negative Signale sendet (die sogenannten »somatischen Marker«), je nachdem, wie unsere früheren Erfahrungen mit vergleichbaren Situationen waren. Nur wenn wir zu diesen Körpersignalen (sie stellen quasi den »Schlüssel« dar zur Erinnerung früherer vergleichbarer Erfahrungen) und den damit verbundenen Gefühlen Zugang haben, können wir einschätzen, wie sich das auswirken wird, was wir überlegen zu tun.

Dabei sollten wir uns bewusst machen, dass in den neurologischen Repräsentanzen (den im Gehirn abgespeicherten Mustern) dieser früheren Erfahrungen alles enthalten ist, was daran beteiligt war: der äußere Auslöser (einschließlich der daran beteiligten Interaktion), welche Auswirkungen es auf unseren Körper einschließlich der damit verbundenen Gefühle hatte, und auch unser eigenes Reaktionsmuster darauf (z. B. Annäherung oder Flucht usw.). Nur wenn all diese Informationen unserem wahrnehmenden Bewusstsein potenziell zur Verfügung stehen, haben wir die Freiheit abzuwägen, für welche Alternative wir uns entscheiden wollen. Deutlich macht dies aber auch, weshalb diese Freiheit nicht existiert, wenn wir zu bestimmten Gefühlen überhaupt keinen oder nur bedingt Zugang haben.

In Kapitel 2 hatte ich die problematischen Auswirkungen von sogenannten »Verdrängungsprozessen« dargestellt, die dazu führen können, dass bestimmte Gefühle nicht mehr bewusst erlebt werden und damit dem fühlenden Bewusstsein nicht mehr zugänglich sind. Damit existiert innerlich auch kein bewusstes Abbild der damit ursprünglich verbundenen Erfahrungen, und diese fallen als mögliche Entscheidungsindikatoren unseres Handelns weg. Menschen, die wenig Zugang zu ihren Gefühlen haben, sind in Entscheidungssituationen oft sehr unsicher. Wenn sie dann endlich eine Entscheidung getroffen haben, setzt hinterher oft ein quälender innerer Prozess ein, doch das Falsche getan zu haben.

Ein anderes Problemfeld in diesem Bereich sind für das Individuum schädigende oder sogenannte traumatische Erfahrungen, die in der Erinnerung mit so heftigen, Angst oder Panik auslösenden Gefühlen verbunden sind, dass der Mensch alles tut, um eine Wiederholung zu vermeiden (Kampf oder Flucht). Im Prinzip sind diese Muster durchaus sinnvoll, weil sie unser Überleben sichern. Das Problem besteht jedoch darin, dass wir unter Umständen auch auf Situationen, die nur in Ansätzen ähnlich sind und diese ursprüngliche Bedrohung gar nicht mehr in sich tragen, vergleichbar reagieren. Die Heftigkeit der aufsteigenden Gefühle dominiert die Steuerung unseres Verhaltens, und unser ruhig wahrnehmendes Bewusstsein gerät gegenüber der Macht der alten Schutzinstinkte meist ins Hintertreffen. Dies beeinträchtigt auch unsere Wahrnehmung, die meist nur mehr selektiv geschärft ist für mögliche Gefahrenanzeichen und somit nicht mehr in der Lage ist, ein differenziertes Abbild der tatsächlichen äußeren Realität zu erstellen.

Häufig kommen Menschen in Therapie, die in ihrer Geschichte bedrohliche körperliche Übergriffe bis hin zum Missbrauch erlebt haben. Für diese Menschen ist meist jegliche Form von körperlicher Nähe oder Berührung (auch wenn sie vom Gegenüber in positiver oder liebevoller Absicht vollzogen wird) kaum erträglich. Allein die Vorstellung, dass ein Mensch ihnen nahe kommt, ohne dass sie dies selbst kontrollieren oder steuern können, reicht aus, um die alte Panik und die entsprechende Abwehrreaktion erneut auszulösen.

In beiden dargestellten Fällen tragen diese Menschen also keine wirkliche Freiheit in sich, die Angebote ihrer Umgebung und der Menschen um sie herum als das wahrnehmen zu können, was sie wirklich sind. Ihnen fehlt diese Freiheit des Wahrnehmens und Spürens, und damit existiert letztlich auch keine wirkliche Autonomie. In den weiteren Kapiteln werde ich darstellen, wie wir in der Pesso-Therapie versuchen, die Menschen auf einem Weg zu begleiten, an dessen Ende sie wieder mehr Entscheidungsfreiheit in sich tragen können. Eine der Möglichkeiten, die wir dabei nutzen, ist, das wahrnehmende, fühlende, abwägende und entscheidende Bewusstsein dieser Menschen wieder zu wecken. Dies geschieht in der Pesso-Therapie durch die Aktivierung des sogenannten »Piloten«.

### 7.3.5 Die Aktivierung des Piloten

Pilot ist eine Metapher, die Al Pesso geprägt hat für die höchste Instanz des menschlichen Bewusstseins. Er selbst hat erläutert (so z. B. in der ersten Münchener Weiterbildung 1998–2001), dass diese Instanz für ihn eine ähnliche Bedeutung hat wie die Aufgabe eines Piloten in einem großen Passagierflugzeug. Dieser hat auf seinen Monitoren Zugang zu allen Informationsebenen, die die Eigenschaften und den Flug der Maschine betreffen. Er weiß, wie viel Ladung und wie viele Passagiere an Bord sind, hat Überblick über die Treibstoffvorräte, die Flughöhe und den Kurs des Flugzeugs. Die Bordinstrumente informieren ihn über die Außentemperatur, die Windgeschwindigkeit und alle weiteren Informationen, die für die Flugeigenschaften von Bedeutung sind. Zudem hat er aktiven Steuerungszugriff und ist verantwortlich für alle Systeme innerhalb des Flugzeugs wie auch für den weiteren Kurs in Abhängigkeit der äußeren Rahmenbedingungen.

Eine ähnliche Bedeutung kommt unserem aktiven Bewusstsein zu: Es hat Zugang zu allen inneren (körperlich/physiologische Ebene, Empfindungen und Gefühle, Gedanken, Bewertungen, Erwartungen, Erinnerungen usw.) wie auch allen äußeren *»Monitoren«*. Darüber sind wir im Prinzip ständig in der Lage, all das wahrzunehmen, was um uns herum passiert (visuelle, akustische, kinästhetische Wahrnehmungskanäle usw.). Zugleich erfolgt dabei ein ständiger Abgleich zwischen außen und innen (eine Einschätzung, welche Auswirkungen das auf uns selber haben könnte) und auf dieser Basis eine Steuerung dessen, was wir tun. Vieles davon geschieht normalerweise völlig unbewusst, was unser Leben entscheidend erleichtert. Es wäre sehr aufwendig und anstrengend, für alle Vorgänge unseres Lebens so viel bewusste Wahrnehmung und Steuerung aufbringen zu müssen.

Sind wir jedoch mit schwierigen Situationen konfrontiert, für die keine eingefahrenen »guten« (automatisch ablaufenden) Reaktionsmuster zur Verfügung stehen, ist die Aktivierung dieser bewusst wahrnehmenden Instanz in unserem Bewusstsein notwendig und sinnvoll. Dies nennt man in der Pesso-Therapie die »*Aktivierung des Piloten*«.

Eine weitere Aufgabe dieses Piloten ist nicht nur die bewusste Wahrnehmung, sondern im nächsten Schritt auch die Entscheidung, Steuerung und Durchführung »guter« Handlungsalternativen. Gut bedeutet in diesem Zusammenhang, dass die damit verbundene Entscheidung zu Konsequenzen führt, die langfristig unser seelisches Wohlbefinden stabilisieren. Dies muss in vielen Fällen natürlich auch unsere Mitmenschen einbeziehen und die Umwelt berücksichtigen, mit der wir unweigerlich verbunden sind. Wenn wir z. B. das zerstören, mit dem und wovon wir leben, wird uns das dauerhaft keinen Frieden geben. Diese Ausführungen stellen jedoch nicht unser natürliches Anrecht infrage, uns vor schädigenden Einflüssen oder destruktiven Angriffen schützen zu dürfen, aber wir sollten uns immer dabei bewusst sein, dass wir verbunden sind mit menschlichen wie auch ökologischen Systemen, auf die wir angewiesen sind.

In der Grafik auf Seite 73 wird die Komplexität dieser Entscheidungsfindung bildlich dargestellt. Der interessierte Leser kann sich damit beschäftigen, sie ist jedoch nicht unbedingt notwendig für das weitere Verständnis dessen, was kommt.

Sie werden sich jetzt natürlich fragen, wie die Aktivierung dieses Piloten in der Pesso-Therapie vonstatten geht. Der wichtigste Schritt dabei ist, den Klienten darin zu unterstützen, sich selbst dessen bewusst zu werden, was er wahrnimmt, empfindet und fühlt. Dafür hat Pesso ein spezielles Verfahren entwickelt, das im nächsten Abschnitt dargestellt wird.

### 7.3.6 Microtracking – Das Tor zu unserer Geschichte

Der lebendige Austausch zwischen Menschen erfolgt in erster Linie über Sprache, und das gilt im besonderen Maße auch für das psychotherapeutische Gespräch. Dabei spielen jedoch nicht nur Worte eine wichtige Rolle, sondern auch der Tonfall der Stimme, der mimische und der körperliche Ausdruck. In der psychotherapeutischen Situation achten wir in besonderem Maße auf diese sogenannten nonverbalen

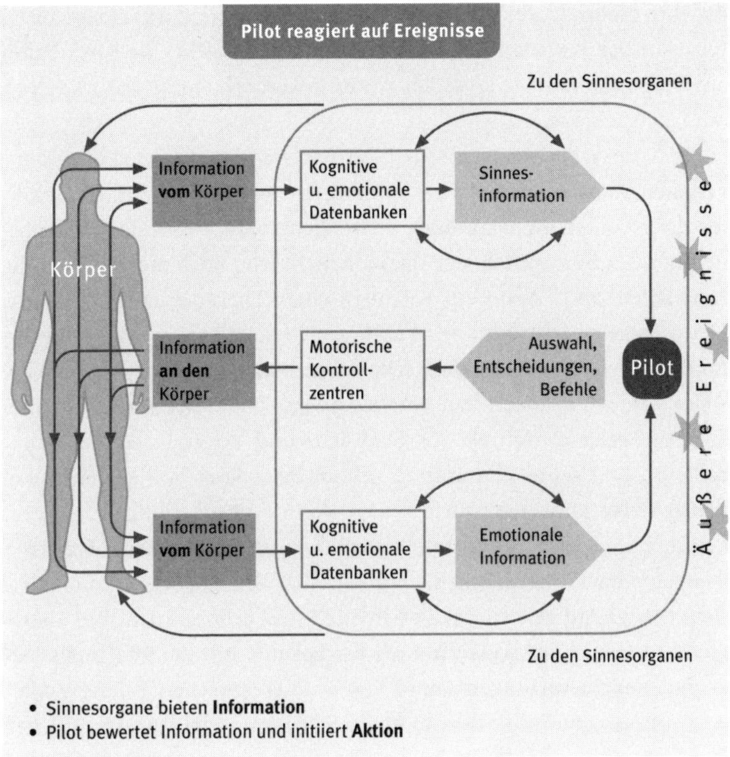


**Grafik Nr. 6:** Funktion des Piloten

Signale, weil sie häufig weitere Informationen beinhalten, die in den gesprochenen Worten nicht oder nur andeutungsweise enthalten sind.

In Abschnitt 7.3.3 (Kinder können nur die Gefühle in ihr Bewusstsein integrieren, die erlaubt sind) hatte ich dargelegt, welche erhebliche Bedeutung diese nonverbalen Signale haben, um die gefühlsmäßige Bedeutung eines Satzes vollständig erfassen zu können. Kommentieren die Eltern den wütenden Ausdruck ihres Kindes mit annehmenden Worten, einer ruhigen Stimme und einem freundlichen Gesichtsausdruck, so erlebt es die Sicherheit, dass es wütend sein darf und dass es mit diesem Gefühl bei den Eltern willkommen ist. Verbaler und nonverbaler Ausdruck sind kongruent. Sagen sie in dem Moment jedoch den Satz: »Ich verstehe, dass dich das wütend macht«, und ihr Tonfall ist dabei eher gereizt, ihr Gesichtsausdruck stark angespannt, so könnte das ihre innere Überforderung und ihr Genervtsein darüber signalisieren. Auf der verbalen Ebene versuchen sie vielleicht, ihr Kind damit anzunehmen, dass es ärgerlich ist, ihre Körperhaltung drückt jedoch das Gegenteil aus.

In der psychotherapeutischen Gesprächssituation spielen diese nonverbalen Signale eine entscheidende Rolle, um Zugang zu den Gefühlen der Klienten zu bekommen – vor allem dann, wenn sie dem wahrnehmenden Bewusstsein der Klienten nicht oder noch nicht vollständig zugänglich sind. Wenn ein Klient in einer Therapiesitzung z. B. sein Getroffensein nicht spürt, wird er dies auch nicht in Worte fassen, während er darüber spricht, dass sein Vorgesetzter ihn in seiner Arbeitsweise kürzlich kritisiert hat. Möglicherweise hat dieser Klient in seiner Kindheit gelernt, Gefühle von Schwäche und Verletzlichkeit zu kontrollieren und seine Vernunft zu gebrauchen, da er von seinem Vater häufig dafür entwertet wurde. Auch wenn es ihm gelungen ist, diese Gefühle in seiner bewussten Wahrnehmung und seinem Ausdruck weitgehend zu unterdrücken, »erinnert sich sein Körper« an diese tiefe Verletzung. Auf neurologischer Ebene bleibt jedoch nicht nur dieses Gefühl gespeichert, sondern auch die Lösung, mit der er damals versuchte, den Erwartungen seines Vaters zu entsprechen: Dieser erwartete von seinem Sohn, dass er keine Schwäche zeigt und mit solchen Konflikten in rationaler Weise umgeht.

Dieses Muster zeigt sich in der Therapiesitzung, in der er in rationaler und sachlicher Weise über die kürzliche Situation mit seinem Vorgesetzten berichtet. Im Vordergrund seines bewussten Erlebens hat er selbst keinen Zugang zu der Verletzung, die die Kritik seines Vorgesetzten in ihm emotional ausgelöst hat, weshalb er sie verbal auch nicht mitteilt. Spuren dieser Gefühle zeigen sich dabei jedoch häufig noch im nonverbalen Ausdruck. Dabei spielt der Gesichtsausdruck (wie auch der Tonfall der Stimme) eine entscheidende Rolle, bisweilen ist auch die übrige Körperhaltung mit von Bedeutung.

Um in der psychotherapeutischen Gesprächssituation diese nonverbalen Signale (der damit verbundenen Gefühle) in stimmiger Weise erfassen zu können und das wahrnehmende Bewusstsein der Klienten dafür zu sensibilisieren und zu aktivieren, hat Pesso ein spezielles Verfahren entwickelt, das sogenannte »*Microtracking*« (Bachg M., 2005). Es strukturiert den verbalen Dialog zwischen Klient und Therapeut in einer sehr spezifischen Weise, hat einen klaren äußeren Rahmen und bestimmte Regeln, deren richtige Anwendung Voraussetzung für das Gelingen des Verfahrens ist. Es bedarf in der psychotherapeutischen Weiterbildung eines gezielten Trainings und ausreichender Übung, um es später im Praxisalltag in sicherer Weise anwenden zu können.

In erster Linie zielt das Microtracking darauf, diese minimalen Spuren der zugrunde liegenden gefühlsmäßigen Reaktionen, die sich ansatzweise im Gesicht des Klienten zeigen, seinem eigenen Bewusstsein zugänglich zu machen. Diese sind assoziativ mit dem verbunden, worüber der Klient gerade spricht (die Erinnerung an die Kritik seines Vorgesetzten) und damit nur für kurze Zeit bewusstseinsfähig. Geht er in seinem Bericht weiter zum nächsten Aspekt der Situation (mit einem geschickten Themenwechsel lenkt er die Aufmerksamkeit seines Chefs auf einen anderen Bereich), tauchen andere Gefühle und damit auch andere assoziative Verknüpfungen seiner Geschichte auf. Bei jeder verbalen Darstellung reihen sich unterschiedliche Aspekte von Situationen aneinander – am ehesten vielleicht vergleichbar mit den ständig sich verändernden Szenen eines Filmes –, und jede davon hat eine ihr eigene gefühlsmäßige Qualität und damit auch andere Verknüpfungen zur eigenen frühen Lerngeschichte.

Es geht also beim Microtracking auch ganz wesentlich darum, welche szenischen Aspekte aus dem Bericht des Klienten herausgegriffen und mit ihm näher betrachtet werden sollen. Bei dieser Entscheidung spielen die emotionalen Ausdrucksspuren, die dem Klienten selbst nicht bewusst sind, eine wichtige Rolle: Sie stellen meist eine »Eingangstür« zu der damit assoziativ verknüpften frühen Geschichte dar.

Dem liegt die Annahme der Pesso-Therapie zugrunde, dass die Wahrnehmung der äußeren Realität, wie auch unsere inneren und äußeren Reaktionen darauf, ständig gespeist wird von vergleichbaren oder ähnlichen Erfahrungen unserer (frühen) Lerngeschichte. Pesso prägte hierzu den Satz: »Wir sehen die Welt durch die Brille unserer Geschichte.« Vom Standpunkt unserer Entwicklungsgeschichte aus gesehen ist dies eine sehr sinnvolle »Einrichtung«, weil sie dafür sorgt, dass wir einmal Gelerntes nicht ständig neu lernen müssen. Dies reicht von sehr einfachen Handlungen (wie wir z. B. ein Messer in die Hand nehmen müssen, um zu schneiden) über komplexe Bewegungsabläufe (wie wir ein Kfz steuern und schwierige Verkehrssituationen meistern) bis hin zu sozialem Verhalten (wie wir z. B. einem verzweifelten Menschen tröstend zur Seite stehen können).

Wie weiter oben dargestellt, ist unsere Kindheit jedoch häufig auch geprägt von Erfahrungen, die für die spätere konstruktive Bewältigung unserer erwachsenen Realität bisweilen nicht unbedingt förderlich sind. Dazu ein weiteres Beispiel: Haben wir als Kinder z. B. sehr häufig bedrohlichen Streit erlebt, der uns Angst machte, so kann dies dazu führen, dass wir im späteren Leben versuchen, Konflikte generell zu vermeiden, weil wir auch nur Ansätze davon als bedrohlich erleben. Dieses Muster der Konfliktvermeidung – eine andere Variante zur Reduzierung der damit verbundenen »lerngeschichtlich alten Angst« könnte die sofortige Beschwichtigung eines ärgerlichen Gegenübers sein – tritt auch dann noch im späteren Leben auf, wenn wir die ursprüngliche Auslösesituation (z. B. die streitenden Eltern) nicht mehr in unserem Bewusstsein tragen bzw. sie schon längst vergessen haben.

Die ursprünglichen körperlichen (z. B. die Anspannung, mit der unser Körper damals auf die Bedrohung reagierte) und gefühlsmäßigen Reaktionen (Angst und das Gefühl von ausgeliefert sein, das wir als Kind dabei möglicherweise erlebten) bleiben auf neurologischer Ebene jedoch unauslöschbar gespeichert, auch dann, wenn sie unserem Bewusstsein nicht mehr direkt zugänglich sind. Genauso bleiben die inneren (z. B. das Ausblenden der Gefühle von Bedrohung) wie auch äußeren Verhaltensmuster (z. B. das Beschwichtigen des Konflikts), mit denen wir damals diese Situationen zu bewältigen versuchten, als »Lösungsstrategien« erhalten, auf die wir als Erwachsene meist völlig automatisiert zurückgreifen.

Letztlich gelten diese Zusammenhänge für jeden Aspekt unserer Wahrnehmung wie auch unserer Reaktionen auf die aktuelle Realität. Soweit die damit verbundenen Muster aus unserer Geschichte uns in der Alltagsbewältigung in guter Weise unterstützen, werden wir uns normalerweise darüber keinerlei Gedanken machen. Es gibt dann auch keinerlei Notwendigkeit, die damit verknüpften Erinnerungen und Reaktionsmuster aus unserer diesbezüglichen Geschichte in unser Bewusstsein zu bringen. Sinnvoll erscheint dies erst dann, wenn diese Muster, wie in dem oben genannten Beispiel, unsere emotionale und soziale Realitätsbewältigung in so starker Weise behindern, dass uns dies dauerhaft unzufrieden oder unglücklich macht. Wenn Menschen darunter erheblich leiden, ist dies einer der Auslöser, warum sie sich in Therapie begeben.

Wir können also davon ausgehen, dass alles, worüber der Klient in der aktuellen Therapiesituation spricht, aufgeladen ist mit Erinnerungen, Bewertungen und emotionalen wie auch körperlichen Reaktionen aus seiner Vergangenheit. Vieles davon ist seinem wahrnehmenden Bewusstsein nicht direkt zugänglich, spiegelt sich aber in seinem Gesichtsausdruck und in seinem Körper wider: Ausdruckssignale, die vom Pesso-Therapeuten, der speziell für deren Wahrnehmung geschult wurde, wahrgenommen und benannt werden können, was im Rahmen des Microtrackings stattfindet, das mehrere Ziele verfolgt:

- Die stimmige verbale Bezeichnung von subbewussten Gefühlen, die sich ansatzweise im Gesichtsausdruck des Klienten zeigen. Hierzu eine weitere Sequenz etwas später in der Stunde mit ihm: Sein Gesicht zeigt ein ironisches Lächeln, während er über den Misserfolg eines Kollegen berichtet – das darunterliegende Gefühl könnte das eines tiefen Triumphes sein, den er innerlich empfindet, weil dieser Kollege ihn mehrfach in der Vergangenheit erniedrigt hat.
- Die Benennung dieser Gefühle muss zeitnah zu den gesprochenen Worten des Klienten erfolgen, weil die subbewussten (innere Reaktionen, die nahe unterhalb der Schwelle des Bewusstseins liegen) emotionalen und körperlichen Reaktionsmuster oft nur für Sekunden bewusstseinsfähig sind. Meist nur so lange, wie das, worüber der Klient gerade spricht, im Vordergrund seiner Wahrnehmung ist. Geht er verbal zu einem weiteren Thema über, tauchen auf der subbewussten emotionalen Ebene neue Verknüpfungen auf, die mit den vorherigen u. U. nichts mehr zu tun haben.
- Die Überprüfung der Stimmigkeit der verbalen Bezeichnung des Gefühls durch Rückkoppelung mit einer entsprechenden Nachfrage beim Klienten. Das zugrunde liegende Gefühl kann sich nur dann in seinem bewussten Erleben voll ausprägen, wenn es mit dem zutreffenden Eigenschaftswort (beim obigen Beispiel wäre dies »triumphierend«, nicht freudig oder ironisch) bezeichnet wird.
- Die Benennung dieses Gefühls im Kontext mit dem, worüber der Klient gerade spricht: Im obigen Beispiel wäre das die Erinnerung des Klienten an den Misserfolg des Kollegen. Die Stimmigkeit des

verbalen Kontextes ist deshalb absolut notwendig, weil das zugrunde liegende Gefühl assoziativ genau damit und nur damit verknüpft ist.

- Bewusstmachung der mit diesen Gefühlen verknüpften inneren wie auch äußeren Reaktionsmuster: Hierzu gehören Bewertungen oder Schlussfolgerungen, die häufig in der Folge der Wahrnehmung von Gefühlen relativ automatisiert ablaufen und auch das Ergebnis der Lerngeschichte sind. (Sie werden in der Pesso-Therapie im Rahmen des Microtrackings als sogenannte Stimmen externalisiert, die im Abschnitt 13.1 [Beginn im Hier und Jetzt] ausführlicher dargestellt werden.)
- Wenn wir bei unserem obigen Beispiel bleiben, könnte es sein, dass es bei dem Klienten zu Schamgefühlen und innerer Entwertung kommt, wenn er sich dieses Gefühls des Triumphes innerlich voll bewusst wird.

Für die Umsetzung dieses Microtrackings werden auf die therapeutische Bühne in der Pesso-Therapie zusätzliche Hilfsfiguren geholt, die dem Klienten neben dem Therapeuten als weitere Interaktionspartner zur Verfügung stehen und damit seinen therapeutischen Prozess unterstützen. Eine zentrale Rolle spielt dabei die Figur des Zeugen, den ich im nächsten Abschnitt darstellen werde.

### 7.3.7 Die Rolle des Zeugen für die Aktivierung des Bewusstseins

Ich hatte in Abschnitt 6.3 den Begriff des Zeugen schon einmal kurz erwähnt: Als ich darüber sprach, dass der Klient zum Therapeuten kommt mit der Erwartung, dass der ihn in seinem inneren Sein wahrnimmt und versteht, wie es ihm geht. Diese Erwartung ist meist umso größer, je mehr dem Klienten die gute Erfahrung gefehlt hat, als Kind in seinen Gefühlen wahrgenommen worden zu sein. Seine Eltern waren vielleicht aufgrund besonderer Lebensumstände so überlastet, dass sie keine Zeit für ihn als Kind hatten oder es fehlte ihnen die Sensibilität für seine Gefühle.

Die Beziehung zum Therapeuten wird mit dieser Erwartung »überfrachtet« (die damit verbundene positive Aufladung hatte ich schon erwähnt), meist wird er auch idealisiert als ein Gegenüber, das all das geben wird, was bisher gefehlt hat. Wie in Abschnitt 6.3 dargestellt, ist es die Aufgabe des Therapeuten, diese Idealisierungen schrittweise aufzulösen und dem Klienten langfristig Möglichkeiten an die Hand zu geben, die er auch draußen im Leben erfolgreich anwenden und übertragen kann. Dafür braucht es ein nicht idealisiertes menschliches Gegenüber, das neben dem Therapeuten zusätzlich im therapeutischen Raum zur Verfügung steht.

Um diese Möglichkeit zu eröffnen, bieten wir dem Klienten ein weiteres Beziehungsgeschehen an: In der Pesso-Therapie holen wir mit der »*Rolle des Zeugen*« eine zusätzliche menschliche Figur in den Raum. Seine Aufgabe ist es, den Klienten in seinem inneren Prozess zu begleiten. Die Hauptaufgabe dieses Zeugen besteht in einem *ersten Schritt* darin, die Gefühle des Klienten, die sich primär in seinem Gesicht ausdrücken, wahrzunehmen und zu benennen. Der Klient kann dabei jeweils für sich überprüfen, ob er dieses Gefühl spürt (sein Bewusstsein wird dabei für diese Gefühle aktiviert) und ob die verbale Bezeichnung dafür stimmig ist.

*Dazu ein konkretes Fallbeispiel:*

> Ein vierzigjähriger Klient, der erstmals in seinem Leben zwei Wochen krankgeschrieben war (Auslöser waren für ihn völlig unerklärliche, plötzlich aufgetretene massive phobische Ängste, die immer mehr eskalierten), berichtet in der Einzeltherapie davon, dass er gestern wieder angefangen habe zu arbeiten. Auf dem Weg dorthin hätte er sich schon sehr unwohl gefühlt und an die genervten Reaktionen seiner Kollegen gedacht, die die ganze Arbeit für ihn mit erledigen mussten. Als er ins Büro kam, war er völlig überrascht über die Anteilnahme der Kollegen, die ihm in äußerst freundlicher Weise begegneten. Während er dies erzählt, zeigen sich Spuren von Tränen in seinen Augen. Anzeichen eines Gefühls, das er selbst nicht anspricht, nach meiner Einschätzung seinem wahrnehmenden Bewusstsein auch nicht direkt zugänglich ist.

Dies ist ein typisches Moment für den Einsatz der Zeugenfigur. Berücksichtigen wir dabei den damit verbundenen ersten Schritt: die stimmige Bezeichnung für das Gefühl, das sich in dieser Spur von Tränen ausdrückt. Es könnte sich um Trauer handeln, um Betroffenheit, manchmal sind Tränen aber auch mit beginnender Verzweiflung verbunden. Wenn wir jedoch die genaue Situation berücksichtigen, die der Klient in diesem Moment schildert, ist die Wahrscheinlichkeit am größten, dass hinter dieser Spur von Tränen ein tiefes Gefühl von Berührtsein liegt. Um dieses Gefühl in stimmiger Weise zu bezeichnen, würde der Zeuge also sagen: »Ich sehe, wie tief berührt du bist…« Der Klient hört diese Worte des Zeugen, überprüft seine innere Empfindung und stimmt dem zu, wenn das Gefühl mit dem zutreffenden Eigenschaftswort in stimmiger Weise bezeichnet wurde. Dieser Rückkoppelungsprozess sichert einerseits, dass der Klient jederzeit die Korrekturmöglichkeit hat, wenn sein Gefühl nicht stimmig wahrgenommen und benannt wurde. Und andererseits führt es über die Aktivierung seines Piloten dazu, dass dieses Gefühl von ihm bewusst wahrgenommen und gespürt wird.

Im Prozess des Gruppengeschehens – wenn der Klient also in einer Gruppe an seinem persönlichen Thema arbeitet (durchaus vergleichbar der Einzeltherapie) – hat er die Möglichkeit, sich ein Mitglied der Gruppe auszuwählen, das für ihn in die Rolle des Zeugen[4] geht. Er positioniert dieses Gruppenmitglied (in der Rolle des Zeugen) für sich dort im Raum, wo er ihn haben möchte, und in der Position, die für ihn stimmig ist. Dabei bleibt die Steuerung des Prozesses beim Klienten, der in der Pesso-Therapie als die »*zentrale Person*« definiert ist. Die Besetzung der Rollen (die Auswahl der Gruppenteilnehmer dafür) und die Platzierung der Rollenspieler wie auch jeder weitere Schritt erfolgen nur, wenn der Klient dafür eine innere Öffnung zeigt. Dies bedeutet letztlich, dass er eine Bereitschaft hat, diesen Schritt zu tun, der nur dann erfolgt, wenn sein Einverständnis dazu vorliegt. Dies ist entscheidende Grundlage der therapeutischen Arbeit der Pesso-Therapie, die die Entscheidungsfreiheit beim Klienten belässt, wodurch dessen Autonomie geachtet und unterstützt wird.

---

4 In den letzten Jahren ist Pesso zunehmend dazu übergegangen, den Zeugen nicht mehr mit einem Rollenspieler zu besetzen, sondern ihn nur symbolisch in die Luft zu stellen. Meist weist er dann nur mit der Hand auf diese Stelle im Raum, wenn er den Zeugen sprechen lässt. Diese Veränderung ging Hand in Hand mit der Adaptation der Pesso-Therapie an das Setting der Einzeltherapie, in der keine Rollenspieler zur Verfügung stehen.

Von entscheidender Bedeutung ist dabei auch die Überprüfung der Zeugenbotschaft durch den Klienten. Er überprüft die Eigenschaftsworte für seinen Gefühlsausdruck, und falls sie nicht zutreffen, werden sie mit ihm gemeinsam bearbeitet, bis sie für ihn stimmig sind. Nur dann, wenn das Adjektiv für mein Gefühl genau das widerspiegelt, was ich in mir spüre, fühle ich mich wirklich wahrgenommen mit dem, was in mir ist. Wenn ich »wütend« bin, ist »ärgerlich« nicht die stimmige Bezeichnung für mein inneres Erleben, und wenn ich »sehnsüchtig« bin, wird dies nicht treffend durch das Adjektiv »freudig« ausgedrückt. Ein Rollenspieler wäre mit dieser äußerst differenzierten Aufgabe natürlich überfordert, weshalb die Überprüfung der stimmigen Zeugenbotschaft die Aufgabe des Pesso-Therapeuten ist. Er stellt dies als Frage an den Klienten, indem er sagt: »Könnte der Zeuge sagen: *Ich sehe, wie tief berührt du bist …*, und erst, wenn der Klient mit einem Nicken seines Kopfes zustimmt und diese Zeugenbotschaft bestätigt, wird der Zeuge sie in seiner Rolle ausführen. An späterer Stelle des Buchs (Kap. 14: Transkript einer Struktur) findet sich eine vollständige Mitschrift einer therapeutischen Sitzung in Pesso-Therapie in einer Gruppe, durch das dieses Vorgehen anschaulicher wird. An dieser Stelle soll jedoch die grafische Darstellung auf S. 82 diesen ersten Schritt der Zeugenbotschaft (die Überprüfung des stimmigen Ausdrucks des Gefühls) bildlich erläutern.

Der Zeuge übernimmt für die Wahrnehmung der Gefühle des Klienten eine ähnliche Rolle, wie sie Eltern in der Entwicklung eines Kindes wahrnehmen sollten. Wir hatten unter Punkt 7.3.2 diese wichtige Aufgabe bereits ausgeführt, die dazu beiträgt, dass Kinder ihre Gefühle wahrnehmen, identifizieren und benennen lernen. Dies ist ein erster Schritt zum Bewusstsein des Selbst. Ein weiterer wichtiger Schritt ist die kontextuelle Einordnung dieser Gefühle: Was hat dazu geführt, dass ich so fühle? Bei kleinen Kindern ist es überwiegend das, was unmittelbar in ihrer Umwelt passiert und auf sie einwirkt. Erwachsene Menschen haben jedoch meist schon eine lange Geschichte hinter sich, die in Form von Erinnerungen in ihnen gespeichert ist. Diese Erinnerungen befinden sich in ihrem biografischen Gedächtnis (Damasio A.R., 2000; Pesso A., 2005) und stehen als latente Datenbank ständig zur Verfügung.

Wir nehmen die Welt nie so wahr, wie sie wirklich ist, sondern in

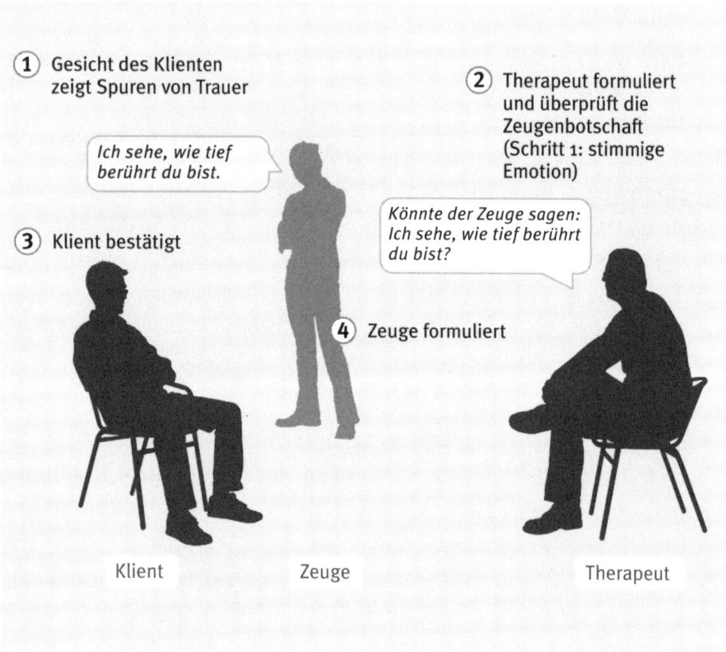


**Grafik Nr. 7:** Zeuge benennt die Gefühle im Ausdruck des Klienten

jedem Moment unserer Wahrnehmung erfolgt ein ständiger (überwiegend nicht bewusster) Abgleich mit früheren Erfahrungen dieser Datenbank. Darin sind nicht nur die Erinnerungen an die äußeren Ereignisse, sondern auch unsere inneren (körperlich, physiologisch und emotional) wie auch äußeren Reaktionsmuster (wie wir damals damit umgegangen sind) und die damit verbundenen Konsequenzen gespeichert. Die bewusste Wahrnehmung unserer Gefühle stellt quasi den Schlüssel dar zur Öffnung dieser Datenbank: Gefühle sind die Spuren in unserem Bewusstsein für das körperlich/energetische Substrat unserer Erfahrungen, und darüber werden die Erinnerungen daran auch wieder bewusstseinsfähig.

Diese Datenbank enthält auch die bewussten Erinnerungen unserer jüngeren Geschichte und die damit verbundenen Schwierigkeiten und Probleme. Während Klienten darüber berichten, spiegelt ihr Gesicht meistens einen Teil der Gefühle wider, die mit der Erinnerung an die Situation wieder auftauchen. Die Aufgabe des Zeugen ist es dabei nicht nur, das Gefühl stimmig zu bezeichnen, sondern auch den Kontext, in dem dieses Gefühl auftritt. Und damit sind wir beim *zweiten Schritt der »Zeugenbotschaft«*, der Benennung des assoziativ damit verknüpften Kontextes.

Der Zeuge spricht also nicht nur das Gefühl des Klienten an, sondern auch die Erinnerung an die Situation, die mit diesem Gefühl verbunden ist. Erzählt der Klient z. B. von einer Auseinandersetzung mit seinem Chef, der ihn wegen eines Fehlers gemaßregelt hat, und sein Gesicht zeigt dabei Anzeichen von Verletzung, so würde der Zeuge sagen: *»Ich sehe, wie verletzt du dich fühlst, während du dich daran erinnerst, wie dein Chef dich wegen dieses Fehlers gemaßregelt hat.«*[5] Die Formulierung des Kontextes sollte dabei nach Möglichkeit die wörtliche Darstellung des Klienten vollständig berücksichtigen, damit sich in der verbalen Formulierung der Zeugenbotschaft möglichst exakt das widerspiegelt, was der Klient in seiner Erinnerung in sich trägt.

Auch hier erfolgt, wie beim ersten Schritt der Zeugenbotschaft dargestellt, zuerst die Überprüfung der Zeugenbotschaft, indem der Pesso-Therapeut sie in fragender Weise gegenüber dem Klienten formuliert: *»Könnte der Zeuge sagen: Ich sehe, wie verletzt du dich fühlst, während du dich daran erinnerst, wie dein Chef dich wegen dieses Fehlers gemaßregelt hat?«* Erst wenn dieser durch ein Nicken oder ein Ja zustimmt, wird der Gruppenteilnehmer, der in der Rolle des Zeugen ist, diesen Satz wörtlich übernehmen und ihn so formulieren, während er zum Klienten schaut. Dieser gesamte Prozess wird durch eine weitere Grafik auf Seite 84 bildlich dargestellt, die jetzt die vollständige Zeugenbotschaft mit allen Schritten beinhaltet.

Stimmen Gefühl und Kontext mit dem inneren Erleben des Klienten (bzw. mit der abgespeicherten neurologischen Repräsentanz dieser Erinnerung) überein, wird sich auf seinem Gesicht eine deutliche Zustimmung zeigen. Meist geht damit auch ein deutlicher Ausdruck von Bejahung einher, bisweilen auch Freude und Erleichterung, so treffend wahrgenommen und verstanden zu werden. Dies erlebt der

5 Die Zeugenbotschaft findet auf einer sehr persönlichen Ebene statt, weshalb die persönliche Anrede des »du« gewählt wird, wie sie für die gesamte Interaktion in der Gruppe gilt. In der Einzeltherapie unterscheiden sich dadurch auch direkte Interaktionen zwischen Therapeut und Klient, für die ich die in unserer Kultur übliche Anrede des »Sie« verwende.

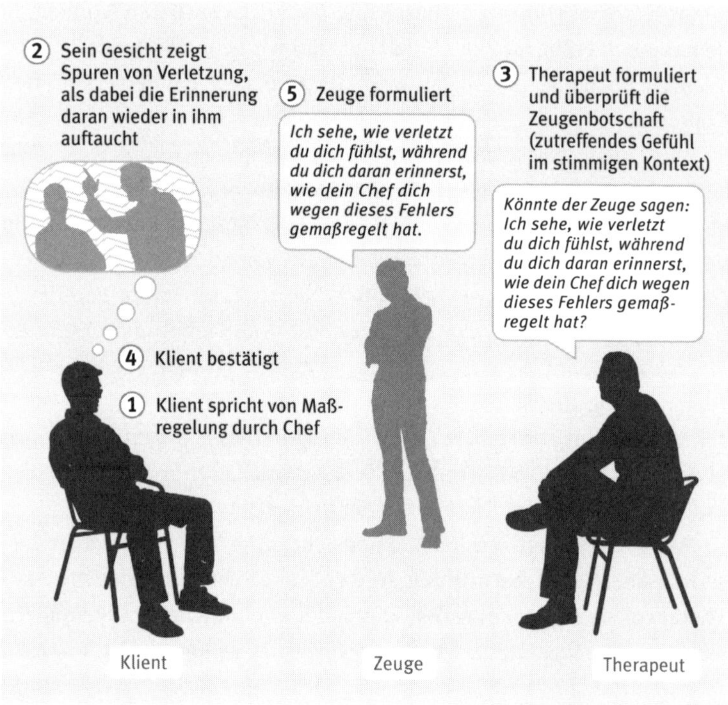


**Grafik Nr. 8:** Zeuge benennt die Gefühle des Klienten und deren Kontext

Klient dann nicht nur im Beziehungsgeschehen mit dem Therapeuten, sondern zugleich auch in dem zum Zeugen, womit eine weitere menschliche Figur im Raum ist, von der er sich passend wahrgenommen fühlt.

Gleichzeitig führen diese Zeugenbotschaften dazu, dass sein Pilot ständig erneut aktiviert wird für die Gefühle, die in ihm aufsteigen, während er über das spricht, was in sein Bewusstsein kommt. In der Pesso-Therapie wird dieser Prozess der Zeugenbotschaften weitgehend den gesamten psychotherapeutischen Verlauf begleiten.

### 7.3.8 Der tiefe Wunsch, das sein bzw. werden zu können, was uns wirklich ausmacht

Das therapeutische Ziel der Pesso-Therapie ist die Begleitung des Klienten auf der Suche nach seinen wirklichen Bedürfnissen und deren adäquate Befriedigung in einer dafür stimmigen Interaktion, um ihn so in der Entwicklung zur Autonomie hin zu unterstützen. Mit ganz wenigen Ausnahmen, auf die ich später eingehe, werden dabei keine Vorgaben gemacht (geschweige denn Wertungen abgegeben), sodass er die Passform, für die Form seiner Bedürfnisse, aus seinem inneren Wissen und Gespür heraus finden kann. Ihm wird so eine weitgehende Möglichkeitssphäre (Pesso A., 1991) geboten, die frei ist von Wertungen oder Urteilen, in der er die Erlaubnis und Sicherheit spüren kann, sich selbst in allen Aspekten seines Seins wahrnehmen, explorieren und ausdrücken zu können. Die therapeutische Beziehungsebene muss dabei geprägt sein von Offenheit, Achtung und Behutsamkeit. Teil dieser Möglichkeitssphäre ist auch die Bedingung, dass der Klient sich für jeden Schritt, den der Therapeut anbietet, selbst entscheidet und dieser nur vollzogen wird, wenn er für ihn zu diesem Zeitpunkt seines Seins stimmig ist.

Dadurch kann der Klient auf dem Weg seines therapeutischen Entwicklungsgeschehens in sich all das entdecken, ausdrücken und integrieren, was den Kern seiner Seele (das wahre Selbst, Pesso A., 1991) ausmacht. Diesen Entwicklungs- und Wachstumsprozess definiert Pesso als Teil unserer »genetischen Natur«: Unsere Seele drängt darauf, ihr wahres Selbst verwirklichen zu können. Dafür brauchen wir jedoch Interaktion mit einem menschlichen Gegenüber. Wir sind als soziale Wesen geboren und vor allem in unserer frühen Entwicklung von einem solchen (guten) Gegenüber völlig abhängig.

In der Grafik auf Seite 86 werden diese Zusammenhänge anschaulich zusammengefasst:

**Wir brauchen Interaktionen**

Wir können unserer genetischen Natur am besten folgen *in Interaktionen mit angemessenen anderen.*

Daher suchen wir in unserem ganzen Leben selektiv *Situationen und Interaktionen, die uns hoffen lassen auf:*

- → Befriedigung unserer Grundbedürfnisse
- → Hilfe bei der Aneignung und Integration unserer Polaritäten
- → Unterstützung bei der Erweiterung unseres Bewusstseins
- → Bestärkung bei der Entwicklung unseres »Piloten«
- → Würdigung und Förderung unserer Einzigartigkeit und Entwicklungsmöglichkeiten

**Grafik Nr. 9:** Wir brauchen Interaktionen

# 8. Wie entstehen Störungen?

In den vorangegangenen Kapiteln habe ich mich damit beschäftigt, welche Rahmenbedingungen wir in unserer Entwicklung brauchen, um die Einzigartigkeit unseres Seins (unser wahres Selbst) verwirklichen zu können. Die nächsten Abschnitte werden aufzeigen, wie Störungen entstehen. Pesso hat dabei drei Hauptfaktoren definiert, die dafür entscheidend sind:

- Defizite (als Folge mangelnder Befriedigung der Grundbedürfnisse)
- Traumatisierung
- Holes in Roles

Die daraus resultierenden Störungen brauchen unterschiedliche therapeutische Strategien zur Behandlung und müssen deshalb im Vorfeld auch diagnostisch eindeutig erfasst werden. Sie werden in den kommenden Abschnitten von mir deshalb auch getrennt behandelt, damit der Leser ein tieferes Verständnis für deren jeweilige Ausprägung und den dafür notwendigen therapeutischen Umgang entwickeln kann. Klar sollte dabei aber auch sein, dass diese Störungskomplexe in der therapeutischen Praxis natürlich nicht vollständig unabhängig voneinander auftreten, sondern häufig auch in unterschiedlichen Mischformen.

Beginnen werde ich dabei mit der ersten Ebene und der Frage, welche Symptome im späteren Leben auftreten können, wenn es zu erheblichen Defiziten in der Befriedigung der Grundbedürfnisse in unserer Entwicklung kam.

## 8.1 Störungen als Folge von Defiziten in der Befriedigung der Grundbedürfnisse in der Entwicklung

In der Pesso-Therapie gehen wir davon aus, dass erhebliche Defizite in den Grundbedürfnissen in unserer Entwicklung gravierende Folgen haben können für unser späteres Leben. Oft ist es dabei auch möglich, die Entstehung von Symptomen auf spezifische Defizite in den Grundbedürfnissen zurückzuführen. Um dies so anschaulich wie möglich zu erläutern, werde ich mit einem fiktiven Fallbeispiel beginnen: ein Erstgespräch mit einer Frau, so wie es durchaus in der Praxis ablaufen könnte. Die Probleme bzw. Symptome, die sie im Erstgespräch schildert, werde ich in Beziehung setzen mit den möglichen Defiziten, die in ihrer Entwicklung auftraten.

*Fallbeispiel:*

Eine Frau Mitte dreißig sucht erstmals therapeutische Unterstützung. Im Vorgespräch wirkt sie unsicher und angespannt, sehr bemüht, ihre Situation differenziert darzustellen. Im Vordergrund stehen erst mal erhebliche Probleme mit ihrer dreijährigen Tochter, mit deren Wut- und Trotzanfällen sie nicht umgehen kann. Einige Male sei es passiert, dass sie auf das Kind unkontrolliert eingeschlagen habe, was in ihr immer noch tiefe Schuldgefühle auslöse. Nach einem »inneren Kampf« habe sie die Hilfe einer Beratungsstelle in Anspruch genommen, die ihr dringend zu einer Einzeltherapie geraten hätte, um ihre eigenen Anteile zu bearbeiten. Sie habe extrem hohe Leistungsansprüche, tue sich schwer loszulassen und könne innerlich nicht zur Ruhe kommen. Von dem Vater des Kindes habe sie sich schon kurz nach der Geburt getrennt, sich ihm nie zugehörig gefühlt. Das sei ihr ganzes Leben schon so, immer sei sie auf der Suche, sehne sich nach einer Beziehung, nach einem Ort, wo sie sich wohlfühlen könne. In ihrer Anamnese wird deutlich, dass die Beziehung zu ihren Eltern von Anfang an problematisch war und sie sich bereits gegen Ende des ersten Lebensjahres der Klientin getrennt haben. Ihre weitere Entwicklung war durch häufige Umzüge geprägt, die finanzielle Situation schwierig, die Mutter überfordert und häufig gereizt. Die Klientin erinnert sich, dass sie schon sehr früh in ihrer Entwicklung mit vielem allein zurechtkommen musste. Ängste und Unsicherheiten habe sie immer weggesteckt, und sie tue sich heute noch schwer, sich anderen Menschen zu öffnen. Solange sie allein war, ging das alles ganz gut, aber über ihr Kind würde ihr immer deutlicher, dass sie ähnlich gereizt und überfordert reagiere wie ihre Mutter, und das sei für sie das Schlimmste. Sie hatte sich immer vorgenommen, das so an ihre Kinder nie weitergeben zu wollen.

### 8.1.1 Defizite im Grundbedürfnis nach Platz

Betrachten wir in der Geschichte dieser Frau zuerst das Grundbedürfnis nach Platz. Wenn Eltern sich bereits ein Jahr nach der Geburt ihres Kindes trennen, ist mit großer Wahrscheinlichkeit das Grundbedürfnis nach einem guten *uranfänglichen Platz* von Anbeginn der Entwicklung nicht (wirklich) gewährleistet. Ich hatte in Abschnitt 7.1.1 dargestellt, dass es dafür Eltern braucht, die in liebevoller Weise einander zugetan sind und dieses Kind in einem bewussten Akt der gegenseitigen Hingabe zeugen. Damit definieren sie diesen uranfänglichen ersten Platz, an dem es auch in seiner weiteren Entwicklung Zugehörigkeit und liebevolle Verbundenheit erleben kann. Zugleich ist dies auch der Ort auf der Welt, wo das Kind lebt, hingehört und zu dem es immer wieder zurückkommen kann, wenn es die Welt erkundet.

All diese Voraussetzungen waren bei der Klientin nicht in guter Weise gegeben. Die Beziehung ihrer Eltern war problematisch, es kam zu früher Trennung, häufigen Umzügen, die äußere wirtschaftliche Situation war schwierig. Der Platz in ihrer Entwicklung war von Anfang an von innen wie auch von außen bedroht. Dies schlägt sich nieder in ihren Beschreibungen, *immer schon auf der Suche zu sein nach einem Ort, wo sie hingehört,* und in ihrer Problematik, *nicht zur Ruhe kommen zu können.* Loslassen und entspannen können wir nur an einem Ort, an dem wir uns wohl, sicher und zugehörig fühlen.

Ein weiteres Thema, das mit mangelndem Platz in der frühen Entwicklung zu tun hat, ist oft die vergebliche Suche nach Lebenssinn in der Hoffnung, dadurch mehr Zugehörigkeit und Verbundenheit mit uns und den Menschen zu finden. Häufig versuchen Menschen, diese Sehnsucht nach Zugehörigkeit über ein Beziehungsgeschehen zu lösen, über einen Partner, eine Partnerin, nicht selten auch über den Wunsch nach einem eigenen Kind. Wir können einem anderen Menschen das, was wir selbst nicht bekommen haben, nicht wirklich geben, und meist scheitern wir auch dabei, das, was uns gefehlt hat, von anderen bekommen zu wollen. Wie sollen wir auch in der Lage sein, uns in einem Beziehungsgeschehen vertrauensvoll zu öffnen und hinzugeben, wenn wir in unseren ersten Beziehungen diesen sicheren Platz und die damit verbundene Geborgenheit nie erlebt haben?

In extremeren Fällen kann dies noch weiter gehen: Manchmal haben Menschen in ihrer frühen Entwicklungsphase ihre unmittelbare Lebensumgebung so destruktiv erlebt, dass sie die Hoffnung, in dieser Welt in guter Weise sein zu können, weitgehend aufgegeben haben. Betrifft dies auch ihr Zuhause und die Beziehung zu ihren Eltern, so bietet dieser Platz ihnen keine Möglichkeit für die Entwicklung ihres Seins. Um »überleben« zu können, müssen sie die Hoffnung auf einen guten Platz für ihr Sein irgendwie retten. Es gibt verschiedene Möglichkeiten, das zu tun. Oft berichten Klienten, dass der einzige Platz, an dem sie sich wohl und sicher fühlen, in der Natur ist, wenn sie dort allein spazieren gehen. Dort gäbe es Platz für ihre Gefühle und Fantasien, und das Grün der Pflanzen und Bäume hätte eine unglaublich beruhigende Wirkung auf sie.

Al Pesso hat dies die »*Bank der Hoffnung*«[6] genannt, die sie in der Natur für sich schaffen, bisweilen auch in ihrer inneren Welt der Fantasie. Es gibt verschiedene Möglichkeiten, diese Hoffnung, »sein zu können wie ich bin«, am Leben zu halten. Menschen »transportieren« sie in die Welt ihrer Bücher oder in die Musik, in die sie eintauchen und sich darin wohlfühlen. Oft schützen Kinder diesen »guten inneren Platz« vor den Erwachsenen, hüten ihn wie ein Geheimnis und reagieren später auch sehr abwehrend, wenn andere Menschen versuchen, in diesen Bereich einzudringen.

Ich erinnere mich der Arbeit mit einem Paar, in der die Ehefrau immer wieder den stundenlangen Rückzug ihres Mannes beklagte, in seine Welt der Musik. Er hüte und pflege seine Sammlung klassischer CDs, sie fühle sich davon völlig ausgeschlossen. Manchmal käme sie sich regelrecht lächerlich vor, weil in ihr eine Eifersucht hochkäme, als

6 Amerikaner verwenden oft sehr pragmatisch bildhafte Metaphern: Sie bringen ihr Geld auf die Bank, da sie hoffen, dass es dort sicher ist und sich im Laufe der Zeit vermehrt. Aus diesem Kontext ist diese Metapher entlehnt.

wenn das seine Geliebte wäre. Am schlimmsten sei es für sie, wenn sie Streit hätten. Er würde dann einfach gehen und Musik hören und wäre dann nicht mehr ansprechbar.

Ein anderer Klient berichtete in den Vorgesprächen, dass das einzige Wesen, zu dem er in seiner Kindheit wirklich Vertrauen hatte, der Schäferhund war. Immer wenn es ihm schlecht ging oder er unglücklich war, flüchtete er zu ihm (in die Hundehütte), kuschelte sich an ihn, spürte wohltuend dessen Wärme und erzählte ihm all sein Unglück.

Manche Menschen finden gar keinen guten Platz für sich auf der realen Welt, und dann kann es zu einer regelrechten Flucht ins »Jenseits« kommen. Religion und Gott werden zur Bank der Hoffnung. In der Anamnese von Klienten begegnet mir bisweilen das Phänomen, dass diese eine Entwicklungsphase völlig übersteigerter Religiosität schildern, eine Zeit, in der sie sich weitgehend von den realen Menschen in ihrer Umgebung abgewandt hatten. Im Extremfall kann dies auch später im Leben zu suizidalen Phasen führen, dem tiefen Wunsch, aus dieser Welt zu gehen. Oft haben sie menschlichen Kontakt in ihrer Geschichte nur als schmerzhaft und sinnlos erlebt. Es war ihnen nicht möglich, einen guten Platz mit Verbundenheit auf dieser Welt für sich zu finden.

### 8.1.2 Defizite im Grundbedürfnis nach Nahrung

Auch hier beginne ich mit dem eingangs erwähnten Fallbeispiel. Über die Ernährung der Klientin als Säugling hatte ich aufgrund der Anamnese keine Information. Die Beziehungssituation ihrer Mutter, die sie *»von Anfang an als schwierig«* schilderte, lässt jedoch einige Rückschlüsse zu. Wenn eine Frau, als junge Mutter verantwortlich für ein Baby, unglücklich ist in der Partnerschaft, es womöglich häufiger Streit gibt und sie befürchtet, verlassen zu werden, wird sie sich schwertun, ihr Kind in ruhiger und entspannter Weise zu stillen oder zu nähren.

Dies legt nahe, dass Defizite im Grundbedürfnis nach Nahrung bereits auf dieser unmittelbaren körperlichen Ebene beginnen. Beeinträchtigt wird dabei bereits die körperlich-physiologische Regulationsebene. Eine vertrauensvolle Öffnung und Hingabe an die Nahrungsaufnahme bedarf einer ruhigen und ausgeglichenen inneren wie auch äußeren Situation. Nur dann kann dieser Vorgang sowohl auf körperlicher wie auch emotionaler Ebene in entspannter Weise vonstatten gehen und auf neurologischer Ebene als wohltuendes und beruhigendes inneres Erfahrungsmuster abgespeichert werden. Wenn Nahrungsaufnahme häufig in einem Zustand von Anspannung und Hektik vollzogen wird, ist eine körperliche und später auch emotionale Öffnung dafür latent bedroht. Ruhe, Hingabe und Loslassen scheinen schwer möglich, was diese Klientin so auch schildert.

Eine weitere Stufe ist die emotionale Nahrung, die ich in Abschnitt 7.1.2 mit Anerkennung, Lob und Wertschätzung beschrieben habe. Dies setzt eine innere Ruhe und Zufriedenheit der Eltern voraus, die es ihnen ermöglicht, ihr Kind in seinen Entwicklungsschritten differenziert wahrzunehmen. Es sollten Eltern sein, die das Kind selbst ausprobieren und machen lassen und sich an den kleinen Fortschritten freuen, die es dabei erreicht. Im Gegensatz dazu schildert die Klientin ihre Mutter als überfordert und gereizt. Offensichtlich ist, dass sie in ihrer Entwicklung wenig Ruhe, Toleranz und Anerkennung erlebt hat. Das Selbstbild des Kindes wird jedoch ganz wesentlich geprägt durch das Bild, das die Eltern ihm vermitteln. Wenn der Blick der Eltern häufig genervt, angespannt oder ärgerlich ist, schreibt das Kind die auslösenden Eigenschaften dafür sich selbst zu. Es denkt: »Weil ich so bin, ist die Mutter so böse auf mich.« Es wird die Ursache in seinen eigenen »Charaktereigenschaften« suchen, und sein Selbstbild wird zunehmend von diesen negativen Zuschreibungen geprägt.

Oft versuchen Kinder dies zu kompensieren, indem sie besonders hohe Leistungsansprüche entwickeln. Die Leistungsebene bekommt Kompensationsfunktion, und meist ist das Selbstwertgefühl dieser Menschen auch im späteren Leben sehr daran gebunden. Leistungsversagen bei sich und anderen wird bisweilen als regelrecht vernichtend erlebt, und gegenüber Fehlern oder Schwäche gibt es wenig Toleranz. Auch die Klientin in unserem Fallbeispiel schildert diesbezügliche Probleme in Form einer stark »*überhöhten Anspruchshaltung*«. Hinzu kommen ihre Schwierigkeiten, mit der Leistungsverweigerung ihrer Tochter umgehen zu können.

Körperliche wie emotionale Nahrung trägt wesentlich dazu bei, dass wir uns in guter Weise voll (in unserem Körper) und zufrieden (mit dem, was wir tun, oder wie wir sind) fühlen. Fehlt uns dies über weite Strecken unserer Entwicklung, kann es zu immer wiederkehrenden Gefühlen von Gereiztheit und Unzufriedenheit führen. Manchmal fühlen sich Menschen aber auch innerlich leer oder hohl. Ich erinnere mich an eine Klientin, die im Vorgespräch schilderte, dass sie sich wie eine »hohle Nuss« fühle und später erzählte, dass sie nie Anerkennung und Wertschätzung erfahren hatte, im Gegensatz zu ihrer Schwester, die immer der Liebling ihres Vaters gewesen war. Sie hatte mehrere Berufsausbildungen und zwei Studien erfolgreich absolviert, ohne dass dieses Gefühl der Leere verschwunden wäre. Dieses Beispiel macht auch deutlich, dass wir uns über Leistung oder Erfolg nicht wirklich in dem nähren können, was uns in der frühen Entwicklung auf emotionaler Ebene gefehlt hat.

### 8.1.3 Defizite im Grundbedürfnis nach Unterstützung

In Abschnitt 7.1.3 hatte ich die Notwendigkeit von Unterstützung auf der unmittelbaren körperlichen Ebene (Eltern sichern als tragende Hilfsfiguren das Kind vor der bedrohlichen Energie der Schwerkraft) dargestellt wie auch die wichtigsten Aspekte dieser Unterstützung auf der symbolischen Ebene. Sie geben dem Kind nur so viel Beistand, wie es braucht, um seine eigenen Lernschritte zu tun, und sind in ermutigender und, bei Bedarf, in absichernder Weise dabei. Die unmittelbare körperliche Ebene führt zu einem sicheren Gespür für den Boden (die Erdung im Leben) und auch zur Stabilität des Stehens und der damit verbundenen körperlichen Bewegungsabläufe (gehen, laufen usw.). Kann ein Kind dieses Vertrauen in die Stabilität und Sicherheit seiner diesbezüglichen körperlichen Fähigkeit nicht entwickeln, so können daraus tiefe Unsicherheiten entstehen, die es das ganze weitere Leben begleiten.

Aus den Jahren meiner körpertherapeutischen Tätigkeit erinnere ich mich an viele Menschen, die große Probleme hatten mit den sogenannten stehenden Grundpositionen: Die Füße stehen dabei etwa schulterbreit voneinander entfernt auf dem Boden, die Beine sind nicht durchgestreckt, sondern leicht in den Knien gebeugt, und der Oberkörper aufrecht, mit einer leichten Beugung nach hinten. Es gibt eine vergleichbare Position des Stehens im Yoga. In der Körpertherapie lässt man dabei den Atem mit einer vertieften Ein- und Ausatmung in einem regelmäßigen Rhythmus kommen. Dies stellt eine flexible Position des

Stehens dar, in der die tragenden Gelenke des Körpers nicht eingerastet (z. B. die Knie), sondern sich in beweglicher und lockerer Position befinden. Die Muskulatur in den Beinen, dem Rücken usw. trägt zur stabilen Flexibilität dieser Position bei, sofern sie nicht angespannt oder in verkrampfter Weise festgehalten wird.

Menschen, denen ein sicheres Gespür für den Boden fehlt, haben meist auch kein Vertrauen in ein flexibles Stehen. Sie müssen festhalten, weil dahinter die Angst steckt, sonst zu fallen. Stehen ist bei ihnen mit einer großen Anstrengung (muskulärer Anspannung, die schnell zur Verkrampfung führen kann, die die Muskeln hart macht) verbunden und nur darüber zu sichern. Statt Flexibilität gibt es eine Tendenz zur Rigidität (festhalten müssen), was sich oft auch in einer Überbeanspruchung der Gelenke niederschlägt, die häufig fest eingerastet sind (Knie, Becken und Wirbelsäule). Oft führt dies im späteren Leben zu entsprechenden körperlichen Beschwerden.

Der mehr symbolische Aspekt (von Unterstützung) hilft dem Kind ganz wesentlich in der Entwicklung seiner eigenen Selbstständigkeit. Je mehr es selbst ausprobieren kann (wobei bei schwierigen oder gefährlichen Schritten die aufmerksame Präsenz der Eltern im Hintergrund durchaus wichtig ist und zusätzliche Sicherheit gibt), desto eher lernt es, komplexe Fähigkeiten selbst zu entwickeln bis hin zum eigenständigen Lösen von Problemen. Der Stolz und die Freude von Kindern über eigenständige Problemlösungen ist uns allen vertraut. Dadurch entwickelt das Kind Sicherheit und Vertrauen in seine eigenen Fähigkeiten, die Grundlage für diesbezügliche Aspekte seines Selbstbildes.

Fehlt diese Form der Unterstützung, so gerät das Kind häufig in Situationen von Überforderung. Unsicherheit, Hilflosigkeit und Ängste vor Leistungsversagen können die Folgen sein. Oft wird dabei auch die äußere Wahrnehmungsfähigkeit mit beeinträchtigt. Angst und Unsicherheit führen dazu, dass wir uns meist nur mehr auf das konzentrieren, was wir als Bedrohung erleben. Andere Aspekte der Realität werden ausgeblendet oder nicht mehr adäquat wahrgenommen – ein Muster, das uns im Zusammenhang mit eigenen Ängsten oder im Kontakt mit ängstlichen Menschen durchaus vertraut ist. Die Fähigkeit, die Welt wahrzunehmen bzw. auf sie zu reagieren, ist nicht mehr durch Offenheit und Flexibilität geprägt, sondern durch eine gewisse Starrheit oder Rigidität, die das eigene »Überleben« sichern soll.

Besonders im Umgang mit und der Erziehung von Kindern wird das meist sehr schnell zum Problem. Wenn wir jetzt zurückgehen zum Vorgespräch der Klientin, das ich am Beginn dieses Kapitels dargestellt hatte, tauchen dazu mehrere Aspekte auf: »*Sie wirkt im Kontakt unsicher und angespannt*« und berichtet später, »*dass sie schon sehr früh in ihrer Entwicklung mit vielem allein zurechtkommen musste*«. Diese Informationen sprechen dafür, dass ihr adäquate Unterstützung in ihrer Entwicklung gefehlt hat und sie wahrscheinlich häufig Situationen von Überforderung erlebte. In solchen Momenten spürt ein Kind Hilflosigkeit und die Angst, etwas nicht zu schaffen, und es lernt, diese Gefühle, für die es kein gutes Gegenüber gibt, in sich einzuschließen. Die Klientin berichtet dazu etwas später im Vorgespräch: »*Ängste und Unsicherheiten habe sie immer weggesteckt und sie tue sich heute noch schwer, sich anderen Menschen zu öffnen.*« In ihr fehlt die Erfahrung, dass Beziehung ein unterstützendes Geschehen ist, in dem sie sich mit ihren Gefühlen öffnen kann und wahrgenommen wird.

Auch das frühe Scheitern ihrer Beziehung zum Vater des Kindes kann unter diesem Aspekt betrachtet werden. Wenn die erste Phase des Verliebtseins und der wechselseitigen Idealisierung in einer Beziehung vorbei sind, beginnt die Entwicklung des eigentlichen Beziehungsgeschehens. Damit beginnen auch die Schwierigkeiten, mit wechselseitigen Unsicherheiten, Ängsten und Enttäuschungen umzugehen und im achtsamen Miteinander dafür gute Lösungen zu entwickeln. Es bedarf eines »gerüttelten« Maßes von Vertrauen und Offenheit, um sich in diesem Stadium des Beziehungsgeschehens, das durch erhebliche Unsicherheiten geprägt ist, dem anderen zu öffnen. Wenn wir dies in unserer frühen Entwicklung nicht ausreichend erlebt haben und als inneres Erfahrungsbild in uns tragen, werden wir uns damit schwertun. Meist treten dann lerngeschichtlich »alte« Problemlösungsmuster in den Vordergrund, die oft mit Rückzug, sich verschließen bis hin zum Beziehungsabbruch einhergehen.

### 8.1.4 Defizite im Grundbedürfnis nach Schutz

Die Notwendigkeit von unmittelbarem körperlichem Schutz für das Baby, das den Gefahren seiner Umwelt völlig ungeschützt ausgeliefert ist, hatte ich in Abschnitt 7.1.4 dargelegt. Auch für die weitere Entwicklung wurde dort aufgezeigt, dass die Eltern den Schutz dieses Kindes so lange wahrnehmen müssen, bis es dies als Erwachsener selbst leisten kann. Das betrifft ganz wesentlich auch die Anerkennung, dass ein Kind das Recht hat, geachtet und wahrgenommen zu werden und natürlich auch die Unterstützung seiner eigenen Bemühungen dabei. Wenn wir zum obigen Fallbeispiel zurückgehen, so stoßen wir dort in dem kurzen Ausschnitt zur Anamnese der Klientin auf *eine Mutter, die in ihrer eigenen Lebenssituation überfordert ist und häufig gereizt reagierte.* Wenn es uns selbst nicht gut geht, tun wir uns schwer, die natürlichen Bedürfnisse unserer Kinder zu achten. Wir reagieren auf ihre Erwartungen u. U. genervt und ärgerlich, wir missachten deren Grenzen (entwerten sie oder es »rutscht uns die Hand aus«), was zu seelischen, aber auch körperlichen Verletzungen führen kann, wie das Fallbeispiel der Klientin aufzeigt.

Die seelischen und auch körperlichen Grenzen von Kindern sind damit bedroht, was Gefühle von Angst und Bedrohung auslöst. Ihren Eltern gegenüber erleben sie sich ohnmächtig und missachtet, hilflos und ausgeliefert. Dies kann zu Abhängigkeit führen, die Loslösung und Individuation verhindert. Sie haben Angst, eigene Entscheidungen zu treffen, fürchten sich vor verantwortlichen Positionen im späteren Leben, in denen sie wegen möglicher Fehler zur Rechenschaft gezogen werden. Oft erleben solche Menschen die Schutzlosigkeit und Durchdringbarkeit ihrer Grenzen auch als immer wiederkehrende Qual.

In diesem Zusammenhang erinnere ich mich an eine Klientin, die sich den Geräuschen anderer Menschen in regelrecht quälender Weise hilflos ausgeliefert fühlte. Sie hatte bereits drei oder vier Umzüge hinter sich, weil sie die Geräusche der Mitbewohner über und unter ihr nicht ertrug. Auch ihre Arbeitssituation erlebte sie als nervenaufreibende Belastung, weil die Geräusche der anderen Mitarbeiterinnen im Büro es ihr unmöglich machten, sich auf ihre eigenen Aufgaben zu konzentrieren. Sie erlebte sich in ihren eigenen Grenzen gegenüber anderen als dünnhäutig und ungeschützt, was verbunden war mit tiefen Gefühlen von Macht- und Hilflosigkeit. Ihre frühe Lerngeschichte war geprägt von Missachtung ihrer körperlichen wie auch seelischen Grenzen und erheblicher Traumatisierung.

Ein weiteres Muster im späteren Leben, das auf mangelnden Schutz in der eigenen Geschichte zurückgehen kann, sieht etwas anders aus.

Frühe Erfahrungen von Schutzlosigkeit und Ausgeliefertsein können auch dazu führen, dass Menschen aus diesen schmerzlichen und bedrohlichen Gefühlen weitgehend innerlich rausgehen. Ich hatte eingangs schon einmal über das Schutzmuster von Verdrängung gesprochen: Gefühle und damit verbundene Erinnerungen werden ausgeblendet und nicht mehr gefühlt. Meist tendieren diese Menschen dann auch dazu, sich emotional zu verschließen und nahe zwischenmenschliche Kontakte zu vermeiden. Dieser Prozess könnte in etwa so beschrieben werden: »Wenn es für mich im Beziehungsgeschehen keinen Schutz gibt, übernehme ich das und mache es selbst. Niemals mehr lasse ich jemanden so nahe an mich ran, dass ich ihm so ausgeliefert bin wie damals …« Einen Teil dieses Musters finden wir auch in den Worten unserer obigen Klientin, die im Vorgespräch erwähnt, »*wie schwer sie sich tut, sich anderen Menschen zu öffnen*«.

### 8.1.5 Defizite im Grundbedürfnis nach Grenzen

In Abschnitt 7.1.5 hatte ich drei notwendige Ebenen der guten Begrenzung ausgeführt:

- *Die Befriedigung von Bedürfnissen wie Hunger, Durst, Sehnsucht nach liebevollem Kontakt usw., die abklingen, wenn sie gestillt werden.*
  Je kleiner Kinder sind, desto wichtiger ist diese unmittelbare Erfahrung, da sie noch sehr wenig Toleranz für Bedürfnisverzicht haben. Säuglinge werden sehr schnell von unangenehmen körperlichen Erregungsprozessen überrollt, wenn ihr inneres Gleichgewicht gestört ist. Die adäquate Erfüllung dieser Bedürfnisse begrenzt zugleich in guter Weise die damit einhergehende körperliche Erregung, wodurch diese zur Ruhe kommt. In diesem Bereich erfolgt also Begrenzung durch die unmittelbare Passform für die Form des Bedürfnisses (Hunger braucht Nahrung).

  Erhebliche Defizite in diesem Bereich können in der weiteren Entwicklung zu verschiedenen Problemen oder Störungen führen: Davon betroffene Menschen tragen eine tiefe ungestillte Sehnsucht in sich, suchen im späteren erwachsenen Leben vergeblich nach Erfüllung. Bei der am Beginn dieses Kapitels dargestellten Klientin hatten wir uns nicht nur ein Beispiel dazu bereits angeschaut *(sie fühlt sich immer schon auf der Suche nach einem Platz, wo sie hingehört …).* Andere Symptome, die damit zu tun haben, kann die tiefe Grundüberzeugung sein, unersättlich zu sein (weil Nahrung nie als ausreichend erlebt wurde), nie genug zu bekommen. Auch einige Essstörungen können unter diesem Aspekt betrachtet werden.

- *Die gute Begrenzung der genetisch kraftvollen Natur des Kindes, zu der auch Ärger, Wut und Aggression gehören.*
  Erlebt ein Kind seine Eltern in diesem Feld als schwach oder gar ängstlich und damit unfähig, seine körperlichen Kräfte in sicherer Weise zu handhaben, hat dies gravierende Folgen: Das Kind wird später deutliche Anzeichen von dem zeigen, was man in der Psychotherapie unter dem Stichwort »*Omnipotenz*« zusammenfasst. Es erlebt sich in diesen Kräften machtvoller als die Eltern, was seine innere Welt auf den Kopf stellt. Die Grenzen zwischen Realität und Fantasie fangen an zu verschwimmen, da sich diese punktuelle Erfahrung von Allmacht in der Fantasie des Kindes meist auch auf andere Aspekte seines Seins ausdehnt. Es fängt an, die Autorität der Eltern in vielen Bereichen zu demontieren, sich über deren Normen und Regeln hinwegzusetzen, was in der Pubertät bis hin zur Verachtung derselben gehen kann.

  Erlebt es Eltern, die aufgrund von mangelnder Souveränität ihrerseits häufig gewalttätig oder destruktiv werden, kann sich die Omnipotenz auch mit diesen Zügen paaren. Verachtung, Destruktivität und ungezügelte Aggression bzw. Gewalt können in der späteren Entwicklung im Vordergrund stehen. In der Pesso-Therapie wird die Entwicklung von Omnipotenz vor allem unter zwei Aspekten betrachtet: einem Mangel an guter Begrenzung auf der einen Seite und häufigen Erfahrungen von Aggression oder Entwertung in der Entwicklung eines Kindes. In diesem Buch werde ich in Kapitel 9 auf dieses Thema ausführlicher zurückkommen.
- *Die dritte Ebene guter Begrenzung betrifft die Sexualität.*
  Ein Kind braucht in seiner Entwicklung dafür einen seinem Alter angemessenen Spielraum, wobei dafür gesorgt sein sollte, dass die Eltern in achtsamer und behutsamer Weise damit umgehen. Dabei müssen mehrere Aspekte Berücksichtigung finden. Die spielerisch sinnlichen Impulse des kleinen Kindes, mit denen es seinen eigenen Körper und seine Geschlechtsteile exploriert, sind entwick-

lungsgeschichtlich notwendig und normal. Meist sind sie Bestandteil einer bestimmten Altersentwicklung und treten danach wieder in den Hintergrund. Bekannt sind uns allen die »Doktorspiele« kleiner Kinder miteinander, die auch zu dieser Entwicklungsstufe gerechnet werden können.

Im Zuge dessen entwickeln die Kinder auch eine natürliche Neugier für den Körper und die Geschlechtsteile der Eltern. Hier braucht es eine behutsame Mischung zwischen Offenheit (Nacktheit sollte für Kinder innerhalb der Familie als etwas Natürliches erlebbar sein) und guten Grenzen. Wenn Kinder anfangen, aus Neugier und einem spielerischen Bedürfnis heraus die Geschlechtsteile der Eltern zu explorieren, sollte dies in behutsamer, aber klarer Weise unterbunden werden. Auch innerhalb des Geschwistersystems sollte es angemessene Grenzen geben, sodass Kindern klar wird, dass altersangemessene sexuelle Impulse mit gleichaltrigen Peers gelebt werden dürfen, es dafür aber innerhalb der Familie eindeutige Grenzen gibt.

Dargestellt war in Abschnitt 7.1.5 auch, dass Eltern auf klare Grenzen um ihre Sexualität gegenüber den Kindern achten müssen. Werden diese Grenzen verletzt, im schlimmsten Fall durch körperlich-sexuellen Missbrauch, fügt dies dem Kind so tiefe Schäden und Verletzungen zu, von denen es sich meist in seinem ganzen weiteren Leben nicht mehr wirklich erholen kann. Wie in Pesso-Therapie mit den Folgen von sexuellem Missbrauch gearbeitet werden kann, findet sich sehr ausführlich und praxisnah in einem Artikel von Lowijs Perquin und Al Pesso (Perquin L., Pesso A., 2005).

## 8.2 Störungen als Folge von Traumatisierung

Traumatisierung gehört zu den heftigsten Einbrüchen und Schädigungen im Leben eines Menschen. Die Massenmedien liefern sie uns tagtäglich in unser Wohnzimmer, Bilder von Gewalt flimmern über die Bildschirme unserer Fernsehgeräte. Zeitschriften und Illustrierte bringen Hochglanzfotos von grauenhaften Bildern fassungslos zerstörter und schockierter Menschen. Vertraut sind uns die unterschiedlichen emotionalen Reaktionsmuster, die allein beim Anblick dieser Bilder auftreten. Sie reichen von Fassungslosigkeit, tief sitzenden Reaktionen des Schockiertseins, sofortiger Anteilnahme oder Entrüstung bis hin zu seltsam anmutenden Reaktionen des Sich-unbeteiligt-Fühlens. Bei Letzterem handelt es sich meist um eine Schutzreaktion, wir gehen aus unseren Gefühlen heraus, da diese zu unerträglich scheinen.

### 8.2.1 Was ist Traumatisierung und wie entsteht sie?

Der Fachbegriff für die Folgen eines Traumas heißt »posttraumatische Belastungsstörung« (Internationale Klassifikation psychischer Störungen, ICD-10). Dabei handelt es sich um massivste körperliche und emotionale Reaktionsmuster, ausgelöst durch plötzliche und unerwartet schädigende Einflüsse, die unsere Grenzen in einem Ausmaß überschreiten, für die unsere normalen Bewältigungsfähigkeiten nicht mehr ausreichen (Pesso A., München 2008). Die mit Traumatisierung verbundenen körperlichen wie auch emotionalen Reaktionsmuster können noch Jahre nach dem ursprünglichen Ereignis scheinbar völlig überraschend in ihrer Gesamtheit wieder auftreten. Kleinste Bestandteile oder situative Ähnlichkeiten zur ursprünglichen Auslösesituation können die gesamte innere und äußere Reaktionskette vollständig reaktivieren.

Dies hat damit zu tun, »dass die Spur der (ursprünglichen – Anm. der Verf.) Angst im emotionalen Gehirn unauslöschlich vorhanden bleibt« (Servan-Schreiber D., 2006, S. 94). Sie lösen ganz wesentlich auf körperlicher Ebene existenzielle Bedrohungsszenarien aus, deren äußere Ursachen der Organismus neurologisch auf unmittelbarem Weg (d. h. erst mal ohne Beteiligung unseres Bewusstseins) über das Stammhirn aufnimmt. Gleichzeitig sorgt dieses Stammhirn (ein entwicklungsgeschichtlich sehr »altes« Hirnareal) für sofortige Alarmreaktionen, die ein breites Spektrum körperlicher wie emotionaler Bestandteile einschließen. Sie reichen von körperlichen Schutz- und Schockreaktionen bis hin zu tiefen Gefühlen von Panik, Hilflosigkeit und Ausgeliefertsein, die sich in unserem Gehirn tief einprägen.

Bildgebende Verfahren über die neurologischen Aktivitäten, die damit verbunden sind, konnten mittlerweile klar nachweisen, dass allein die Erinnerungen an Bestandteile des ursprünglichen Traumas die gleichen Effekte wieder auslösen: Die Region der Amygdala (verkürzt gesagt, das »Angstzentrum« im emotionalen Teil des Gehirns) wird hoch aktiviert (Perquin L., 2008). Der visuelle Kortex (der Bestandteil des Gehirns, der für das Sehen und die Abspeicherung der Bilder zuständig ist) ist aktiv, so als sähen die Menschen die ursprüngliche Szene in sich erneut. »Noch faszinierender ist, dass die Bilder eine ›Deaktivierung‹ – eine Art Anästhesie – im Broca-Bereich zeigen, der für den sprachlichen Ausdruck zuständig ist. Es zeigt sich also ein neuronales ›Abbild‹ dessen, was Menschen mit posttraumatischer Belastungsreaktion oft sagen: ›Mir fehlen die Worte, um zu beschreiben, was ich erlebt habe.‹« (Servan-Schreiber D., 2006, S. 91)

Diese Darstellung korrespondiert mit der Erfahrung in der Psychotherapie, dass diese Menschen anfangs oft nicht in der Lage sind, in Worte zu fassen, was sie innerlich fühlen, geschweige denn, sich an den ursprünglich auslösenden Kontext zu erinnern. Zu tun hat das mit mehreren Aspekten: Im Zustand des Traumas ist das Bewusstsein in seinen sonst üblichen Bewältigungsfähigkeiten (wahrnehmen, kategorisieren, mit anderen früheren Erfahrungen vergleichen und Bewältigungsstrategien auf bewusster Ebene aktivieren und zur Verfügung stellen) weitgehend ausgeschaltet. Entwicklungsgeschichtlich geht dies auf »eher primitive« Überlebensstrategien zurück.

Unsere »archaischen« Vorfahren waren vielfach unmittelbaren körperlichen Gefahren und Bedrohungen ausgesetzt, auf die sie blitzschnell reagieren mussten, um überleben zu können. Ein bewusstes Überlegen und Nachdenken hätte einen Zeitverlust bedeutet, der wahrscheinlich den Tod zur Folge gehabt hätte. Insoweit hat diese körperlich neurologische Organisation, die wir durch die evolutionäre Entwicklung mitbekommen haben, durchaus Sinn: Unsere Wahrnehmung meldet solche Gefahrensignale ohne Umschaltung auf direktem Weg ans Stammhirn (was sich auch in der Organisation und Verschaltung der diesbezüglichen Nervenbahnen niederschlägt). Die entwicklungsgeschichtlich »neuere« Großhirnrinde, die mit unserer Fähigkeit von Bewusstsein, Denken und Entscheidung zu tun hat, spielt dabei eigentlich keine Rolle. Das Stammhirn löst im gesamten Organismus (einschließlich der emotionalen Erfahrungsebene) eine sofortige Alarmreaktion aus, die sowohl Komponenten eines Schockzustands beinhaltet als auch archaische Schutz- und Verteidigungsstrategien aktiviert. Das Überleben steht im Vordergrund.

Zu diesen archaischen Schutzstrategien gehört auch ein Muster, das mit dem Begriff Totstellreflex umschrieben wird. Wenn wir einer Bedrohung hilflos ausgeliefert sind, ist oft die einzige Strategie, sich »tot zu stellen« und das über uns ergehen zu lassen, was zwangsläufig passiert. Peter Levine, ein Arzt und Physiologe, hat sich in jahrelangen Forschungen eingehend mit diesen archaischen Grundmustern beschäftigt und sie am Verhalten einer Antilope dargestellt, die Beute eines Gepards wird: »Physiologen nennen diesen veränderten Zustand die ›Immobilitäts-‹ oder ›Erstarrungsreaktion‹. Dabei handelt es sich um eine der drei primären Reaktionsarten, mit denen Reptilien und Säugetiere übermächtigen Bedrohungen entgegentreten ... Der zweite Aspekt des Erstarrens ist, dass die Antilope (und auch der Mensch) dabei in einen veränderten Bewusstseinszustand eintritt, im dem sie (oder er) keinen Schmerz mehr spürt. Das bedeutet, für die Antilope, dass sie nicht leidet, wenn die scharfen Zähne und Klauen des Geparden sie zerreißen.« (Levine P. A., 1998, S. 25)

Symptome, die typisch sind für das Erscheinungsbild einer traumatischen Störung, können jedoch auch entstehen, wenn die äußere Einwirkung weniger gravierend erscheint, also nicht gleichzeitig die körperliche Gesundheit oder das reale Leben bedroht. Beispiele dafür können belastende bzw. lebensverändernde Ereignisse sein wie der Verlust einer Partnerschaft, der Arbeitsstelle usw. Der entscheidende Aspekt dabei sind, die subjektive Bedeutung, die dieses Ereignis für den einzelnen Menschen hat, und die persönliche Verletzlichkeit, die zu diesem Zeitpunkt gegeben ist. Aber auch körperliche Phänomene wie eine schwere Krankheit, hohes Fieber oder operative Eingriffe können dazu beitragen. In dem Kapitel »Ursachen für Trauma« findet sich bei Levine eine übersichtliche Zusammenstellung dazu (Levine P. A., 1998, S. 61).

Lange Jahre ging man in der Psychotherapie davon aus, dass ein Trauma in der Erinnerung wieder erlebt und verbal verarbeitet werden muss, damit die Intensität der damit verbundenen Reaktionen abklingt. Diese Strategie erwies sich jedoch nicht als sonderlich hilfreich. Dies hat mit mehreren Faktoren zu tun:

- Die Erinnerungen an das Trauma sitzen tief in unserem Körper und sind in Regionen des Stammhirns gespeichert, die der bewussten Be- und Verarbeitung nicht wirklich zugänglich sind.

- Sprache kann bestenfalls zu einer Reaktivierung der traumatischen Erinnerung beitragen, aber kaum etwas für deren Bewältigung leisten.
- Jede erneute Reaktivierung des Traumas (auch nur durch die Erinnerung daran) beinhaltet die volle Intensität der ursprünglich damit verbundenen inneren wie äußeren Reaktionsmuster.
- Dieselben Gefühle von Panik, Hilflosigkeit, Ausgeliefertsein usw. (bis hin zur Erinnerung des Körpers an die Schmerzen) treten wieder auf und verfestigen die ursprüngliche Erfahrung erneut.

Die psychotherapeutische Bearbeitung von Traumata bedarf also der Einbeziehung des Körpers, und zugleich muss sie verhindern, dass es dabei zu einer erneuten Retraumatisierung kommt. Darunter versteht man das erneute Erleben der mit dem Trauma verbundenen ursprünglichen Gefühle und Körperreaktionen, was dazu führt, dass die auf neurologischer Ebene eingebrannte Erfahrung des Ausgeliefertseins sich erneut verstärkt. Das zu verhindern stellt hohe Ansprüche an ein Therapieverfahren. Wie die Pesso-Therapie versucht, dem gerecht zu werden, wird im Abschnitt 10.2 ausführlicher dargestellt.

Im nächsten Abschnitt werde ich durch ein Fallbeispiel in konkreter Weise die aktuellen Folgen einer solchen Traumatisierung erläutern und einen kurzen Einblick in die zugehörige Anamnese geben. Zu diesem Zweck wird das Vorgespräch mit einer Klientin Anfang 40 gekürzt und entsprechend zusammengefasst. Die konkreten Details sind so verändert, dass kein Rückschluss auf eine reale Person möglich ist.

### 8.2.2 Fallbeispiel

Bei der ersten Begrüßung an der Tür wirkt sie freundlich und zurückhaltend, ihre Stimme ist leise, sie hält körperlich deutlichen Abstand. Ihr Händedruck ist eher schwach, ihr Körper schlank, fast abgemagert, mit einem Eindruck von Zerbrechlichkeit. Im Therapieraum setzt sie sich vorsichtig auf den Stuhl, mehr auf die vordere Stuhlkante, als ob sie nicht wirklich Platz nehmen dürfte. Sie entscheidet sich für den Stuhl, der es ihr ermöglicht, die Tür, die in den Raum führt, in ihrem Blickwinkel zu behalten. Während des Vorgesprächs geht ihr Blick auch mehrfach dorthin.

Inhaltlich berichtet sie als aktuelle Symptome, dass sie sozial eher isoliert sei, es seit Monaten nicht schaffe, sich aus der Beziehung zu ihrem Freund zu lösen, in der sie immer wieder Szenen von Gewalt und Destruktivität erfahre. In ihr seien tiefe Gefühle von Scham darüber, was sie mit sich machen lasse, und sie ziehe sich in den letzten Wochen sozial immer mehr zurück. Generell habe sie Menschen gegenüber ein tiefes Misstrauen, die seien nur auf ihr eigenes Wohl aus und wären eh nicht bereit, jemand anderem wirklich zuzuhören.

Als körperliche Symptome berichtet sie eine Essstörung; unter Stress verliere sie jegliches Gespür für sich, habe dann über Tage keinen Appetit mehr. Hinzu kämen häufige Kopfschmerzen und Infekte und eine große Irritierbarkeit gegenüber Lärm, lauten Geräuschen und Streit. Auseinandersetzungen würden sie völlig fertig machen und sie sei unfähig, sich zur Wehr zu setzen. Am schlimmsten wäre die Situation hinterher, wenn alles vorbei sei. Sie fühle sich schuldig, auch dann, wenn sie selbst nicht die Ursache für eine Auseinandersetzung war. Häufig käme es danach zu Selbstschädigungen oder Selbstverletzungen, die ihr fast Erleichterung bringen. All das berichtet sie in scheinbar großer Ruhe, mit gleichmäßiger Stimme, ihre inneren Gefühle sind dabei kaum wahrnehmbar.

In den weiteren Vorgesprächen wird aus ihrer Anamnese u. a. Folgendes deutlich: Ihre Mutter war eine eher unterkühlte und emotional distanzierte Frau, teilweise mit skurrilen Verhaltensweisen, in denen sie für die Klientin als Kind überhaupt nicht mehr erreichbar war. In diesen Phasen versorgte sie weder die Klientin noch deren zwei Jahre älteren Bruder adäquat, was dann eher der Vater übernahm. Er wird als emotional weicher und gefühlvoller Mensch geschildert, der die Kinder aber auch für seine Bedürfnisse nach Nähe benutzte. Dies wurde besonders schlimm, wenn er trank (was er häufig tat) und in alkoholisiertem Zustand gereizt und unberechenbar wurde. Die damit verbundenen traumatischen Situationen reichten von blanker Gewalt, der die Klientin, wie auch ihr Bruder, völlig ungeschützt ausgeliefert waren, bis zu emotionalen Zusammenbrüchen des Vaters, in denen er körperliche Nähe bei ihr suchte, sie weinend um Verzeihung bat und von ihr getröstet werden wollte.

### 8.2.3 Wie zeigen sich in diesem Vorgespräch die Symptome von Traumatisierung?

Wenn unsere körperlichen Grenzen durch Gewalt überschritten wurden, der wir hilflos ausgeliefert waren, so hat dies weitreichende Folgen. Sie sind umso schlimmer, wenn dies im engsten Familienkreis erfolgt, in dem Kinder eigentlich Schutz und liebevolles Umsorgtsein erwarten. Der Mensch, dem sie sich voll Vertrauen und Liebe ungeschützt öffnen, missbraucht dieses Vertrauen, fügt ihnen körperliche und seelische Misshandlungen zu, gegen die sie sich nicht zur Wehr setzen können.

- Wenn es von außen keinen Schutz gibt, müssen Kinder sich selbst schützen. Sie tun dies, indem sie aus ihren Gefühlen und aus ihren Körpern herausgehen. Im späteren Verlauf der Therapie schilderte die Klientin dieses Muster: »*Wenn der Freund anfängt, auf mich einzuschlagen, dann gehe ich aus meinem Körper raus. Ich spüre nichts mehr, schaue dem wie von außen zu, und erst Stunden danach, wenn es schon lange vorbei ist, kehre ich langsam in mich selbst zurück.*«
- Der natürliche Instinkt des Kindes, sich zur Wehr zu setzen, wird gebrochen. Umso stärker, wenn die Gewalt im Kontext eines emotional nahen Beziehungsgeschehens erfolgt. Es entsteht eine ungeschützte Öffnung und Verletzlichkeit (Pesso nennt dies »*unbounded vulnerability and openness*«, Pesso A., 1991) gegenüber dem Täter, eine tief sitzende Bereitschaft, die Gewalt auf sich zu nehmen. Damit einher gehen meist starke Abhängigkeitsmuster und die Unfähigkeit, sich später im Leben zur Wehr zu setzen oder sich aus vergleichbaren Beziehungsmustern zu lösen. (Die Klientin berichtet im Vorgespräch darüber.) Aus Schilderungen von Folterungen weiß man, dass totalitäre Systeme genau diese Zusammenhänge nutzen: Täter, die ihre Opfer gefügig machen durch eine Mischung aus körperlicher bzw. seelischer Qual und Zuwendung und Trost, die sie ihnen anschließend geben.
- Zerrissen wird durch Traumatisierung und Gewalt auch ein zentrales »inneres Band«, das die Voraussetzung ist für Kontakt und emotionale Öffnung sowie das Vertrauen in ein menschliches Beziehungsgeschehen. Traumatisierte Menschen zeigen im Kontakt tiefes Misstrauen und achten in der Regel auf körperlichen und emotio-

nalen Abstand. Sie haben eine Tendenz zum sozialen Rückzug, was häufig mit sozialer Isolation einhergeht. All diese Anzeichen finden sich im Erstgespräch der Klientin wieder bzw. werden von ihr geschildert.

- Tief sitzen die Spuren von Traumatisierung auch im Körper: Er ist hoch empfindlich gegenüber jeder Form von Berührung, die schnell als Bedrohung erlebt wird. Meist achten diese Menschen auf für sie ausreichenden Abstand zu einem unmittelbaren Gegenüber, wie es unsere Klientin schon bei der Begrüßung macht. Oft ist ihre Fähigkeit zur Körperempfindung stark reduziert, sie spüren sich nur wenig, bestimmte Teile des Körpers (meist die Region, die mit der ursprünglichen Traumatisierung verbunden war) können sie innerlich kaum wahrnehmen. Sie wissen zwar, dass es diese gibt, haben aber keinen inneren Bezug dazu.
- Auch der Umgang mit dem eigenen Körper ist aufgrund der damit verbundenen Abspaltungsvorgänge häufig gestört, sie können nicht gut für ihn sorgen. Essstörungen sind nur ein Beispiel dafür, was die Klientin auch anspricht. Schwere psychosomatische Störungen (unspezifische Schmerzzustände, Atembeschwerden, Herzrasen usw.) und häufige Erkrankungen sind weitere Beispiele möglicher langfristiger körperlicher Folgen.
- Zustände innerer Agitiertheit, Einschlaf- und Durchschlafstörungen und wiederkehrende Albträume sind weitere Beispiele, die in der Folge von Traumatisierung auftreten können. Oft kommt es aber auch tagsüber zu kurzen flash-artigen Erinnerungen an einzelne Fetzen des ursprünglichen Geschehens, die umso mehr Angst machen, wenn deren tatsächliche Einordnung bzw. ihr Kontext unklar bleibt.
- Häufig zeigen sich Folgen von Traumatisierung auch als schwerwiegende emotionale Störungen, die von Depressionen, emotionalen Instabilitäten (auffallend starke Stimmungsschwankungen) bis hin zu massiven Angst- und Panikstörungen reichen können. Die oben dargestellte Klientin wies in ihrer Geschichte immer wieder schwere depressive Zustände bis hin zu Suizidalität auf.
- Menschen mit Traumatisierung erleben sich generell in ihren Grenzen ungeschützt und von außen schnell bedroht, was auch bei der Klientin deutlich wird: Sie setzt sich im Therapieraum so, dass sie die

Tür ständig im Blickfeld hat, die die »schwächste« Grenze im Raum darstellt. Dies lässt zwei mögliche Alternativen zu: die Tür kann Fluchtweg sein, aber auch äußere Bedrohung darstellen, wenn unversehens jemand hereinkommt.

- Ein weiterer wichtiger Aspekt von Traumatisierung ist die mangelnde Belastbarkeit der Menschen durch Stress oder Konflikte. Auch dies wird von der Klientin deutlich formuliert.
- Aggressionen sind in der Regel nicht als natürliches Schutzmuster verfügbar, häufig zeigen diese Menschen angepasstes, bisweilen devotes Verhalten, das als vorbeugende Beschwichtigung gegenüber einem möglichen Angreifer gesehen werden kann. Im äußeren Erscheinungsbild der Klientin fallen dazu ihre ruhige und zurückhaltende Art und ihre eher leise Stimme auf.
- Insgesamt weisen diese Menschen oft eine reduzierte Emotionalität auf, und ihre Gefühle sind im Kontakt erst mal kaum spürbar. Im Erstgespräch mit der Klientin zeigt sich das in ihrer ruhigen und sachlichen Darstellung, die nicht zu dem passt, was wir als Zuhörer dabei spüren.
- Oft weisen traumatisierte Klienten aber auch große Unsicherheiten auf in der klaren Identifizierung, Unterscheidung und verbalen Benennung ihrer Gefühle. Im Fallbeispiel der Klientin ist dieser Zusammenhang unmittelbar einsichtig. In Abschnitt 7.3.1 hatte ich erläutert, wie wichtig die Benennung von Gefühlen durch die Eltern ist, damit die Kinder lernen, diese zu identifizieren und verbal auszudrücken. Hier zeigen sich in der Anamnese der Klientin eindeutige Defizite, die ihre Mutter als emotional unterkühlte und distanzierte Frau schildert.
- Die Tendenz zu tiefen Scham- bzw. Schuldgefühlen ist ein weiteres Thema. Die Ursache für die erlebte Gewalt oder den Missbrauch suchen sie schuldhaft bei sich selbst – ein häufig tief sitzendes Muster, das umso stärker auftritt, wenn die Traumatisierung in einem nahen Beziehungsgeschehen erfolgte. Der kurze Einblick in die Anamnese der Klientin macht dies deutlich, was sie auch als Phänomen in ihrem späteren Leben schildert: »*In ihr seien tiefe Gefühle von Scham darüber, was sie mit sich machen lasse … Sie fühle sich schuldig, auch dann, wenn sie selbst nicht die Ursache für eine Auseinandersetzung war.*«

- Häufig kommt es auch zu selbstdestruktiven oder sich selbst schädigenden Verhaltensmustern, die auf mehrere Ursachen zurückzuführen sind. Wenn Kinder immer wieder Gewalt erleben, gegen die sie sich nicht wehren können, entstehen gleichzeitig innerlich heftige emotionale und physiologische Erregungsprozesse. Wie oben dargestellt, wird deren Ausdruck durch den sogenannten »Totstellreflex« wie eingefroren, bleibt aber als latente Anspannung und Agitiertheit innerlich erhalten. Da diese nicht gegenüber dem Täter ausgelebt werden kann, können sich selbst verletzende Muster als erleichternde Affektabfuhr erlebt werden. Gleichzeitig tragen sie aber auch zu einer Linderung der Schuldgefühle bei, als »gerechte« Bestrafung für das, was sie glauben, ausgelöst zu haben. In diesem Kontext ist auch die Aussage der Klientin des eingangs dargestellten Fallbeispiels zu sehen: *Häufig käme es danach zu Selbstschädigungen oder Selbstverletzungen, die ihr fast eine Erleichterung vermitteln.*

Mit dieser Zusammenfassung möchte ich die Ausführung über die Entstehung und Folgen traumatischer Störungen abschließen. Den therapeutischen Umgang damit werde ich in Abschnitt 10.2 darstellen. Auf den folgenden Seiten wird es um das Thema »Holes in Roles« gehen und die Störungen, die in der Entwicklung eines Kindes entstehen, wenn es seelische Löcher in den Rollen seiner Bezugspersonen füllt.

## 8.3 Störungen als Folge von Holes in Roles

### 8.3.1 Was bedeutet Holes in Roles?

Diese Ebene der Entstehung von Störungen in der Entwicklung von Kindern wurde von Pesso erst in den letzten Jahren so differenziert ausformuliert und dargestellt (Pesso A., 2008). »*Holes in Roles*« ist eine Metapher für »*Löcher*« im Rollengefüge von Eltern oder anderer wichtiger Bezugspersonen (unter Einschluss der Mehrgenerationenperspektive). Ursachen für diese Löcher in den Rollen können mehrere Faktoren sein: längerfristige schwere Erkrankung eines Elternteils, gravierende emotionale Probleme (z. B. psychische Erkrankung) bis hin zum Verlust durch Trennung oder Tod. In all diesen Fällen entsteht ein »Loch« oder Vakuum bezüglich der rollenspezifischen Aufgaben sowohl gegenüber dem Kind, den möglichen Geschwistern wie auch gegenüber dem gegengeschlechtlichen Elternteil.

Kinder haben ein sehr sensibles Gespür für diese Löcher und die damit verbundenen Defizite, und dies nicht nur hinsichtlich der davon unmittelbar betroffenen Personen, sondern auch bezüglich des Ungleichgewichts, das dadurch im gesamten familiären Beziehungsgefüge entsteht. Dies hängt damit zusammen, dass sie in ihren Entwicklungsmöglichkeiten von der Funktionsfähigkeit und dem Gleichgewicht dieses Familiensystems am stärksten abhängig sind und sie gegenüber ihren unmittelbaren Bezugspersonen ein tiefes Bindungsverhalten aufweisen.

Geht es einem Familienmitglied schlecht, löst das bei einem Kind tiefes Mitgefühl aus und eine spontane Hilfsbereitschaft. Wenn dieser Zustand länger andauert, sind sie bereit, weit über ihre eigenen Grenzen hinaus alles zu tun, um diesem Menschen, dem sie sich tief verbunden fühlen, zu helfen. Dieses Muster schließt auch die Bereitschaft ein, auf die eigenen Bedürfnisse als Kind zu verzichten (umsorgt und liebevoll gehalten oder genährt zu werden) und stattdessen diejenigen Familienmitglieder, die leiden, mit dem zu versorgen, was diese brauchen.

Wer Kinder in ihrer Entwicklung erlebt hat, kennt die hingebungsvollen Rollenspiele, die sie im Spiel mit Puppen inszenieren. Sie versorgen als »Mutter« das »frisch geborene Baby«, wickeln es oder zeigen ihm, was es draußen in der Welt gibt. Diese Fähigkeit, mitzufühlen und zu versorgen, tragen sie bereits sehr früh in sich. Teils aus der Identifikation mit den Eltern, teils aber auch aus einem tief intuitiven Spüren, was sie und andere Menschen im Leben brauchen. In Kapitel 7 hatte ich die Grundannahme von Pesso dargelegt, dass Kinder nicht nur ein Wissen in sich tragen, was sie selbst brauchen, sondern auch, wie das Rollengefüge aller anderen Familienmitglieder zu sein hat und wie diese sich jeweils umeinander kümmern sollten (Fischer-Bartelmann B., 2006).

## 8.3.2 Fallbeispiel

Ich erinnere mich an einen Klienten, dessen Mutter, als er 7 Jahre alt war, über Monate hinweg schwer erkrankte. Wochenlang versorgte er nicht nur sie, sondern auch den 1½ Jahre alten Bruder mit einer Umsicht und Hingabe, wofür er von allen Seiten Anerkennung und Wertschätzung erhielt. In den Vorgesprächen berichtete er in ruhiger und sachlicher Weise über diese Zeit, spürbar waren die Selbstverständlichkeit und der Stolz darauf, wie er diese Aufgaben wahrgenommen hatte. Meine mitfühlende Anmerkung, dass dies für ihn als Kind ja schwierig gewesen sein muss (der Vater war beruflich stark engagiert und viel unterwegs, die Erkrankung der Mutter phasenweise lebensbedrohlich), wehrt er schnell ab mit der Bemerkung, »das war so und daran wächst man«. Gefühle, die ein Kind in einer solchen Bedrohungssituation natürlicherweise empfindet (Panik, Angst, Überforderung und Verzweiflung usw.), trug er in seiner bewussten Erinnerung nicht in sich.

### 8.3.3 Die Entstehung von *Entität* durch das »Füllen von Löchern im Rollengefüge«

Dieses Fallbeispiel werde ich dazu nutzen, um aufzuzeigen, was zwangsläufig geschieht, wenn Kinder zu früh in ihrer Entwicklung sich um andere Menschen kümmern müssen: Ihre natürliche Öffnung, zu bekommen oder zu empfangen, über welche die Befriedigung der Grundbedürfnisse in ihrer Entwicklung erfolgt, verschließt sich vorzeitig zugunsten der gegenläufigen Tendenz, zu geben, für andere da zu sein. Ich hatte in Abschnitt 7.2.4 ausgeführt, dass die Integration beider Polaritäten (zu empfangen und geben zu können) für die gesunde Entwicklung eines Kindes notwendig ist. Nur dann, wenn es in seinen frühen Grundbedürfnissen ausreichend versorgt worden ist, trägt es diese inneren Bilder in sich, die die Voraussetzung darstellen, dass es später gut für sich selbst sorgen kann. Im erwachsenen Leben bedeutet dies, dass es selbst nur so viel gibt, wie es in sich trägt, ohne seine eigenen Grenzen dabei zu überschreiten. Grenzenloses Geben führt zu Überforderung, Gereiztsein oder Erschöpfungszuständen, da die Balance von Geben und Nehmen in einseitiger Weise gestört wurde.

Auf der anderen Seite muss das Kind natürlich auch lernen, bisweilen Verzicht zu leisten, Rücksicht auf andere zu nehmen oder für sie da zu sein. Das sollte jedoch in altersangemessener Weise erfolgen und die entwicklungsbedingten Möglichkeiten des Kindes berücksichtigen, damit es das bleiben kann, was es ist: ein Kind, für das Eltern und andere Bezugspersonen da sind und nicht umgekehrt. Nur dann kann die Polarität zu geben in ebenso stabiler Weise integriert werden wie die des Empfangens bzw. des In-sich-Aufnehmens.

Die übermäßige und zu frühe Aktivierung und Ausprägung der Polarität des Gebens führt in der Entwicklung dazu, dass das Kind die gegenteilige Polarität des Empfangens vorzeitig verschließt. Wenn wir zu dem Beispiel des obigen Klienten zurückkehren, wird unmittelbar einsichtig, womit dies zu tun hat. Für einen siebenjährigen Jungen stellt die lebensbedrohliche Erkrankung der Mutter eine extreme Bedrohung dar, die durchaus traumatische Qualitäten in sich trägt. Er gerät in mehrfacher Hinsicht in einen Zustand völliger Überforderung:

- Er ist allein mit tiefen Gefühlen von Panik, Verzweiflung usw., mit denen er ohne Hilfe von außen allein fertig werden muss. Der Selbstschutzmechanismus, über den wir Menschen in solchen Situationen verfügen, Gefühle abzuspalten und sie nicht mehr wahrzunehmen, wurde mehrfach bereits dargestellt. Diese Abspaltung geht meist so weit, dass wir uns auch später nicht mehr daran erinnern.
- Sehr schmerzlich und bedrohlich erlebt er die immer wieder auftretende Konfrontation mit der eigenen Bedürftigkeit, für die es kein gutes Gegenüber gibt. Auch hier hilft der gleiche Selbstschutzmechanismus. Die eigene Bedürftigkeit wird dauerhaft ausgeblendet, um diese Bedrohung im fühlenden Bewusstsein zu »eliminieren«, was mit einer »Verkümmerung« der Fähigkeit zu empfangen einhergeht. Man kann sogar weitergehen und postulieren, dass jedes Angebot, zu empfangen oder sich nähren zu lassen, abgewehrt werden muss. Es trägt ja sofort die Gefahr einer erneuten Reaktivierung dieser ursprünglichen traumatischen Erfahrung in sich, mit der eigenen Bedürftigkeit in schmerzlicher Weise allein gewesen zu sein. Das reale Angebot in einem Beziehungsgeschehen, Anteilnahme zu bekommen, liebevoll versorgt zu werden, stellt also unter diesem Aspekt eine regelrechte Bedrohung dar. Genau das zeigt sich am Beispiel des obigen Klienten, der Gefühle von Anteilnahme nicht nehmen kann, sie im Vorgespräch von meiner Seite her rationalisierend abwehrt.
- Der dritte Aspekt von Überforderung besteht darin, dass der Klient sich mit Aufgaben konfrontiert sieht, die er als siebenjähriger Junge

eigentlich noch gar nicht bewältigen kann: die »mütterliche Versorgung« des jüngeren Bruders, den er wickelt, nährt, hält und tröstet. Die Betreuung der Mutter, an deren Seite er (bedingt durch die häufige Abwesenheit des Vaters) in die Rolle eines Anteil nehmenden und liebevollen Ersatzpartners gerät; ihr u. U. auch versucht, die Mutter zu ersetzen, die sich um sie kümmern könnte, wenn diese noch am Leben wäre. All diese bedrohlichen Gefühle werden ausgeblendet und kompensiert durch den Stolz, den Kinder dabei erleben, diese Löcher im Rollengefüge und die damit verbundene Bedürftigkeit aufzufüllen. Aufgaben, die eigentlich von erwachsenen Bezugspersonen wahrgenommen werden müssten.

Das oben beschriebene Muster dieses Stolzes, das leisten zu können, unter Ausblendung des schmerzlichen Preises, den Kinder dafür bezahlen, deren Kindheit damit eigentlich vorbei ist, geht meist mit Größenfantasien einher. Genährt werden sie natürlich auch aus der Vorstellung des Kindes, dass im bestehenden Familiengefüge ja auch tatsächlich sonst niemand da ist, der dies so übernimmt, wie es sein sollte. Die Erfahrung, in geradezu »unnatürlicher« Weise bis weit über die eigenen Grenzen hinaus zu wachsen, Verzicht zu leisten auf das, was man braucht, und etwas zu leisten, was die Rolle eines Kindes eigentlich völlig überfordert, erzeugt gleichzeitig eine innere naive Vorstellung der Allmacht, alles zu können. Der Fachbegriff in der Psychotherapie ist dafür Omnipotenz. Ich werde in Kapitel 9 noch näher darauf eingehen.

Die damit verbundene Abwehr eigener Bedürftigkeit kann unter diesem Gesichtspunkt letztlich als Schutz vor einer erneuten Retraumatisierung gesehen werden. Vergleichbar den Ausführungen zu den traumatischen Störungen kann bei diesem siebenjährigen Jungen davon ausgegangen werden, dass all die bedrohlichen Erfahrungen rund um die schwere Erkrankung seiner Mutter sich tief auf neurologischer Ebene eingebrannt haben. Auch das Erleben der extremen Bedrohlichkeit der eigenen Bedürftigkeit, für die es damals kein gutes und nährendes Gegenüber gab, hat tiefe Spuren hinterlassen. Insoweit stellt es eine regelrechte Überlebensstrategie dar, die damit verbundene Öffnung zu verschließen und nichts mehr zu brauchen. Jedes zwischenmenschliche Angebot, diese Öffnung wieder zu unterstützen, ihm etwas geben zu wollen, reaktiviert dieselbe Bedrohung und muss deshalb abgewehrt werden.

Pesso spricht in dem Zusammenhang von einer fast »diabolischen« Qualität (Fischer-Bartelmann B., 2006), die z. B. in den Augen dieser Klienten sichtbar werden kann als triumphierendes Funkeln, wenn sie in der therapeutischen Situation eine positiv gebende Figur ablehnen mit den Worten: »Das wäre zwar nett, aber so jemand gibt es im realen Leben nicht.«

Pesso hat dieses komplexe emotional-energetische Muster, das durch das zu frühe Versorgen von Bezugspersonen in einem Kind entsteht, mit dem Begriff »Entität« umschrieben und definiert es als: »Ein Bündel von emotionalen und energetischen Qualitäten, das die Neigung hat, die einzige Autorität zu sein, die jede andere Autorität angreift, bekämpft und dies auch in lustvoller Weise tut. Aus seiner Sicht hat dies viel zu tun mit dem Thema Omnipotenz; er sieht die ›Entität‹ als ein Fragment der Person, das nichts zu tun hat mit dem ›wahren Selbst‹. Wenn ein Kind ›Löcher im Rollengefüge‹ seiner Bezugspersonen füllt und damit versucht, diese Personen emotional mit dem zu versorgen, was ihnen fehlt (bzw. ihnen gefehlt hat, Anm. des Verf.), erfolgt dies anfangs aus einem natürlichen Mitgefühl heraus. Im Laufe der Zeit führt dies jedoch dazu, dass dieser Aspekt seiner Fähigkeiten (die Polarität zu geben, Anm. des Verf.) künstlich aufgebläht wird. Die gegenteilige Polarität, ›empfangen zu können‹, wird gleichzeitig in starkem Maße reduziert, was dazu führt, dass dieser Mensch später kaum mehr in der Lage ist zu empfangen, weil diese Fähigkeit weitgehend blockiert ist.« (Persönliche Mitschrift seines Workshops zum Thema »Holes in Roles« am 14. 11. 05 in München für CIP[7].)

In der Psychotherapie sind diese Muster aus unterschiedlichen Störungsbereichen bekannt: Menschen, die schlecht für sich sorgen, sich bis weit über die Grenzen hinaus belasten, ohne Rücksicht auf ihren körperlichen oder gesundheitlichen Zustand. Gleichzeitig definieren sie ihr Selbstwertgefühl über ein ständiges Versorgen anderer, ein Bedürfnis, das wenig zu tun hat mit ihrem wahren Selbst. Werden sie damit konfrontiert, reagieren sie mit rationalisierender Abwehr oder

7 Centrum für Integrative Psychotherapie: Dort erfolgt im Münchener Raum Fort- und Weiterbildung von Pesso-Therapie.

innerem Rückzug, weil sie dies als Angriff auf ihre »Person« (in Form des zugrunde liegenden Musters ihrer Entität) erleben. Ein typisches Beispiel, in dem der Bedürfnisverzicht regelrecht zwanghafte Ausmaße annimmt, mit einer bisweilen lebensbedrohlichen Qualität, sind anorektische Essstörungen (sog. Pubertätsmagersucht).

Weitaus häufiger und auch vertrauter ist wahrscheinlich, was mit dem Begriff des sogenannten »Helfersyndroms« umschrieben wird: die ständige Bereitschaft, für andere da zu sein, deren Versorgung zu übernehmen und darüber die unterschwelligen Defizite des eigenen Selbst zu kompensieren. Ich meine damit nicht die natürliche Bereitschaft, Mitgefühl zu empfinden und anderen Menschen Unterstützung zu geben, die in Not sind. Dies ist Teil unseres wahren Selbst und Grundlage für humane mitmenschliche Beziehungen.

Was hier angesprochen wird, ist ein fast zwangsläufiges Muster, in dem es keine wirkliche innere Freiheit gibt zu entscheiden. Charakteristisch dafür ist die Unfähigkeit, gut für sich selbst zu sorgen oder sich mit seinen bedürftigen Seiten im Kontakt zu öffnen und sich von anderen Menschen »nähren« zu lassen. Stattdessen ist dabei ein regelmäßiges Muster zu beobachten, das eigene Selbstwertgefühl quasi »künstlich aufzublähen« durch das Füllen und die Versorgung der Defizite anderer.

Häufig ist dieses Muster eine nicht unwesentliche motivationale Grundlage der sogenannten Helferberufe. Besonders im psychotherapeutischen Bereich kann dies für die »Helfer« selbst wie auch für die Menschen, die Hilfe suchen, ein ernsthaftes Problem darstellen. Nicht selten verlieren Psychotherapeuten ihren eigenen »seelischen Haushalt« aus dem Blickwinkel, sorgen nicht gut genug für sich und »brennen seelisch aus«. Das Phänomen des »Burnout«, das zum Verlust der Arbeitsmotivation, zum mechanischen Abspulen der therapeutischen Strategien bis hin zu schweren Erschöpfungszuständen führen kann, ist hinlänglich bekannt.

Eine weitere Gefahr besteht darin, dass die Klienten zur Kompensation eigener Defizite benutzt werden, die Grenzen zum Missbrauch werden fließend. Für Menschen, die Hilfe suchen, birgt dies das Risiko eines Abhängigkeitsverhältnisses zu ihrem Therapeuten und jahrelange Therapien in sich, ohne dass sich letztlich sehr viel für sie verändert.

Im Abschnitt 6.5 hatte ich bereits auf diese Problematik hingewiesen, der wir in der Pesso-Therapie durch ein ganzes Bündel von strategischen Maßnahmen aktiv begegnen. Dazu gehört das gesamte Konzept der Möglichkeitssphäre, das ich in Abschnitt 11.1 noch ausführlicher besprechen werde. Aber auch die grundlegende Regel, dass jeder therapeutische Schritt nur dann erfolgt, wenn er vom Klienten als Passform für die Form seines Bedürfnisses in diesem Moment des therapeutischen Prozesses wahrgenommen wird und er dafür offen ist.

Das bedeutet, dass der Pesso-Therapeut den Klienten nur unterstützt und begleitet auf seinem Weg und die Steuerung und die Entscheidung über die Umsetzung der vom Therapeuten vorgeschlagenen einzelnen Schritte letztlich beim Klienten selber liegen. Eine wichtige Voraussetzung, um das Bewusstsein und die Autonomie des Klienten in diesem Prozess immer wieder zu unterstützen und zu fördern.

Für die Psychotherapeuten sei noch angesprochen, dass natürlich ein ausreichendes Maß an eigener Psychotherapie absolut notwendiger Bestandteil der psychotherapeutischen Aus- und Weiterbildung ist. Nur so ist es möglich, dysfunktionale Aspekte der eigenen Lebensgeschichte (so z. B. ungelöste »Holes-in-Roles«-Themen) hinreichend be- und verarbeiten zu können. Fortlaufende Supervision der therapeutischen Arbeit stellt eine weitere Notwendigkeit dar, die damit verbundenen Risiken in der therapeutischen Arbeit in selbstreflektierender Weise zu überwachen und konstruktiv zu begleiten. Es gibt wenige Berufsfelder, die so sehr wie die psychotherapeutische Tätigkeit an den eigenen emotionalen und energetischen Ressourcen zehren und immer wieder auch an die eigenen Grenzen führen. In der Weiterbildung zum Pesso-Therapeuten ist die kontinuierliche persönliche Arbeit im Rahmen eigener Strukturen und damit auch die Selbsterfahrung substanzieller Bestandteil.

# 9. Die Entstehung von Omnipotenz aus dem Blickwinkel der Pesso-Therapie

Unsere menschliche Existenz wird ganz wesentlich charakterisiert durch zwei Dimensionen: Verbundenheit und Grenzen. Beides definiert unser Sein, unsere Individualität und Einzigartigkeit, in der wir uns von anderen Menschen unterscheiden. Zugleich sind wir mit allen anderen Menschen durch vergleichbare Wesensmerkmale verbunden, sind Bestandteil einer Gemeinschaft von Lebewesen, die einander gleich sind. Nur wenn wir uns als Teil dieser sozialen Lebensgemeinschaft begreifen, können wir auf Dauer in guter Weise existieren. Wir brauchen Beziehung und Verbundenheit mit anderen Menschen und den lebendigen Austausch miteinander, was nicht nur für unsere frühe Entwicklung von entscheidender Bedeutung ist, sondern auch für unser erwachsenes Dasein.

Auf der anderen Seite bilden wir jedoch mit der Vielzahl von Lebewesen auf diesem Planeten ein biologisches Gesamtsystem. Als Teil davon stehen wir dazu in einer wechselseitigen Verbundenheit, sind mitverantwortlich für das notwendige ökologische Gleichgewicht, das langfristig unser Überleben und die Existenz dieser Erde sichert. Die aktuellen Debatten um die drohende Klimaveränderung haben unser Bewusstsein dafür sensibilisiert und die besondere Verantwortung, die wir Menschen dafür tragen.

Auf der nächsthöheren Ebene ist unser Planet (und damit auch wir Menschen) Teil des gesamten Kosmos, ist damit verbunden und von dessen Existenz und Gleichgewicht abhängig. Nur wenn wir als Menschen das tiefe Vertrauen in uns tragen, dass über all dem eine übergeordnete Struktur existiert – wie immer wir diese auch definieren –, die für die Existenz und das Gleichgewicht dieses Kosmos verantwortlich ist, erscheint unser Leben in dieser Verbundenheit verlässlich und sinnvoll. Dieses Vertrauen können wir jedoch nur entfalten, wenn wir in unserer Entwicklung diese beiden Grunddimensionen unserer Existenz, Verbundenheit und Grenzen, in guter Weise erfahren haben und in uns tragen.

Die Grundüberzeugung von Omnipotenz negiert letztlich beides. Klienten, die davon in erheblicher Weise betroffen sind, lehnen zwischenmenschliche Intimität, Nähe und tiefe Verbundenheit mit anderen Menschen in der Regel ab. Andere zu brauchen, womöglich von ihnen abhängig zu sein, wird als Bedrohung erlebt. Deren oberste Maxime ist völlige Unabhängigkeit, gepaart mit dem tiefen Bestreben, durch Leistung, Erfolg und Perfektion die eigene Autonomie um fast jeden Preis aufrechtzuerhalten. Damit einher geht auch die Verleugnung eigener Grenzen sowohl auf körperlicher wie auch auf emotionaler Ebene. Schwäche, Bedürftigkeit oder Verletzlichkeit wird entwertet, bei sich wie bei anderen, häufig auch verachtet.

Tief in ihrem Inneren sind diese Menschen oft davon überzeugt, dass sie über allen anderen Menschen stehen und letztlich niemand in der Lage ist, mit ihrem »unbegrenzten« inneren Potenzial (ihrer Intelligenz, ihrer Wut, ihrer körperlichen Kraft oder auch der Tiefe ihrer »wahren Gefühle«) umgehen zu können oder dem standhalten kann. Häufig leben diese Menschen auch unter völliger Missachtung ihrer eigenen körperlichen Begrenztheit, verleugnen Anzeichen von Erschöpfungszuständen oder Krankheit, sind unfähig, in achtsamer und guter Weise für sich zu sorgen. Vereinfacht könnte man also sagen, dass diese Menschen zutiefst von ihrer eigenen Allmacht (Omnipotenz) überzeugt sind, die sie letztlich aus der Verbundenheit mit anderen Menschen herauskatapultiert.

Wenn wir uns also die Frage stellen, wie es zur Entstehung dieser Grundüberzeugung von Omnipotenz kommt, müssen wir uns damit beschäftigen, wie die Erfahrung von guter Verbundenheit und die Akzeptanz von Grenzen selbstverständlicher Bestandteil unseres Lebens wird. In Kapitel 7 (Was brauchen Menschen in ihrer Entwicklung) hatte ich im Rahmen der Befriedigung der Grundbedürfnisse an mehreren Stellen aufgezeigt, dass liebevolle Verbundenheit der Eltern miteinander und mit ihrem Kind den emotionalen Rahmen und »Nährboden« bildet, den es für seine Reifung und Entwicklung braucht. Auf dieser Basis entsteht das tiefe Grundvertrauen, gesehen, genährt und geachtet zu werden, Verbundenheit und Nähe wird als etwas Selbstverständliches erlebt, das das eigene Sein und die Beziehung zum anderen prägt.

Auf den nächsten Seiten werde ich mich eingehender mit dem Thema Grenzen beschäftigen und dessen Bedeutung für die Entstehung der Grundüberzeugung von Omnipotenz. Diese spielt in vielen Störungsbildern eine Rolle, am häufigsten tritt sie jedoch bei Störungen in der Folge von Traumatisierung und bei Störungen als Folge von »Holes in Roles« auf. Abschließen werde ich das Kapitel mit einem kurzen Exkurs zum Thema Grandiosität, das häufig mit Omnipotenz gepaart ist, und einem Fallbeispiel, an dem die wichtigsten Aspekte noch mal anschaulich zusammengefasst werden.

## 9.1 Omnipotenz als Folge mangelnder Begrenzung unserer genetischen Natur

In Abschnitt 7.1.5 (Das Grundbedürfnis nach Grenzen) hatte ich ausgeführt, wie wichtig die Erfahrung guter Begrenzung für die Integration unserer kraftvollen genetischen Natur ist. Nur so kann das Kind z. B. erfahren, dass sein Ärger oder seine Wut erlaubt ist und keinen ernsthaften Schaden anrichtet. In diesem Abschnitt werde ich aufzeigen, dass die Entstehung der Grundüberzeugung von Allmacht viel zu tun hat mit einem Mangel an guter Begrenzung von Kraft, Aggression und Sexualität in der Entwicklung des Kindes. Diese Energien stellen genetische »Urkräfte« dar, die entscheidend sind für die Arterhaltung von uns Menschen. Sexualität dient der Lebenserhaltung durch Fortpflanzung, Kraft bzw. Aggression sind Grundlage unserer Lebensenergien. Sie dienen der Fortbewegung, der Fähigkeit, uns etwas nehmen oder aktiv verändernd in die Welt eingreifen zu können, gewährleisten aber auch unseren Schutz und unsere Verteidigung. Damit diese Kräfte, die beim kleinen Kind noch eher archaischer Natur sind (bisweilen explosiv wie beim Trotzanfall, ansonsten noch undifferenziert in ihrer Intensität bzw. Steuerung), in konstruktiver Weise integriert werden können, brauchen sie gute Begrenzung.

### 9.1.1 Unsere genetische Natur braucht Begrenzung – Ego-Wrapping

Bei guter »*Begrenzung*« erlebt das Kind im Kontakt mit seinen Eltern das, was ich in Abschnitt 7.1.5 (Grundbedürfnis nach Grenzen) mit dem Begriff »Ego-Wrapping« umschrieben habe. Bei Bedarf kann der interessierte Leser die Einzelheiten dazu dort noch mal nachschlagen.

In der Interaktion mit seinen Eltern, mit denen es diese gute Begrenzung erfährt, erlebt es Sicherheit, Wertschätzung dieser Gefühle und Halt, kann die Eltern als gute Autoritäten wahrnehmen und als solche auch anerkennen. Dies stärkt die Bindungsbereitschaft des Kindes wie auch seine Liebe ihnen gegenüber und fördert seine Identifikation mit deren Werten. Gleichzeitig lernt es dabei auch mit Grenzen umzugehen, sie als etwas zu akzeptieren, wodurch es in seiner Entwicklung und Differenzierung unterstützt und nicht blockiert wird.

### 9.1.2 Grenzen definieren unser Ich und unsere menschliche Existenz

Grenzen definieren aber auch noch in anderer Hinsicht das Sein des Kindes: die Grenzen seines Körpers, die äußerlich durch die Haut gebildet werden, sich mitteilen durch das Berühren und den Tastsinn bzw. durch das Spüren des ihn umgebenden Raums. Sie helfen ihm, im Laufe der Entwicklung zwischen innen und außen (auch auf seinen Körper bezogen) zu unterscheiden, aber auch zwischen dem eigenen Sein und dem des anderen. Feste äußere Grenzen definieren einen Raum, schützen ihn vor Einflüssen von außen (wie die Wände, die unser Zimmer umgeben). Sie definieren aber auch den Raum des anderen, im übertragenen Sinne auch das, was mir und was dem anderen gehört. Insoweit sind sie in der frühen Entwicklung des Kindes auch entscheidende Grundlage zur Differenzierung des Ichs, der Unterscheidung des Selbst vom anderen (Perquin L., 2005).

Endlichkeit und begrenzt zu sein ist nicht nur Kern unserer menschlichen Existenz. Die Anerkennung dieser Grenzen ist auch Grundlage dafür, dass wir unser Leben in guter Weise erhalten können. Wenn wir Gefahren verleugnen, die unsere Möglichkeiten einschränken oder uns von außen bedrohen, können wir uns ernsthaft verletzen oder selbst schädigen. Wenn wir nicht gut für uns sorgen, auf unseren körperlichen, emotionalen und energetischen »Haushalt« achten, provozieren wir durch das Überschreiten dieser Grenzen ernsthafte Gefahren für unser seelisches oder körperliches Sein. Erschöpfungszustände, Gereiztheit, tiefe emotionale Krisen bis hin zu Krankheiten können die Folge davon sein. Wenn wir nicht gelernt haben, unsere eigenen Grenzen zu schützen, birgt dies die Gefahr von unbegrenzter Öffnung in sich, wir sind bereit, mehr aufzunehmen, als für uns gut ist.

All diese Beispiele machen deutlich, dass die gute Erfahrung von Begrenzung, die uns in der frühen Entwicklung hilft, unser inneres wie auch äußeres Sein als etwas Endliches zu erleben, ein natürlicher Schutz ist, den wir für unsere menschliche Existenz brauchen.

### 9.1.3 Der Mangel an Grenzen geht mit Bedrohung einher

Erlebt ein Kind mit seinen Eltern keine gute Begrenzung seiner Grundbedürfnisse bzw. seiner kraftvollen genetischen Natur, so erfährt es die damit verbundenen Energien bzw. inneren Impulse seines Seins als unkontrollierbar, bedrohlich und überwältigend. Die unterschiedlichen Auslösefaktoren, die dabei eine Rolle spielen können, werden im Folgenden übersichtlich zusammengefasst.

- *Bedrohung durch unbegrenzte Bedürfnisse:* Wenn Grundbedürfnisse eines Kindes in der Interaktion nicht adäquat befriedigt werden, stellen sie eine Bedrohung des inneren Gleichgewichts dar. Starker Hunger erzeugt einen körperlich unangenehmen, bald auch schmerzhaften Zustand, für den insbesondere das kleine Kind wenig Toleranz aufweist. Genauso wenig kann es mit ungestillter Sehnsucht nach Kontakt, nach liebevoller Zuwendung usw. umgehen, sofern diese Bedürfnisse in erheblichem Ausmaß nicht befriedigt wurden. Es wird sehr schnell von den damit einhergehenden unangenehmen Gefühlen überwältigt, eine Erfahrung, die es in seiner gesamten Existenz bedroht. Das innere Erleben seines Seins ist dabei geprägt von unbegrenzten und überflutenden Energien. Im weiteren Verlauf führt dies in der Regel zu der tiefen Grundüberzeugung, dass die damit verbundenen Aspekte seines Seins unbegrenzt und bedrohlich sind und nur durch Negation und strikte Selbstbeherrschung unter Kontrolle zu halten sind. Dies gilt für den gesamten Bereich unserer Gefühle, deren Ausdruck in der frühen Entwicklung von Kindern im Kontakt eine Passform braucht, um darüber eine gute Begrenzung zu erfahren. Ich hatte die damit verbundenen Zusammenhänge bereits in Abschnitt 8.1.5 ausführlicher erläutert.

- *Bedrohung durch unbegrenzte Kraft oder Aggression:* Erlebt das Kind keine gute Begrenzung seiner kraftvollen und aggressiven Anteile (d.h. sie werden nicht durch Ego-Wrapping in sicherer Weise ins Ich integriert), so bleiben diese in ihrer ursprünglich archaischen und ungebundenen Form erhalten. Es kann nicht lernen, damit differenziert und den äußeren Anlässen entsprechend umzugehen. Die damit verbundenen körperlichen Energien bleiben für das wahrnehmende Ich bedrohlich – werden später im Leben als so übermächtig erlebt, was einen Teil der Grundüberzeugung von Omnipotenz ausmacht – und müssen unterdrückt bzw. vom Selbst limitiert werden. Wut, Ärger und andere aggressive Anteile lösen Angst aus, werden gemieden oder auch in der Selbstwahrnehmung als Gefühle verleugnet. Es kann aber auch zum Gegenteil führen: Sie bleiben in ihrer unbegrenzten Form an der Oberfläche des Ichs erhalten und gehen mit hoher Kränkbarkeit, übermäßiger Aggression und destruktiven Verhaltensmustern einher. Spielt das Thema von Schuld dabei auch eine große Rolle, so kann es zu erheblichen Selbstschädigungen und selbstdestruktiven Mustern kommen (Substanzenmissbrauch, Selbstverletzungen usw.). Der Weg, für den sich das Selbst des Kindes dabei »entscheidet«, wird sicherlich ganz wesentlich von sozialem Lernen und dem elterlichen Modell geprägt. Wir werden weiter unten darauf ausführlicher eingehen.
- *Bedrohung durch unbegrenzte Sexualität:* Fehlt die Erfahrung guter Begrenzung seiner sexuellen Natur, so bleibt auch dieser Aspekt in seiner ungebundenen Weise erhalten. Mangelnde Achtung sexueller Grenzen ist eine der Folgen, Sexualität bleibt als primär triebhafte, unbegrenzte Energie erhalten ohne emotionale oder soziale Einbindung in Zuneigung und Liebe. Mangelndes sexuelles Bindungsverhalten bis hin zur Promiskuität (Perquin L., 2004) können als Folge davon später auftreten. Aber auch hier ist die gegenteilige Entwicklung möglich: Sexualität oder Ansätze von Triebhaftigkeit können

als so bedrohlich erlebt werden, dass sie einer starken Selbstlimitierung unterworfen und im Kontakt nach außen vermieden werden müssen.

- *Bedrohung durch das Gefühl, ausgeliefert zu sein – Macht und Kontrolle als Kompensation:* Wenn Beziehung und Interaktion in der frühen Entwicklung nicht als Passform für die eigenen Bedürfnisse erlebt wurden, erlebt das Kind nicht nur die eigenen Gefühle als Bedrohung, sondern auch das damit verbundene Beziehungsgeschehen. Ungestillte Bedürfnisse führen zu Gefühlsüberflutungen, die insbesondere für den Säugling traumatische Qualität haben. Seine neurologischen Strukturen sind noch nicht so weit ausgereift, dass er in der Lage wäre, die mit den Gefühlen einhergehenden körperlichen Erregungsprozesse kontrollieren zu können. Dadurch kommt es im Kontext mit ungestillten Bedürfnissen zu heftigen inneren Erregungsprozessen, denen er hilflos ausgeliefert ist. Aber auch in seiner weiteren Entwicklung ist das kleine Kind von seinen Eltern noch völlig abhängig, da es niemand sonst hat, an den es sich mit seinen ungestillten Bedürfnissen wenden kann.

  Oft sind sich Eltern dieser immensen Verantwortung und Macht, die sie über ihre Kinder haben, nicht wirklich bewusst. Das kleine Kind wird also immer wieder versuchen, im Kontakt mit seinen Eltern für die Form seiner Bedürfnisse als Antwort eine befriedigende Passform zu erhalten: Es sucht bei ihnen immer wieder Zuflucht, wenn es Angst, Bedrohung oder Panik spürt, es geht zu ihnen und sucht Kontakt, wenn es Nähe oder Zuwendung braucht, oder es zeigt ihnen voll Stolz, was es gerade vollbracht hat. Erfährt es dabei immer wieder Ablehnung, Kritik oder womöglich gereizte Reaktionen, so erlebt es sich in diesem Beziehungsgeschehen zunehmend als ausgeliefert und die damit einhergehenden ungestillten Bedürfnisse als innere Bedrohung. Und dies umso stärker, je intensiver die eigenen ungestillten Bedürfnisse sind und je heftiger (und dysfunktionaler zu den eigenen Bedürfnissen) die von außen erfolgenden Reaktionsmuster der Eltern wahrgenommen werden.

  Die Beziehung zu und die Interaktion mit seinen Eltern wird damit zur Quelle von Ohnmacht und Ausgeliefertsein, und es wird in seiner weiteren Entwicklung alles tun, um die damit einhergehende Bedrohung so weit wie möglich zu reduzieren. Unter diesen Voraussetzungen ist die einzig adäquate Reaktion auf Ohnmacht und Ausgeliefertsein der Aufbau von Kontrolle und Macht. Ein tief sitzendes Reaktionsmuster, das für Menschen mit einer starken Omnipotenz typisch ist. Sie kontrollieren den Ausdruck ihrer Gefühle teilweise so stark, dass wir als Außenstehende davon kaum mehr etwas mitbekommen, und zeigen meist eine starke Tendenz, jegliches Beziehungsgeschehen so zu kontrollieren, dass sie selber die Macht darüber in ihren Händen haben. Unter anderem kommt es bei ihnen auch deshalb oft zu Trennungen, wenn eine Beziehung näher und intimer wird, weil sie die damit einhergehende Bedürftigkeit (bei sich wie auch beim anderen) als möglichen Kontrollverlust und starke Bedrohung erleben.

Abschließend zu diesem Abschnitt eine weitere Grafik, die die wichtigsten Zusammenhänge dazu noch einmal übersichtlich darstellt:

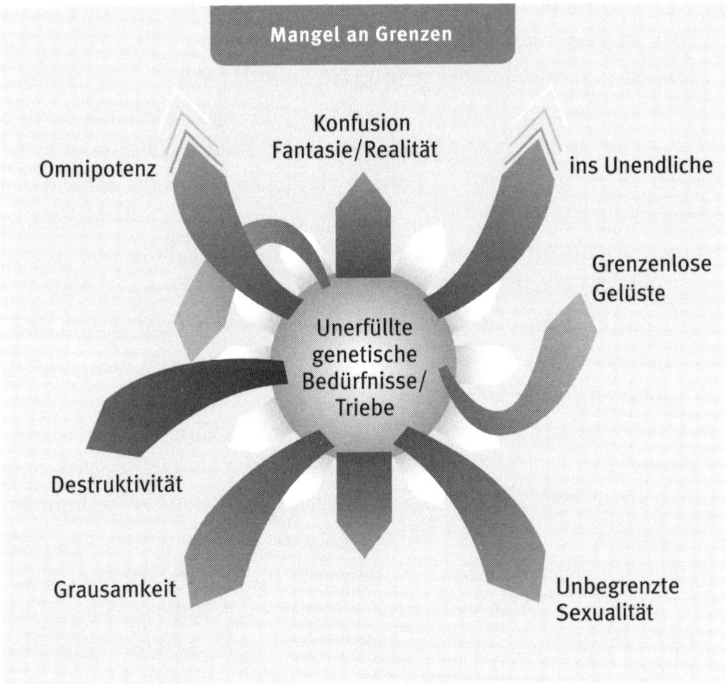


**Grafik Nr. 10:** Folgen von fehlenden Grenzen

## 9.2 Weitere Folgen mangelnder Begrenzung und die Entstehung von Grandiosität

Wir wollen jetzt die oben zusammengefasste Darstellung für die Entwicklung eines Kindes noch ausführlicher erläutern. Wenn es in seiner Entwicklung keine gute Begrenzung erfährt, erlebt es das Gegenteil dessen, was sein wahres Selbst braucht. Die Form seines Ausdrucks wird in der Interaktion nicht mit einer Passform beantwortet, sondern mit einer nicht dazu passenden dysfunktionalen Antwort: Die Eltern reagieren genervt, ärgerlich, womöglich auch wütend und körperlich strafend.

Die »innere Wahrheit« (ein Begriff, der in der Pesso-Therapie die subjektive Wahrheit umschreibt, die den inneren Erfahrungsmoment widerspiegelt) dieses Moments der Interaktion könnte aus dem Blickwinkel des Kindes in etwa so beschrieben werden: »Meine Lebendigkeit (alternativ: meine Kraft, meine Eifersucht, meine Wut usw.) ist nicht gut, sie darf nicht sein, sie ist zu viel … Besser ist es, ich unterdrücke das und zeige es nicht mehr.«

Macht es vergleichbare Erfahrungen öfter, so wird dies dazu führen, dass es die damit verbundene körperliche Energie, wie auch die Gefühle, als einen Aspekt seines Seins erlebt, der nicht in Ordnung ist, der den Eltern zu viel ist, für den es keinen Platz im Kontakt mit anderen gibt. Das Ego-Wrapping bleibt aus, die zugrunde liegende archaische Energie wird nicht in guter Weise im Kontakt eingehüllt und ins Ich integriert. Sie wächst durch die damit verbundene Frustration oder Verletzung eher noch an. Der einzige Lösungsweg besteht in der Unterdrückung ihres Ausdrucks, was auf körperlicher Ebene zu Anspannung, Verkrampfung und motorischer Unruhe führen kann.

Innerlich trägt dies dazu bei, dass zukünftig Impulse von starker Lebendigkeit (von Kraft, Wut, Eifersucht usw.) als übermächtig und bedrohlich erlebt und im eigenen Wertesystem negativ sanktioniert werden. Aus der inneren Wahrheit entsteht als Schlussfolgerung eine »*Stimme der inneren Wahrheit*«, die zukünftig wie ein Steuerungsregulativ die inneren wie äußeren Reaktionen in vergleichbaren Situationen regelt: »Lebendigkeit (Kraft, Wut, Eifersucht usw.) zu zeigen ist gefährlich, dafür wirst du entwertet (bestraft, geschlagen oder Ähnliches, je nach erfahrener Reaktion).« Das Kind lernt darüber, diese Gefühle mit sich selber auszumachen, sie zu unterdrücken und nicht mehr zu zeigen.

Damit ist das Problem aber nicht wirklich erledigt. Pesso weist immer wieder darauf hin, dass der »genetischen Natur« (zur Einführung dieses Begriffs s. 7.3.8) des Kindes ein äußerst kraftvoller Impuls innewohnt, sich im Leben verwirklichen zu wollen. Das »wahre Selbst«, zu dem natürlich auch die Fähigkeit gehört, fühlen zu können und diese Gefühle ausdrücken zu wollen, gibt in der Entwicklung nicht einfach auf. Wir hatten unter Punkt 6.3 über die tiefe Sehnsucht gesprochen, die meist lebenslang erhalten bleibt, wenn sie nicht gestillt worden ist. Sie geht letztlich zurück auf die Kraft unserer genetischen Natur, alle Aspekte unseres Seins im Kontakt entwickeln und entfalten zu wollen. Und dafür brauchen wir alle ein gutes menschliches Gegenüber.

Wenn ein solches gutes Gegenüber für das Kind fehlt und es stattdessen für breite Bereiche seines emotionalen Seins Entwertung, Missachtung, Kontaktabbruch oder ungerechte Bestrafung erlebt, so wird die Möglichkeitssphäre, im Kontakt sein zu können, nachhaltig zerstört. Das Vertrauen in ein Beziehungsgeschehen zerbricht, wird stattdessen durch Misstrauen und Kontrolle ersetzt, und es kommt zur Verachtung von Schwäche und Bedürftigkeit, die ja den Kern der Abhängigkeit ausmachen, die es so schmerzhaft erfahren hat.

Letztlich antwortet es auf seine eigene genetische Natur, die darauf drängt, diese Aspekte seines Seins im Kontakt realisieren zu wollen, durch die Negation derselben. Man könnte diesen Zusammenhang in den Satz fassen: »Das, was ich verachte, unterdrücke ich besser und bringe es nicht mehr ins Leben hinein.« Diese Verachtung betrifft jedoch nicht nur diese Aspekte seines eigenen Seins (sein wahres Selbst), sondern zwangsläufig auch die der anderen. Es begegnet später im Leben den Menschen, die sich schwach oder bedürftig zeigen, die Angst haben oder aus Hilflosigkeit Nähe und Unterstützung suchen, mit abschätzigen Blicken, reagiert darauf mit direkter oder indirekter Entwertung. Wenn es später als Erwachsener Kinder haben wird, gibt es mit hoher Wahrscheinlichkeit darüber diese Muster auch an diese weiter.

Gleichzeitig tut es alles, um so früh wie möglich unabhängig zu werden: Es zieht sich innerlich zurück, entwickelt eine hohe Anspruchshaltung und eine Tendenz zur Selbstüberforderung bei der Lösung von Aufgaben. Der Stolz und das innere Erleben von Grandiosität, niemanden zu brauchen, alles allein zu schaffen, und die gleichzeitig dem zugrunde liegende Überforderung, die die Stabilität des eigenen Seins bedroht, liegen dabei eng beieinander.

An der Entwicklung dieser Grandiosität sind sicher mehrere Faktoren beteiligt: Ein Mangel an guter Begrenzung führt letztlich im Kind fast immer zu der Grundüberzeugung, zu viel zu sein. »Wenn Eltern mit meiner Kraft, meiner Wut usw. nicht umgehen können (sprich: sie dem auch körperlich nicht in einer sicheren und ruhigen Weise begegnen können), dann muss da in mir etwas sein, was so gewaltig und bedrohlich ist, dass auch kein anderer das kann.« Dies ist die Grundlage der Allmachtsvorstellung, die den Kern von Omnipotenz ausmacht. In seiner ausgeprägtesten Form weist dieses Muster eine Tendenz auf, Autoritäten zu demontieren und sich selber als »einzige Autorität« zu sehen, die Macht und Kontrolle haben darf. Menschen, die davon erheblich betroffen sind, verachten den Ausdruck weicher Gefühle und begegnen Beziehungsangeboten, die davon geprägt sind, mit prinzipiellem Misstrauen. Oft fühlen sie sich auch von anderen Menschen benutzt, weil sie emotionalen Kontakten nicht trauen und dahinter eine eigennützige Absicht vermuten.

Die emotionale Öffnungs- wie auch Bindungsfähigkeit dieser Menschen ist meist tief gestört, und häufig leiden sie auch darunter. Sie tendieren am Beginn eines Beziehungsgeschehens zu starker Idealisierung des Gegenübers (ihr Größenselbst verschmilzt mit dem vermeintlichen des anderen), eine Überhöhung, die für den Partner oder die Partnerin umso schmerzlicher wieder zerbricht, wenn die Realitätsprüfung dem nicht standhält. Innerlich erheben sich diese Menschen über andere, meist zeigt sich in ihrer Anamnese, wie sie bereits in ihrer Kindheit anfingen, ihre Eltern in den Aspekten zu verachten, in denen diese mit ihnen nicht umgehen konnten.

Je häufiger sie in ihrer eigenen Geschichte Aggression, massive Entwertung oder Gewalt erfahren haben, desto stärker tragen sie auch diese Aspekte in sich. Nicht selten stoßen wir in dem Zusammenhang auf große Kränkbarkeit und eine bisweilen starke Tendenz, auf Kritik mit verletzenden Angriffen zu reagieren, die bis zu körperlich unkontrollierten aggressiven Ausfällen gehen können. Oft versuchen sie aber auch unter großer Anstrengung, diese bedrohlichen Anteile ihre Seins unter Kontrolle zu halten. Bisweilen leugnen sie diese auch in ihrem eigenen Bewusstsein und zeigen tiefe Verachtung gegenüber Menschen, die zu dieser Kontrolle nicht fähig sind.

Da sie in ihrer Geschichte gute Grenzen nie wirklich erlebt haben, tragen sie auch eine starke Tendenz in sich, die Grenzen anderer Menschen zu überschreiten. Dies beginnt bei der »Demontage« von Autoritäten, die versuchen, solche Grenzen zu setzen, und kann von »nervtötenden« manipulativen Strategien bis hin zu intellektuell scharfen und vernichtenden Attacken gehen. Bisweilen zeigen sie auch eine Tendenz, sich in einer regelrecht unsensiblen Weise einfach das zu nehmen, was sie haben wollen. Grenzen stellen immer eine Bedrohung ihres Größenselbst dar, das um jeden Preis erhalten werden muss.

Da ihr wahres Selbst so wenig entwickelt ist und viele Aspekte davon in der Entwicklung nicht in sicherer Weise integriert werden konnten, ist der Boden ihres Selbstwertgefühls instabil und brüchig. Sie sind abhängig vom Erfolg ihrer Leistung und der Aufrechterhaltung ihres Größenselbst, das die wesentliche Kompensationsfunktion für diese innere Instabilität darstellt. Da es kaum Vertrauen in innere Wachstums- und Entwicklungsprozesse gibt, die in ihrer Kindheit viel zu wenig unterstützt wurden, haben sie häufig auch Schwierigkeiten, loszulassen und das Vertrauen aufzubringen, dass ein innerer Prozess sich entwickeln kann und von selbst zu einem guten Ende führt. Sie vertrauen letztlich nur ihrer eigenen Kontrolle und Steuerung.

Im therapeutischen Beziehungsgeschehen zeigt sich dies durch die Entwertung und Ablehnung von wertschätzenden oder positiv unterstützenden Figuren. Oft ist eine grundlegende Sehnsucht danach ansatzweise spürbar, aber sobald dies real angeboten wird, reagieren die Klienten mit einem Ausdruck von Unglaubwürdigkeit bis hin zu Misstrauen und Abwehr. In diesem Muster, sich nicht mehr auf das einzulassen, was früher so schmerzlich erfahren wurde (sich mit der Sehnsucht im Kontakt zu öffnen und dafür Zurückweisung, Entwertung oder Kontaktabbruch zu erfahren), steckt eine Strategie des Selbstschutzes. Auf therapeutischer Ebene ist es wichtig, dies zu begreifen und das damit verbundene Abwehrmuster nicht nur als Widerstand der Klienten zu interpretieren. Über die Anerkennung und Validierung dieser wichtigen Strategie des Selbstschutzes eröffnet sich dann meist ein Weg, der es dem Klienten ermöglicht, sich im Beziehungsgeschehen mehr zu öffnen. Ich werde im Abschnitt 10.4 (Die Validierung der alten

Schutzstrategie) näher darauf eingehen, wie dies in der Pesso-Therapie umgesetzt werden kann.

Wichtig ist mir der Hinweis, dass diese Grundüberzeugung von Omnipotenz bei sehr unterschiedlichen Störungsbildern (z. B. bei Persönlichkeitsstörungen, bestimmten Formen von Essstörungen, bei Substanzenmissbrauch, bei schweren Depressionen usw.) auftreten kann. Teilaspekte von Omnipotenz – so z. B. die Abwehr eigener Bedürftigkeit – sind regelmäßiger Bestandteil von Störungen in der Folge von »Holes in Roles«. In Abschnitt 8.3.3 hatte ich dargestellt, dass die Entwicklung von Entität immer auch mit einem omnipotenten Aspekt einhergeht.

Das damit verbundene Größenselbst entsteht in einem Beziehungsgeschehen (durch Selbstaufgabe und Versorgung der anderen) unter Verzicht der Entwicklung des eigenen wahren Selbst und nicht durch Rückzug aus jedem Beziehungsgeschehen, wie es meist bei starker Traumatisierung der Fall ist. Menschen, die in ihrer Entwicklung mit Eltern oder anderen wichtigen Bezugspersonen überwiegend traumatisierende Interaktionen erlebt haben (z. B. immer wiederkehrender aggressiver Kontrollverlust, dem sie schutzlos ausgeliefert waren), lernen Beziehung als Quelle der Bedrohung grundsätzlich zu vermeiden. Ihr Größenselbst entsteht nicht durch die Versorgung anderer, sondern durch die Notwendigkeit, die damit verbundenen seelischen und körperlichen Qualen aushalten und ertragen zu können. Kinder zwingt dies dazu, übermenschliche Bewältigungsfähigkeiten zu entwickeln, die mit einem inneren Stolz einhergehen, der den Kern ihrer späteren Grandiosität bildet. In der psychotherapeutischen Praxis habe ich immer wieder Klienten erlebt, die mit einem deutlichen Ausdruck von Triumph über diese frühen Erfahrungen berichten.

Um diese differenzierte theoretische Darstellung anschaulicher zu machen, werde ich sie mit einem praktischen Fallbeispiel ergänzen. Die einzelnen Details sind dabei wieder so gestaltet, dass kein Rückschluss auf eine konkrete Person möglich ist.

## 9.3 Fallbeispiel

Ich erinnere mich eines Klienten, der nach einer schweren körperlichen Krise seine äußerst erfolgreiche berufliche Laufbahn aufgegeben hatte und erstmals in seinem Leben psychotherapeutische Unterstützung in Anspruch nahm. Im Vorgespräch berichtet er, dass er nach einer längeren erfolgreichen Rehabilitation gesundheitlich wieder so hergestellt sei, dass er sein Leben wieder aktiv gestalten wolle. Es gäbe keine wirtschaftliche Notwendigkeit dafür, finanziell sei er bestens versorgt, aber er erlebe sich leer und ungebraucht.

Sein ganzes bisheriges Leben sei auf Erfolg und Leistung aufgebaut gewesen, allein habe er eine äußerst erfolgreiche Firma aufgebaut und über 20 Jahre geleitet. Er habe immer hart gearbeitet, Schwächen oder Fehler gab es bei ihm nicht. Wie viel Kraft ihn das gekostet habe, habe niemand wirklich begriffen. Als Metapher schildert er ein Bild: »Stellen Sie sich vor, Sie fahren mit hoher Geschwindigkeit auf einer sechsspurigen Straße während der Rushhour in einer Großstadt. Im Gegensatz zu allen anderen sitzen Sie aber nicht in einem normalen Auto, sondern fahren in einem Kranwagen. Sie sitzen oben in dem Kran, müssen das Fahrzeug von oben steuern, und keiner merkt das. Sie schaffen das bis zum Schluss, aber innerlich ist Ihnen immer klar, dass der kleinste Fehler zu einer Katastrophe führen wird.«

Die trat dann auch tatsächlich ein in Form eines für ihn völlig überraschenden körperlichen Zusammenbruchs: »Da bin ich dem Tod gerade noch mal von der Schippe gesprungen.« Diesen Satz sagt er wie nebenbei, mit einem leichten Lächeln von Triumph. Danach habe er die Firma verkauft und sich aus dem Geschäftsleben zurückgezogen. Seine Beziehung sei darüber zerbrochen und seine sozialen Kontakte auch. Trotzdem spüre er, dass er da nicht mehr zurückwolle, die würden nur übers Geschäft und ihre Erfolge reden und das stoße ihn zunehmend ab. In seinem Haus lebe er allein, ab und zu komme sein Sohn zu Besuch. Der Kontakt zu ihm sei schwierig, der befinde sich in der Pubertät und habe sich wohl auf die Seite seiner Mutter geschlagen. Mit ihr könne er nicht mehr reden, da gäbe es nur Streit, sie könne sich über Kleinigkeiten aufregen, was ihm unbegreiflich sei.

Er hätte gerne wieder eine Beziehung, tue sich aber schwer, mit Menschen in einen tieferen Kontakt zu kommen. Meist seien sie ihm zu oberflächlich, würden einfachste Zusammenhänge nicht verstehen und oft hätte er das Gefühl, dass sie ihn nur benutzen wollten. Vor allem mit Frauen sei das ein Problem, die wollten oft nur versorgt werden, seien an seinem Geld interessiert und das kotze ihn an.

Aus seiner Anamnese wird deutlich, dass er in einfachsten Verhältnissen aufgewachsen ist, die Eltern hart gearbeitet haben, es aber aufgrund ihres beschränkten Horizonts nie zu etwas brachten. Schon früh habe er sich innerlich geschworen, da rauszuwollen. Er sei ein Kind der Nachkriegsgeneration und da hätte es nichts zu spaßen gegeben. Er habe schon früh begriffen, was eine »Knute« ist und dass es im Leben darum geht, erfolgreich zu sein und zu funktionieren.

Viele Aspekte, die für Omnipotenz typisch sind, zeigen sich in der Zusammenfassung dieses Erstgesprächs:

- Eine frühe Entwicklung, die sicher keine gute Möglichkeitssphäre für die Entwicklung eines Kindes darstellte. *»Harte Arbeit«* und *»Funktionieren«* waren angesagt, Widerspruch oder Fehler wurden mit körperlichen Schlägen *(»Knute«)* geahndet.
- Es gibt wenig positive Identifikation mit den Eltern, das Kind blickt eher auf sie herab *(»beschränkter Horizont«)*, verinnerlicht schon früh die Grundüberzeugung, *»dass es im Leben darum geht, erfolgreich zu sein und zu funktionieren«*.
- Kontrolle, Leistung und Erfolg werden zur Kompensation, um die Instabilitäten und Defizite des eigenen Selbst zu überdecken. Für Bedürftigkeit, Schwäche oder Verletzlichkeit ist kein Platz, beim erfolgreichen Aufbau seiner Firma übergeht er jahrelang seine eigenen Grenzen bis zum körperlichen Zusammenbruch.
- Selbst als er von diesem Moment berichtet, der ihn mit der wohl endgültigsten Grenze konfrontiert hat, die uns Menschen begegnen kann (die Bedrohung durch ernsthafte Krankheit bzw. Tod), zeigt sich in seinem Gesicht eine Spur von Triumph. Eines der typischsten Kennzeichen für Menschen mit Omnipotenz, denen es gelungen ist, wieder mal eine Grenze zu überschreiten und zu siegen.
- Weitere Kennzeichen sind die Verachtung von Fehlern und Schwächen bei sich *(»Er habe immer hart gearbeitet, Schwächen oder Fehler gab es bei ihm nicht«)* und bei anderen *(»Seine Partnerin könne sich über Kleinigkeiten aufregen, was ihm unbegreiflich sei«)*.

- Deutlich wird aus seinen Schilderungen auch die Unfähigkeit zu emotional tieferen Beziehungen (*»Er … tue sich aber schwer, mit Menschen in einen tieferen Kontakt zu kommen«*) und das Misstrauen, das er Menschen gegenüber empfindet, die sich für ihn interessieren (*»… und oft hätte er das Gefühl, dass sie ihn nur benutzen wollten«*).
- Auf die Bedürftigkeit bzw. die Defizite anderer Menschen wird mit Distanzierung reagiert, sie bieten keine »Nahrung« für das eigene Größenselbst: *»Vor allem mit Frauen sei das ein Problem, die wollten oft nur versorgt werden …«*

Dieser letzte Punkt, die Distanzierung von und die Verachtung der Bedürftigkeit anderer, kann als wichtiges Kriterium angesehen werden für das Vorliegen einer Omnipotenz ohne deutlichen Anteil von Entität. Bei der Entwicklung von Entität, wie ich sie in Abschnitt 8.3 dargestellt habe, erfolgt die Aufblähung des Selbst durch das Füllen der Bedürftigkeit naher Bezugspersonen. Solche Menschen springen im späteren Leben auf die Defizite anderer an, sind bereit, diese zu füllen, und kompensieren über das damit verbundene Größenselbst ihr instabiles Selbstwertgefühl.

Bei Omnipotenz, die nicht mit der Entwicklung von Entität gepaart ist (diese Menschen haben in ihrer Entwicklung *nicht* die Versorgung bedürftiger Bezugspersonen übernommen), dient die Aufblähung des Größenselbst immer der Kompensation der eigenen Defizite durch Kontrolle, Härte, Erfolg und Leistung, bei gleichzeitiger Verachtung von Schwäche und Bedürftigkeit. Der obige Klient würde nie auf die Idee kommen, sein Größenselbst darüber zu nähren, die seelischen Löcher anderer Menschen zu füllen.

# 10. Wie werden Störungen in der Pesso-Therapie behandelt?

In der Pesso-Therapie unterscheiden wir drei ätiologische Ebenen (Ebenen der Entwicklung von Störungen), die in den vorangegangenen Abschnitten ausführlich dargestellt wurden:

- Störungen als Folge von Defiziten in den Grundbedürfnissen unserer Entwicklung. Diese wurden in Abschnitt 8.1 besprochen
- Störungen als Folge von Traumatisierung, wie sie in 8.2 erläutert wurden
- Störungen als Folge von »Holes in Roles«; das damit verbundene Konzept von Entität wurde unter 8.3 dargestellt

Die jeweiligen Störungen dieser Ebenen gehen mit unterschiedlichen Symptomen einher, die in der therapeutischen Situation möglichst frühzeitig diagnostisch erfasst werden sollten, da sie unterschiedliche therapeutische Strategien erfordern. Das damit verbundene Vorgehen, die therapeutische Arbeit im Rahmen einer Struktur – so wird in der Pesso-Therapie die psychotherapeutische Sitzung genannt –, werde ich in den nächsten Abschnitten darstellen.

## 10.1 Die therapeutische Arbeit mit Defiziten

Im Fallbeispiel unter Punkt 8.1 habe ich dargestellt, welche Symptome im späteren Leben entstehen, wenn es in der frühen Entwicklung zu erheblichen Defiziten der Grundbedürfnisse Platz, Nahrung, Unterstützung, Schutz und Begrenzung kommt. Diese entstehen letztlich immer als Folge davon, dass in der frühen Interaktion diese Grundbedürfnisse im Kontakt nicht hinreichend gestillt wurden. Das wahre Selbst des Kindes braucht diesen uranfänglichen Platz, wo es hingehört, der seine Daseinsberechtigung und seinen Lebenssinn definiert. Es braucht die körperliche wie auch die emotionale Nahrung in Form von Liebe,

Wertschätzung und Anerkennung. Es braucht Unterstützung im Sinne von Getragenwerden und die Förderung der Entwicklung seiner eigenen Fähigkeiten bzw. Schutz vor schädlichen Einflüssen und vor Gewalt, der es noch nicht begegnen kann. Und es braucht gute Begrenzung seiner eigenen archaischen Kräfte, um diese in guter Weise in sein Selbst integrieren zu können.

Wenn eines dieser Grundbedürfnisse in erheblicher Weise zu wenig befriedigt wurde, z. B. dieser uranfängliche Platz nicht wirklich gegeben war, dann kann dies im späteren Leben zu Symptomen führen, wie ich sie im Fallbeispiel unter Punkt 8.1 z. B. am Beispiel dieser 30-jährigen Klientin dargestellt habe: Sie war innerlich getrieben und fühlte ihr ganzes Leben schon eine tiefe Sehnsucht nach Zugehörigkeit, nach einem Ort, wo sie hingehört und sich wohlfühlt. Unter den Punkten 8.1.2 bis 8.1.5 hatte ich die verschiedenen Symptome als Folge von Defiziten in den anderen Grundbedürfnissen praxisnah an diesem Fallbeispiel dargestellt. Sie können dort noch mal nachgelesen werden.

Um die damit verbundenen Probleme in der therapeutischen Situation bearbeiten und lösen zu können, bedarf es der Anerkennung und wirklichen Befriedigung dessen, was gefehlt hat. Was bedeutet in dem Zusammenhang der Begriff »wirkliche« Befriedigung? Dies führt uns zwangsläufig zurück in die Zeit der Entwicklung eines Menschen, in der diese Defizite ursprünglich entstanden sind.

Pesso geht davon aus, dass die *wirkliche* Befriedigung von Grundbedürfnissen nur in *der Zeit* und durch *die Person* erfolgen kann, die das in der Kindheit hätte tun müssen. Wenn z. B. das Grundbedürfnis nach Platz schon am Beginn der Entwicklung eines Kindes nicht gegeben war, dann braucht es diesen uranfänglichen Platz von Anfang an. Nur unter dieser Voraussetzung erfährt die kindliche Seele eine Passform für dieses erste grundlegende Bedürfnis in seiner Entwicklung. Dies kann nur geschehen in Form von gesunden Eltern, die sich lieben und wertschätzen, die im Akt der gegenseitigen Hingabe dieses Kind zeugen und diesen uranfänglichen Platz nicht nur in ihrem Herzen, in ihrem Körper (der Gebärmutter), sondern auch im Außen für dieses Kind damit schaffen. Wenn eine Klientin, wie im Fallbeispiel von Abschnitt 8.1, diesen uranfänglichen guten Platz bei ihren realen Eltern nicht erlebt hat, dann braucht sie eine neue Erfahrung für diesen Aspekt ihrer Geschichte: völlig neue Eltern, mit denen sie quasi neu geboren wird und die ihr diesen guten Platz von Anfang an zur Verfügung stellen.

In der Pesso-Therapie nennt man dies das Kreieren eines »*heilenden Gegenbildes*« (Pesso nennt dies »*Antidot*«), wobei die wesentlichen Eigenschaften, die diese völlig neuen Eltern in sich hätten tragen müssen, und die äußeren Rahmenbedingungen aus der inneren Sehnsucht des Klienten erarbeitet werden. Das wahre Selbst der kindlichen Seele weiß, was es braucht, und erkennt sofort, wenn dies im Außen vorhanden ist. Dieses Wissen ist mit Beginn des Lebens da und geht auch später nicht verloren. Es zeigt sich in der Sehnsucht der Menschen nach dem, was ihnen gefehlt hat, und in der meist lebenslangen Suche danach. In der therapeutischen Situation zeigt sich dieses tiefe innere Wissen der Klienten auch darin, dass sie sofort erkennen und zustimmen, wenn die Kriterien des heilenden Gegenbildes passend und damit auch stimmig sind.

Um das Defizit von Menschen wirklich stillen zu können, müssen wir mit ihnen also zurückgehen in die Zeit ihrer Entwicklung, in der dieses Defizit entstanden ist, und es im Kontext des Beziehungsgeschehens befriedigen, in dem sie die Erfüllung dieser Bedürfnisse damals gebraucht hätten. Da die realen Eltern in der »*historischen Szene*« (so nennt man in der Pesso-Therapie die Sequenz, in der dieser Aspekt der Geschichte der Klienten in den Vordergrund ihres Bewusstseins tritt; s. dazu auch Abschnitt 13.3) dazu nicht in der Lage waren, werden im »heilenden Gegenbild«, das klar von der historischen Szene unterschieden wird, dafür sogenannte »ideale Eltern« mit Rollenspielern auf die »*Bühne*« (s. Abschnitt 11.3) des therapeutischen Prozesses geholt.

Diese idealen Eltern werden ausgestattet mit all den Qualitäten, die der Klient damals als Kind gebraucht hätte und die sich während dieses therapeutischen Prozesses aus seiner inneren Sehnsucht heraus entwickeln. Ist die innere Öffnung gegeben, das zu empfangen, was damals gefehlt hat, kann dann in einem Akt symbolischer Interaktion mit diesen idealen Eltern all das aufgenommen und verinnerlicht werden. Dieses heilende Gegenbild muss im *ursprünglich notwendigen Beziehungsgeschehen* und in der *damaligen Zeitebene* wirklich verankert werden. Dazu nutzen wir die Fähigkeit des menschlichen Organismus, im Hier und Jetzt zu sein und zugleich in der Erinnerung an früher fühlen und spüren zu können.

Ich hatte diese grundlegende Fähigkeit, auf mehreren Zeitebenen zugleich fühlen zu können, bereits in Kapitel 2 dargestellt. So wie wir durch die (bewusste) Erinnerung bestimmter Situationen die damals erlebten Gefühle (einschließlich der damit einhergehenden Körperempfindungen) erneut spüren können, so können wir auch eine »neue Erinnerung« kreieren und in unserem Erleben verankern. Damit konstruieren wir gleichzeitig eine *»neue erlebte Geschichte«* – Pesso nennt dies *»New History«* – mit völlig neuen Eltern, die genau die Qualitäten haben, wie wir sie damals als Kind gebraucht hätten.

Ein Klient fühlt sich an diesem Punkt des therapeutischen Prozesses, an dem sich in ihm diese Sehnsucht von damals wieder öffnet, wie das Kind von damals. In der Interaktion mit den idealen Eltern kann er dann die volle Befriedigung dieser Bedürfnisse erleben, die er damals gebraucht hätte. Dabei erfolgen das Erleben und die Verankerung dieser Interaktion auf eine *»körperlich symbolische Weise«*: Es ist körperlich, weil diese Eltern ihm diesen Platz geben, ihn halten oder tragen, wie er es damals als Kind gebraucht hätte, sodass er diesen Kontakt auch als reale körperliche Erfahrung aufnehmen kann. Es geschieht auf eine »symbolische Weise«, weil er zugleich »der erwachsene Körper ist« und weiß, dass diese völlig neuen Eltern von Mitgliedern der Gruppe gespielt werden, die diese Rolle für ihn übernehmen.

*An einem konkreten* Fallbeispiel *möchte ich dies erläutern:*

> Eine 30 Jahre alte Klientin kommt im Laufe ihrer Struktur mit ihrer tiefen Trauer in Berührung um den frühen Verlust ihrer Mutter. Es tauchen Szenen auf, in denen sie sich mit ihrem Schmerz allein gelassen fühlte, weil ihr Vater – ein sehr rational veranlagter Mann – mit diesen Gefühlen weder bei sich noch bei ihr umgehen konnte. Sie kommt in Berührung mit einer tiefen Sehnsucht nach liebevollem Trost und Halt; ihr Gesichtsausdruck und ihre Körperhaltung spiegeln genau das Erleben des kleinen Mädchens im Alter von 6 Jahren wider. Als ich anspreche, wie sehr sie sich damals einen liebevollen Vater gewünscht hätte, der ihr Halt und Trost gibt, bejaht sie dies unter verstärktem Schluchzen. Sie wählt einen Teilnehmer der Gruppe aus, der für sie in die Rolle des idealen Vaters geht, so wie sie ihn damals gebraucht hätte. Sie platziert ihn unter weiterem Schluchzen links neben sich und legt seinen Arm genau so um ihre Schultern, wie sie es in diesem Moment ihrer Kindheit

gebraucht hätte. Der Rollenspieler sitzt dabei so erhöht auf Kissen, dass der Größenunterschied zwischen ihm und ihr dem eines Vaters entspricht, der das 6-jährige Mädchen hält. Währenddessen sagt er den Satz: »Wenn ich damals da gewesen wäre als der ideale Vater, den du damals gebraucht hättest, als deine Mutter starb, hätte ich dich so gehalten und getröstet, so wie jetzt. Mit mir wärst du mit deinem tiefen Schmerz und deiner Verzweiflung um diesen Verlust nicht allein gewesen …«

Diese Interaktion, in der ihre Grundbedürfnisse nach Platz für ihren Schmerz und ihre Trauer bzw. nach liebevollem Halt und Trost so erfüllt werden, wie sie es damals gebraucht hätte, kreiert eine körperliche wie auch emotional erfahrbare »neue Geschichte« mit einem idealen Vater, die das Defizit der »historischen Szene« (die Erinnerung an ihr Alleinsein damit) füllt.

Nach einer längeren Phase, in der immer wieder Wellen von Schmerz und Verzweiflung in ihr aufbrechen, führen der wohltuende Halt und der Trost, den ihr der ideale Vater währenddessen gibt, zunehmend dazu, dass ihr Körper und ihr emotionaler Ausdruck ruhiger werden. Zu einem späteren Zeitpunkt der Struktur wird dann noch ein weiterer Schritt möglich. Sie wählt eine Teilnehmerin der Gruppe in die Rolle einer idealen Mutter, die gesund geblieben und nicht gestorben wäre. Während sie geborgen zwischen diesen Eltern sitzt, die sie gemeinsam liebevoll im Arm halten, sagt diese Rollenspielerin: »Wenn ich damals da gewesen wäre als ideale Mutter, so wie du sie gebraucht hättest, wäre mit mir niemals dieser tiefe Verlust in dein Leben gekommen. Ich wäre gesund geblieben, so wie meine Mutter gesund war bis in ihr hohes Alter hinein.«

Die Klientin zeigte in diesem Moment des Spürens und Aufnehmens des heilenden Gegenbildes tiefe Gefühle von Befriedigung, Ruhe und Entspannung, die sowohl im Gesicht wie auch im Ausdruck ihres gesamten Körpers sichtbar wurden. Die gesamte Erfahrung dieses »heilenden Gegenbildes« bildet auf körperlicher wie auch auf emotionaler Ebene ein »*Gegengift*« zur ursprünglich erlebten Verlassenheit der historischen Szene. Darüber kreiert die Pesso-Therapie eine neue Geschichte als stimmige Passform für das, was das 6-jährige Mädchen damals gebraucht hätte. Die Interaktion mit diesen idealen Eltern geschieht auf einer symbolischen Ebene, da die Klientin, während sie diese heilende Gegenerfahrung in ihr inneres Erleben als 6-jähriges Mädchen aufnimmt, sich gleichzeitig dessen bewusst ist, dass das in ihrem erwachsenen Körper passiert und diese *idealen Eltern* durch Teilnehmer der Gruppe repräsentiert werden, die diese Rollen für sie spielerisch übernehmen. Die dabei empfundenen wohltuenden Qualitäten der Interaktion werden in das innere Erleben (emotional wie auch körperlich) des Kindes von damals aufgenommen. Pesso spricht hier vom »geistigen Körper« (»As-If-Body«), ein Begriff, den ich an früherer Stelle dieses Buchs (Abschnitt 7.1.5) schon dargestellt hatte.

Gleichzeitig wird das Erleben dieser Interaktion auf neurologischer Ebene als inneres Erfahrungsbild abgespeichert und kann später als solches auch wieder erinnert werden. Beinhaltet diese Verankerung in stimmiger Weise die Passform für die ursprüngliche Sehnsucht (d.h. das heilende Gegenbild deckt alle Aspekte des ursprünglichen Defizits ab, die Stimmigkeit der Interaktionspartner ist gegeben und der zeitliche Kontext passt), so haben diese inneren Erfahrungsbilder tatsächlich auch heilende Qualität. Sie eröffnen durch die Implantierung einer neuen Geschichte (die alte schmerzliche der historischen Szene wird zwar nicht gelöscht, gerät dadurch aber in ihrer Bedeutung in den Hintergrund) auch neue Perspektiven ihm Hier und Jetzt.

Bei der Klientin zeigte sich dies sehr deutlich in ihrer beruflichen Situation: Sie berichtete einige Zeit später, dass sie am Beginn des neuen Kindergartenjahres sich sehr viel leichter tat mit neuen Kindern in der Gruppe, die große Ablösungsprobleme von ihren Müttern hatten. Ihr selber sei dies schlagartig klar geworden, als sie merkte, dass sie mit diesen Kindern sehr viel weicher und liebevoller umgehen konnte und sie es nicht mehr wie früher ihrer Kollegin überließ, diese Kinder zu trösten.

Dadurch, dass sie nach ihrer Struktur diese Erfahrung, gehalten und getröstet worden zu sein, in sich trug, konnte sie das leichter an die Kinder weitergeben, die Halt und liebevollen Trost in der für sie schwierigen Loslösungsphase brauchten. Hinzu kam die heilende Gegenerfahrung mit der »*idealen Mutter*«, die gesund geblieben und mit der nie dieser schmerzliche Verlust in ihr junges Leben gekommen wäre. Dieser zweite Schritt trug in ihr wesentlich mit dazu bei, dass Trennung und Loslösung und die damit einhergehenden Gefühle von Trauer und Schmerz für sie selbst nicht mehr so bedrohlich waren. Das machte es ihr auch leichter, die Kinder mit ihren Gefühlen liebevoll annehmen zu können.

Pesso nennt dies »*New Map*«, eine neue innere Landkarte unserer Geschichte, die nicht mehr geprägt ist durch das ursprüngliche Defizit, sondern durch »ideale Eltern«, die uns in unseren Bedürfnissen wahrnehmen, anerkennen und diese auch befriedigen. Statt der alten Perspektive von ungestillter Sehnsucht, bisweilen auch Hoffnungslosigkeit, entstehen im Hier und Jetzt neue Perspektiven (»*New Perspective*«). Generell lässt sich sagen, dass die Wahrnehmung der Menschen nach einem heilenden Gegenbild offener und sensibler wird für die positiven Aspekte ihrer Lebensumgebung und sie können diese in der Interaktion auch eher aufnehmen.

Um dieses Ziel im therapeutischen Setting der Pesso-Therapie erreichen zu können, bedarf es sorgsamer Rahmenbedingungen (s. Kapitel 11) und eines behutsamen und umsichtigen therapeutischen Vorgehens (s. Kapitel 12 u. 13).

## 10.2 Die therapeutische Arbeit mit Traumatisierung

Das schwierigste Problem in der Therapie traumatischer Störungen besteht darin, dass kleinste innere wie auch äußere Aspekte des ursprünglich erlebten Traumas die gesamte Erinnerung wieder reaktivieren können. Es kommt zu einer erneuten Retraumatisierung mit allen damit verbundenen Komponenten:

- Der menschliche Organismus wird erneut überwältigt (über die Reaktivierung der neurologisch abgespeicherten Erinnerung) durch alle Komponenten der ursprünglich grenzüberschreitenden Schädigung.
- Das Gefühl der Schutzlosigkeit und des Ausgeliefertseins von damals kommt wieder hoch.

- Die gleichen Alarmreaktionen tauchen wieder auf in Form äußerst heftiger körperlicher Erregungsmuster, die das Individuum überschwemmen. Ausgelöst werden sie durch die Reaktivierung der damit verbundenen Erregungspotenziale des Stammhirns.
- Die normalen Bewältigungsfähigkeiten des Bewusstseins sind weitgehend ausgeschaltet, und es kommt zu einem Rückgriff (in der Fachsprache nennt man dies eine Regression) auf archaische Schutzstrategien, die in Punkt 8.2.2 detailliert dargestellt waren.

Die Klienten sind in solchen Momenten meist nur mehr bedingt ansprechbar, ihr wahrnehmendes, kommunizierendes und verarbeitendes Bewusstsein ist erheblich beeinträchtigt. In der Pesso-Therapie nennt man dies eine »*Deaktivierung des Piloten*«; in solchen Zuständen ist Therapie eigentlich nicht mehr möglich. Sie sind nicht mehr in der Lage, bewusste Entscheidungen zu treffen und aktiv am therapeutischen Prozess teilzunehmen. In solchen Fällen muss der Pilot durch unmittelbaren verbalen Kontakt zum Klienten wieder aktiviert werden, bevor der therapeutische Prozess fortgesetzt werden kann.

Dies macht sehr deutlich, dass die ausschließliche Reaktivierung eines Traumas keinen sinnvollen therapeutischen Prozess darstellt und auf jeden Fall vermieden werden sollte. Es gibt in der Pesso-Therapie mehrere strategische Wege, mit denen wir versuchen, das zu verhindern.

### 10.2.1 Autonomie und Selbststeuerung des therapeutischen Prozesses durch den Klienten

Die Förderung der Autonomie und der Selbststeuerungsfähigkeiten des Klienten sind generell oberstes Ziel der therapeutischen Arbeit der Pesso-Therapie. Ausgeführt wurde dies bereits im Abschnitt 7.3.4. Im Zusammenhang mit traumatischen Störungen muss diesem Aspekt ganz besondere Bedeutung beigemessen werden. Menschen mit Traumatisierung waren der damit einhergehenden Bedrohung hilflos ausgeliefert, hatten keine Möglichkeiten des aktiven Schutzes oder der Steuerung dessen, was mit ihnen passiert.

All diese Faktoren werden bereits am Beginn einer therapeutischen Sitzung berücksichtigt und finden ihren Niederschlag auch im äußeren Rahmen. Der Klient bekommt die Möglichkeit, am Beginn der Sitzung sich einen *Platz* im therapeutischen Raum zu suchen, der für ihn subjektiv mit dem größtmöglichen Gefühl der Sicherheit verbunden ist. Dies ist ein wichtiger Bestandteil der »Möglichkeitssphäre« in der Pesso-Therapie, ein Begriff, den ich in Abschnitt 7.3.8 erstmals eingeführt habe.

Mit dem folgenden *Fallbeispiel* möchte ich diese Zusammenhänge noch ausführlicher praktisch erläutern. Die Darstellung beginnt dabei in dem Moment, in dem die Klientin ihren Wunsch mitgeteilt hat, in der Gruppe an einem persönlichen Thema arbeiten zu wollen:

> Ihr Körper zeigte von Anfang an ein hohes Maß an Anspannung, was meist ein deutliches Signal alter Selbstschutzmechanismen ist, mit denen starke innere Erregungsprozesse und die damit verbundenen Gefühle unter Kontrolle gehalten werden.

Oft ist im Unbewussten der Klienten am Beginn einer Struktur das spätere Thema bereits präsent und spiegelt sich auf der Körperoberfläche bereits in Form alter Selbstschutzmechanismen wider, lange bevor diese sich dessen bewusst sind.

Als ersten Schritt zur Möglichkeit einer besseren Selbststeuerung, bot ich ihr an, sich im Raum einen Platz zu suchen, an dem sie sich relativ sicher fühlt, so sicher, wie es unter den gegebenen Voraussetzungen für sie möglich sei.

> Sie blickte sich um, nahm die Kissen, auf denen sie in der Gruppe saß, und brachte sie an einen Platz außerhalb der Runde in eine geschützte Ecke. In diese Ecke stellte sie zusätzlich mehrere kompakte, rechteckige Polster direkt hinter sich zum Anlehnen und zwei rechts und links aufrecht stehend, direkt neben sich auf den Boden, sodass sie darüber den größtmöglichen Schutz erlebte. Als sie sich dorthin setzte und meinte: »jetzt passt es«, wurde erst mal eine deutliche Entspannung in ihrem ganzen Körper sichtbar, und ihr Gesicht zeigte eine Spur von Zufriedenheit.

Zugleich erfolgte mit dieser Aufgabe, für sich in guter Weise zu sorgen, eine »Aktivierung ihres Piloten«. In Abschnitt 7.3.5 hatte ich diesen Begriff erklärt. Als wichtiger Bestandteil des methodischen Vorgehens wird darüber das fühlende, wahrnehmende und steuernde Bewusstsein der Klientin während des gesamten therapeutischen Prozesses aktiv gehalten.

Diese Aktivierung des Piloten erfolgt auch über die sogenannten »Zeugenbotschaften«, wie sie in Abschnitt 7.3.7 eingeführt und dargestellt wurden. In dieser Situation könnte der Zeuge zur Klientin sagen: *»Ich sehe, wie zufrieden du dich fühlst, einen passenden Platz gefunden zu haben.«* Damit würde der Zeuge das wahrnehmende Bewusstsein der Klientin für dieses Gefühl aktivieren und zugleich den Kontext dieses Gefühls in ihr Bewusstsein bringen.

### 10.2.2 Der Aufbau von Schutz durch *»positive Fragmentfiguren«*

In diesem Moment am Beginn der therapeutischen Sitzung, in dem die Klientin gut für sich sorgt, wird ein weiterer methodischer Schritt sichtbar, der aus der Sicht der Pesso-Therapie für die Arbeit mit traumatischen Störungen von entscheidender Bedeutung ist: *Die Wand und die Kissen* schützen sie *von hinten bzw. von rechts und links, die Gruppenmitglieder sitzen entfernter, sodass ihr ganzes körperliches Sein relativ sicher ist vor möglichen Einflussnahmen von außen.* Jegliche Form von Traumatisierung ist geprägt durch mangelnden Schutz. Ich hatte dies ausführlich in Abschnitt 8.2 (Störungen als Folge von Traumatisierung) erläutert.

Deshalb ist es besonders wichtig, in der Arbeit mit traumatisierten Klienten möglichst frühzeitig am Beginn der Struktur darauf zu achten, dass das Grundbedürfnis nach Schutz in ausreichender Weise gewährleistet wird. Oft ist es Menschen mit Traumatisierung dabei erst einmal nicht möglich, hierfür reale Menschen zu nutzen. Ihr Vertrauen in ein menschliches Beziehungsgeschehen ist durch die Traumatisierung häufig so zerbrochen, dass sie einer menschlichen Figur als Schutz nicht trauen können.

Als Übergang zu späteren realen Figuren erweist es sich oft als gute Möglichkeit, Gegenstände (wie feste Polster, die sich hinstellen lassen) oder Aspekte des Raums (z. B. Wände) stellvertretend in die Rolle solch positiv schützender Fragment- oder Partialfiguren gehen zu lassen. Die Klientin nutzt dafür Polster und die Wände des Raums, die hinter ihr eine schützende Funktion übernehmen. Man kann diesen Wänden und den Polstern auch eine Stimme geben.

*So sprach ich im nächsten Schritt an, es sei mein Eindruck, dass die Wände und die Kissen die Rolle von schützenden Figuren für sie symbolisieren, was von ihr bejaht wurde. Auch mein Angebot, ob sie das direkt hören möchte, indem ich diesen Gegenständen eine Stimme gäbe, traf auf ihre Zustimmung. Daraufhin zeigte ich mit der Hand auf die Wände und die Polster und gab diesen eine Stimme mit den Worten: »Wir sind für dich da, passen auf dich auf und schützen dich.« Dies löste eine deutliche Spur von Erleichterung in ihrem Gesicht aus, die ich erneut in eine Zeugenbotschaft brachte: »Könnte der Zeuge sagen: Ich sehe, wie erleichtert du bist zu hören, dass die auf dich aufpassen und dich schützen«, was erneut ihre Zustimmung fand.*

An diesen Schritten und den damit verbundenen positiven und zustimmenden Reaktionen der Klientin werden mehrere Aspekte deutlich:

- Sie ist sich ihres Bedürfnisses nach Schutz bewusst.
- Ihre Pilotin ist aktiviert, und sie hat angefangen, diesbezüglich gut für sich zu sorgen.
- Die innere Kategorie (die Wand und die Kissen werden wie Aspekte einer schützenden Figur erlebt) einer positiven Partialfigur des Schutzes existiert und wird von ihr angenommen.
- Mit der Öffnung zur Zeugenfigur hin ist eine positive menschliche Figur im Raum, die für sie glaubwürdig ist.
- Es existiert eine innere Bereitschaft der Klientin auch für den weiteren Verlauf der Sitzung, gut für sich zu sorgen bzw. für sich sorgen zu lassen (durch weitere Partialfiguren), wenn dies notwendig werden sollte.

Insbesondere der letzte Punkt – die Bereitschaft, sich der Versorgung durch positive Partialfiguren zu öffnen – ist entscheidende Voraussetzung dafür, dass im weiteren Verlauf der therapeutischen Sitzung es nicht zu einer Retraumatisierung kommt, wenn Aspekte der »historischen Szene« in ihr Bewusstsein treten.

### 10.2.3 Heilung vom Trauma liegt nicht im Wiedererleben des Alten, sondern in der Verankerung von neuen heilenden Gegenbildern

Lange Jahre war die Psychotherapie durch die Grundüberzeugung geprägt, dass die wirkliche Heilung von Schmerz in der Katharsis liegt. Schmerzlich verdrängte Erinnerungen müssen nur wieder in das Bewusstsein gebracht und die damit verbundenen Gefühle durchlebt werden, um sie verarbeiten zu können. Diesem Konzept lag das Modell zugrunde, dass durch dieses Vorgehen die in der Erinnerung »eingefrorenen« Gefühle und darin gebundenen körperlichen Energien sich lösen und quasi abfließen können. Darin wurde der wesentliche Aspekt von Heilung gesehen.

Mittlerweile wurde dieses Konzept der Katharsis sehr relativiert, mit dem es nur unter ganz bestimmten Voraussetzungen Sinn macht zu arbeiten. Ich werde an späterer Stelle darauf zurückkommen. In der Arbeit mit traumatisierten Patienten ist diese Vorgehensweise jedoch in jedem Fall kontraindiziert, weil jede Reaktivierung auch zu einer Retraumatisierung und damit zu einer erneuten Intensivierung der bestehenden Symptome beiträgt. Dies ist einer der Gründe, warum in der Pesso-Therapie bei der Bearbeitung von traumatischen Störungen der »historischen Szene« nicht so viel Raum gegeben wird, wie das normalerweise üblich ist. Wenn Aspekte der realen Geschichte, die mit der Traumatisierung ursprünglich verknüpft sind, in das Bewusstsein der Klienten kommen, wird ihr Körper sofort wieder überwältigt von heftigsten Gefühlen und inneren Erregungsprozessen.

Bei der eingangs dargestellten Klientin wurde schon am Beginn der Struktur in ihrem Körper eine starke körperliche Anspannung sichtbar. Es macht keinen Sinn, sie diese unbewussten und zwangsläufigen Selbstschutzmechanismen, die ja das Ergebnis mangelnden Schutzes waren, erneut erleben zu lassen und damit weiter zu verstärken. Verankert werden muss stattdessen etwas Neues, was damals nicht da war, die aktive Möglichkeit, sich zu schützen.

Es macht auch keinen Sinn, die Klientin in der historischen Szene erneut dem schädigenden Einfluss der *»negativen Aspekte«* (dieser Begriff umschreibt den Anteil tatsächlicher historischer Figuren, die negative oder schädigende Qualität hatten) der daran beteiligten Figuren auszusetzen. Dort, wo Gewalt, Schädigung oder Überwältigung erlebt wurden, hätte es eigentlich Achtsamkeit, liebevolles Genährtwerden, Schutz und Achtung der Grenzen gebraucht.

Das Bewusstsein darüber, was gefehlt hat, ist im wahren Selbst der Klienten immer enthalten und wird im Außen sofort erkannt, wenn es da ist. Diese Möglichkeit nutzen wir in der Pesso-Therapie, sobald sich im Ausdruck des Körpers zeigt, dass Teilaspekte der historischen Szene ins Bewusstsein der Klienten kommen. Wir nutzen sie nicht, um ein vollständiges Bild der erlebten Geschichte zu bekommen, sondern kreieren dafür sofort ein heilendes Gegenbild. Ziel dabei ist es, so schnell wie möglich in der Interaktion neues Erleben zu verankern, wodurch auf neurologischer Ebene dort eine heilsame Gegenerfahrung verankert werden kann, wo ursprünglich die Traumatisierung sich eingebrannt hat. Um dies zu veranschaulichen, werde ich eine weitere Sequenz aus der Struktur der obigen Klientin darstellen.

> Einige Zeit, nachdem sie die wohltuende Erfahrung dieses geschützten Platzes in sich aufgenommen hatte, kamen plötzlich Gefühle von Trauer und Schmerz in ihr hoch, die wohl im Kontext mit dem beginnenden Bewusstsein zu sehen sind, wie sehr ihr dieser Schutz durch Menschen in ihrer Geschichte gefehlt hat. Plötzlich zeigte ihr Körper wieder massive Anzeichen von innerer Erregung, auf die sie mit erneuter starker Anspannung reagierte. Dabei war ihr Blick starr nach links vorne gerichtet.

Offensichtlich sah sie in diesem Moment in ihrem »geistigen Auge«[8] Aspekte ihrer Geschichte, die sehr viel Angst auslösten. Eine Vermutung, die von ihr auch bestätigt wurde.

> Durch die Zeugenbotschaft: »Ich sehe, wie bedroht und panisch du dich fühlst, wenn du diese inneren Bilder in dir auftauchen siehst«, kam diese Panik und der damit verbundene Kontext *(der Blick der Augen dorthin)* in ihr Bewusstsein, und ich bot ihr sofort an, menschliche Figuren des Schutzes reinzuholen, Schutz vor dem, was sie dort innerlich sieht. Sie

8 Eine Metapher von Pesso (Pesso A., 2008) für das innere Sehen der Bilder, die in unserem Gedächtnis auftauchen, s. dazu auch Abschnitt 11.4.

stimmte dem zu, holte drei männliche Mitglieder der Gruppe in diese Rolle und postierte sie als schützende Linie (mit dem Rücken zu sich, dem Gesicht zur Bedrohung gewandt) genau vor diesen Punkt im Raum, zu dem sie geblickt hatte. Ihr Körper signalisierte deutliche Anzeichen von Erleichterung und Entspannung.

Um den Effekt dieses Schutzes und der beginnenden inneren Entspannung gewährleisten zu können, bedarf es keiner inhaltlichen Klärung des tatsächlich damit verbundenen historischen Kontextes. Im Gegenteil, dessen Ausgestaltung würde nur den negativen und bedrohlichen Einfluss der damaligen Bedrohung weiter intensivieren (sie womöglich in einen regelrechten Zustand der Lähmung bringen), was keinerlei heilende Qualitäten hätte.

In diesem Moment des therapeutischen Prozesses wird eines deutlich: Die Pilotin der Klientin ist aktiviert, sie ist innerlich in Berührung mit dem Bedürfnis nach Schutz durch menschliche Figuren und dafür offen, dies in sich aufzunehmen. Die Sehnsucht nach diesem Grundbedürfnis ist ihrem Bewusstsein verfügbar und kann im weiteren therapeutischen Prozess genutzt werden. Dies führte zum nächsten Schritt der Struktur, dem Aufbau des »heilenden Gegenbildes«:

Ihre Körperhaltung und ihr Ausdruck hatten sich zu diesem Zeitpunkt deutlich verändert. Sie wirkte auf mich eher wie ein kleines 5-jähriges Mädchen, das liebevollen Halt und Schutz braucht. *Es kann sinnvoll sein, diese Wahrnehmung den Klienten mitzuteilen, sofern ihr eigenes Bewusstsein dafür schon sensibilisiert und offen ist.* Da dies meinem Eindruck von ihr entsprach, teilte ich ihr mein Bild mit und bot ihr die Möglichkeit an, eine liebevolle Figur des Halts reinzuholen, wie sie sie evtl. als kleines Mädchen im Alter von 5 Jahren gebraucht hätte. Nach einigem Zögern wählt sie eine Teilnehmerin der Gruppe aus, die für sie in diese Rolle geht. Sie bittet sie, sich rechts neben sie zu setzen, in einem späteren Schritt möchte sie deren Arm um ihre Schultern spüren.

Diese Rollenspielerin neben ihr ist noch nicht in der Rolle einer idealen Mutter, wie die Klientin sie als 5-Jährige gebraucht hätte. Dies ist ein weiterer Schritt, der erst etwas später im Verlauf der Struktur möglich wird. Aber diese Rollenspielerin gibt ihr als »positive Fragmentfigur«

(s. dazu Abschnitt 12.4) den liebevollen Körperkontakt und den Halt, den sie von einer solchen Mutter bekommen hätte. Meist ist es zu einem späteren Zeitpunkt dann relativ leicht möglich (wenn die entsprechende Öffnung dafür vorhanden ist), diese Rolle dann zur idealen Mutter zu erweitern, so wie es bei der Klientin dann zu einem späteren Zeitpunkt auch möglich wurde.

Doch gehen wir in der Struktur noch mal zurück zu dem oben dargestellten Schritt:

*Mit dem Arm um ihre Schultern kann die Klientin offenbar mehr Sicherheit spüren, und plötzlich fängt ihr Körper an, sich zu schütteln, eine Mischung aus Schmerz, Panik und Verzweiflung bricht in ihr auf.* Durch diese heftigen Erregungsprozesse kommt es zu einer Deaktivierung ihrer Pilotin, sie steht innerlich kurz vor der Schwelle, von »alten Gefühlen« erneut überflutet zu werden. Da diese Regression per se nicht sinnvoll erscheint, stellte ich in diesem Moment verbal Kontakt zu ihr her, was sich als möglich erwies.

> Während sie mich anschaut, nimmt die körperliche Intensität deutlich ab *(ihre Pilotin ist wieder aktiv),* und ich kann mit ihr klären, welche Passform ihr Körper im Kontakt braucht, wenn diese Gefühle so heftig werden. Sie entscheidet sich für mehr körperlichen Halt und Kontakt und bittet die Rollenspielerin, die neben ihr sitzt, sich hinter sie zu setzen und mit ihren Armen und Händen ihren Bauch einzuhüllen.

In der Pesso-Therapie wird dies »*Containing*« genannt, ein Einhüllen des Teils des Körpers, in dem der Erregungsprozess am stärksten ist. Es hat viel zu tun mit dem, was ich im Abschnitt 7.1.5 als »Ego-Wrapping« beschrieben hatte. Der damit verbundene sichernde und schützende Halt ermöglicht es, die Gefühle mehr zuzulassen ohne die Panik, davon überwältigt zu werden. Dieser Schritt es jedoch nur möglich, wenn die Klienten dafür offen sind und das auch wünschen, ein weiterer Aspekt, der die wichtige Bedeutung der Selbststeuerung verdeutlicht.

> Die gute weibliche Figur des Halts hinter ihr validiert die Gefühle der Klientin, aber auch die Notwendigkeit des liebevollen Halts und Schutzes, den ein kleines Mädchen im Alter von 5 Jahren braucht. Zugleich sagen die Figuren des Schutzes, die in Form der männlichen

Rollenspieler weiter dort im Raum stehen, wo die Klientin sie postiert hatte, mit lauter und kraftvoller Stimme: »Wenn wir damals da gewesen wären, als du 5 Jahre alt warst, dann hätten wir nicht zugelassen, dass dich jemand bedroht, wir hätten dich geschützt, so wie jetzt!«

Diese schützenden männlichen Figuren sind zu dem Zeitpunkt der Struktur letztlich schon Bestandteil des heilenden Gegenbildes für das Kind im Alter von 5 Jahren. Als »positive Fragmentfiguren« tragen sie Eigenschaften eines »*idealen Vaters*« in sich, der sich vor sein Kind stellt und dafür sorgt, dass ihm nichts passieren kann.

Zu einem späteren Zeitpunkt der Struktur wählte die Klientin ein weiteres Mitglied in die Rolle des »idealen Vaters«, so wie sie ihn gebraucht hätte, womit die Ausgestaltung des heilenden Gegenbildes und das Ende der Struktur eingeleitet wird: Sie hat im Alter von 5 Jahren die idealen Eltern bei sich, die sie mit ihrem Körper liebevoll einhüllen, achtsam sind für ihre Gefühle und Grenzen und sie auch jederzeit schützen, wenn es irgendeine Bedrohung von außen gibt.

Am Schluss zeigt ihr Körper deutliche Anzeichen von Entspannung, in ihr kommt das Bedürfnis hoch, sich hinzulegen. Die idealen Eltern setzen sich rechts und links neben sie, hüllen sie mit einer Decke ein, so wie Eltern das tun. Ihr inneres Bild, das dabei entsteht, ist folgendes: Diese Eltern sitzen bei ihr am Abend noch so lange am Bett, bis sie eingeschlafen ist, und sie könnte auch nachts jederzeit zu ihnen kommen, wenn sie wach wird oder Angst bekommen sollte. Dies wird das abschließende Schlussbild, das sie am Ende der Struktur im Alter von 5 Jahren tief in sich aufnimmt und verankert.

Mit diesem Bild schließe ich die therapeutische Arbeit mit traumatischen Störungen ab in dem Bewusstsein, dass ich damit zwar wichtige Aspekte, aber nicht alle möglichen darstellen konnte. Ich hoffe aber, dem Leser einen lebendigen Einblick in die Möglichkeiten gegeben zu haben, die die Pesso-Therapie in diesem Bereich bietet.

## 10.3 Die therapeutische Arbeit mit Holes in Roles

Störungen infolge von Holes in Roles zeigen spezifische Charakteristika auf, die ich in Abschnitt 8.3 dargelegt und mit dem Fallbeispiel in Abschnitt 8.3.2 praktisch erläutert habe. Ausgeführt wurde dabei, dass das Kind zu früh in seiner Entwicklung einen schmerzhaften Verzicht leistet, grundlegende Entwicklungsbedürfnisse im Beziehungsgeschehen mit seinen unmittelbaren Bezugspersonen erfüllt zu bekommen. Die wesentliche Ursache dieses Verzichts liegt dabei in seiner tiefen Bereitschaft, aus Mitgefühl für die Bedürftigkeit eines »leidenden« Elternteils sich selber aufzugeben und für diesen zu sorgen. Es sieht sich selbst als der »Einzige«, der dies leisten kann, und nimmt diese »übermenschliche Aufgabe« auf sich um den Preis der eigenen Selbstaufgabe: Kind zu sein mit seinem natürlichen Anrecht, gehalten, geliebt und versorgt zu werden.

Durch Verzicht, Selbstaufgabe und »Rettung« des anderen entsteht ein komplexes inneres und äußeres Reaktionsmuster, für das Pesso den Begriff »Entität« (Pesso A., 2008) geprägt hat. Das damit verbundene Größenselbst könnte mit folgenden Worten umschrieben werden: »Ich kann das leisten, was niemand sonst schafft, andere zu versorgen, ohne selbst etwas zu brauchen.« Das Kind bildet in sich quasi »ein eigenes Universum«, es wird zum »Retter der Welt«, weil aus seinem inneren Blickwinkel alle anderen Menschen unfähig sind, das zu tun.

Statt sein wahres Selbst im Interaktionsgeschehen mit seinen Eltern entwickeln und entfalten zu können (durch die Befriedigung von Grundbedürfnissen), ersetzt es dies durch ein aufgeblähtes Größenselbst. In diesem Muster steckt aber immer eine latente Bedrohung (die eigene Bedürftigkeit bleibt als innere Sehnsucht erhalten), weshalb Öffnung, eigene Bedürftigkeit und Schwäche abgewehrt werden müssen.

Darauf stoßen wir zwangsläufig, wenn wir in der Pesso-Therapie mit Menschen arbeiten, die diese Entität als Muster in sich tragen. Oft wird dies schon im Vorgespräch auf der therapeutischen Beziehungsebene spürbar in einer rationalisierenden Abwehr, wenn der Therapeut Anteilnahme oder Verständnis zeigt. Es existiert keine emotionale Öffnung für menschliche Anteilnahme, die die Klienten zwangsläufig mit eigener Bedürftigkeit in Berührung bringen würde.

Häufig ist es auch schwierig, in der Rolle des Zeugen neben dem Therapeuten eine weitere menschliche Figur in den Raum zu holen, für den keine Notwendigkeit gesehen wird. »*Ich brauche niemanden sonst, der mich sieht, was soll das, Sie sind ja da, das reicht.*« Das sind typische Sätze, die ich in diesem Zusammenhang häufig höre. Jedes Angebot, ein Beziehungsgeschehen im therapeutischen Raum für sie zu realisieren, in dem sie wahrgenommen werden, Verständnis bekommen oder genährt werden könnten, stellt eine latente Bedrohung dar und muss abgewehrt werden.

Am deutlichsten wird dies in Phasen der Struktur, in denen spürbar wird, dass sie Gefühle von Trauer oder Schmerz in sich tragen, innerlich also klar in Berührung sind mit einem Defizit ihrer Geschichte. Normalerweise reagieren Klienten, die keine ausgeprägte Entitätsproblematik in sich tragen, in solchen Momenten auf das Angebot, eine positive Fragmentfigur in den Prozess zu integrieren, mit Zustimmung: Sie wählen ein Gruppenmitglied, das für sie in diese Rolle geht, platzieren dieses im Raum, wo es für sie stimmig ist. Sie zeigen eine klare Öffnung dafür, das zu bekommen, was ihnen in ihrer Geschichte gefehlt hat.

In den bisherigen Falldarstellungen hatten wir dafür schon einige Beispiele erläutert:

- Eine »*validierende Figur*«, die ihre Gefühle anerkennt.
- Eine »*haltgebende Figur*«, die den Arm um ihre Schultern legt, wenn sie intensive oder überwältigende Gefühle in sich spüren.
- Eine »*trostspendende Figur*«, die in liebevoller Weise bei ihnen ist und Anteil nimmt.

Klienten, die den oben genannten Bedürfnisverzicht in sich tragen, können dieses Angebot nicht annehmen. In der harmloseren Form reagieren sie darauf mit ungläubigem Gesicht, in der spöttischeren Variante sinngemäß mit den Worten wie: »*Das wär zu schön, um wahr zu sein.*« Die Möglichkeit menschlicher Anteilnahme für sich selbst wurde so tief im »Keller« ihrer Entität vergraben, dass sie weder glaubhaft noch im Beziehungsgeschehen als realisierbar und damit annehmbar erscheint.

Im übertragenen Sinne kann dies so gesehen werden, dass ihr »inneres Entitäts-Universum« zusammenbrechen würde, weil sie mit der

Akzeptanz und dem Zulassen der eigenen Bedürftigkeit ihre ursprüngliche Aufgabe, »den zu retten, der so bedürftig war«, verraten würden. Dies hätte in ihrer Kindheit aber genau das System bedroht, dessen Erhalt und Stabilisierung für sie entscheidend war.

In der Pesso-Therapie lösen wir diese »Zwickmühle«, in der sich diese Klienten befinden, indem wir mit ihnen dorthin gehen, wo dieser scheinbar unlösbare Konflikt begann. Eine Möglichkeit dazu ist die Frage, für wen die Klienten in ihrer Kindheit gesorgt haben. Meist reagieren sie im ersten Moment auf diese Frage eher irritiert, bisweilen auch überrascht. Verblüffend ist jedoch, wie schnell diese Intervention Assoziationen und Erinnerungen an diesbezügliche Aspekte ihrer eigenen frühen Lerngeschichte in ihr Bewusstsein bringt.

In Abschnitt 8.3.2 hatte ich am Fallbeispiel eines Mannes dargestellt, wie der als Junge sowohl seinen $1^1/_2$ Jahre alten Bruder wie auch die kranke Mutter versorgte. Im Vorgespräch teilte er diese Erinnerungen sehr sachlich mit ohne große emotionale Beteiligung.

> Als wir einige Wochen später am Thema seiner häufigen Überforderung im Leben im Rahmen einer Struktur arbeiteten, war es ihm völlig unmöglich, positive Fragmentfiguren für sich mit Rollen zu besetzen. Es war keine emotionale Öffnung da für Anteilnahme, Trost oder Validierung seiner Gefühle, obwohl sein Gesichtsausdruck deutliche Signale der Sehnsucht danach zeigte. Er meinte, er brauche das nicht, wobei ein fast spöttisches Lächeln in seinen Mundwinkeln sichtbar wurde.
>
> Als ich daraufhin sagte, dass es vielleicht besser wäre, dorthin in seine Geschichte zu gehen, wo er gelernt hätte, Verzicht zu leisten und für andere zu sorgen (ich hatte dieses Wissen aufgrund der Anamnese präsent), zeigte sein Gesicht einen Ausdruck von Betroffenheit. Seine Augen wiesen dabei schräg nach oben (was häufig passiert, wenn Klienten innere Bilder sehen). Als ich nachfragte, was er in diesem Moment innerlich sehe, fing er mit Tränen in den Augen an, über die Erkrankung seiner Mutter zu sprechen.

Dies war der Moment, in dem die Erinnerungen an die historische Szene in das Bewusstsein des Klienten trat, verbunden mit dem tiefen Mitgefühl, das er für die kranke Mutter und den kleinen Bruder empfand.

Schritt für Schritt wurde die historische Szene nach seinen Anweisungen mit Rollenspielern aufgebaut. Eine validierende Figur, die ich mit seinem Einverständnis in diese Situation seiner Geschichte integrierte, zeigte Anerkennung für sein tiefes Mitgefühl, was zu einer weiteren gefühlsmäßigen Öffnung bei ihm beitrug. Gefühlsmäßig wurde er sich der vollen Intensität seiner damaligen Hilflosigkeit und Überforderung bewusst, sein Körper wurde geschüttelt von den damit verbundenen Gefühlen. Halt gebende Figuren war er zu diesem Zeitpunkt noch nicht bereit anzunehmen.

Erst als die validierende Figur anerkennt, wie ungerecht es ist, dass die kranke Mutter niemanden hat, der sich um sie kümmert, öffnete dies seine Bereitschaft, eine Teilnehmerin der Gruppe auszuwählen, die in die Rolle einer idealen Mutter ging, so wie seine Mutter sie damals gebraucht hätte, als sie so krank war. Diese wandte sich der realen Mutter (die als Rollenspielerin an dem Platz auf der Bühne der Struktur lag, den der Klient ihr zugewiesen hatte) zu, bereit, sich um die Kranke zu kümmern. Das Gesicht des Klienten zeigt dabei tiefe Zustimmung, kurzfristig kommt es zu einer großen Erleichterung, die in seinem ganzen Körper sichtbar wird.

Hierin liegt der entscheidende Aspekt in der Entstehung, aber auch in der Auflösung von Entität: Die Klienten weisen durchwegs tiefe Defizite bezüglich ihrer eigenen Grundbedürfnisse auf, für deren Befriedigung aber so lange keine Öffnung gegeben ist, ehe nicht das Defizit der nahen Bezugsperson gestillt wird, für die sie gelernt haben zu sorgen. Hilfreich ist dabei oft, eine validierende Figur in die historische Szene zu integrieren, die die Ungerechtigkeit dessen anerkennt, was dort passiert ist. Ein Kind trägt ein tiefes Empfinden dafür in sich, und aus seiner Sicht ist es die Aufgabe von Erwachsenen, in der Welt für Gerechtigkeit zu sorgen. Die validierende Figur übernimmt in einem ersten Schritt diese Aufgabe. Geschieht dies nicht, wie in der Geschichte dieses Klienten *(die reale Großmutter war eine relativ egozentrische Frau und nicht bereit, sich um ihre kranke Tochter – die reale Mutter des Klienten – zu kümmern),* dann füllt das Kind dieses Vakuum auf. Man könnte auch sagen, dass in seiner Entität eine tiefe Loyalität mit der kranken Mutter steckt, die Ursache war für das große Mitgefühl und seine Selbstaufgabe, deren Versorgung erste Präferenz hatte.

Im therapeutischen Prozess ist es entscheidend, darauf zu achten, dass das Füllen dieses Vakuums im familiären Rollengefüge der Bezugspersonen, d.h. die Versorgung dieses bedürftigen Elternteils, so geschieht, dass es für die Klienten glaubwürdig erscheint. Sie selber tragen ein ursprüngliches Wissen in sich, was damals wirklich notwendig gewesen wäre, und wir nutzen dieses Wissen, indem wir sie direkt fragen, was oder wen es damals gebraucht hätte. Im ersten Schritt muss also ein heilendes Gegenbild für die kranke und bedürftige Mutter kreiert werden, damit deren Versorgung gewährleistet ist. Danach kann auch die Versorgung des kleinen Bruders erfolgen, sodass auch diese Last von den Schultern genommen wird. Erst dies schafft beim Klienten die notwendige Entlastung, die die Voraussetzung darstellt, sich seinen eigenen Bedürfnissen zuwenden zu können.

Die Inszenierung der Versorgung der realen Mutter muss dabei auf der »Bühne der Struktur« räumlich so erfolgen, dass die kranke Mutter bzw. deren Gesicht für den Klienten nicht mehr unmittelbar sichtbar ist. Dies ist einer der Momente, in denen ein direktes Eingreifen des Pesso-Therapeuten notwendig ist. Klienten tendieren in Fällen von Entität fast immer dazu, den bedürftigen Elternteil (in Form einer Rollenspielerin) so auf die Bühne der Struktur zu bringen, dass dieser zu ihnen schaut. Der Anblick der kranken und leidenden Mutter (wie im Beispiel unseres Klienten) entspricht so dem inneren Bild, das er in sich trägt und das mit dem Sog seines ursprünglichen Mitgefühls assoziativ verknüpft ist.

Es macht jedoch keinen Sinn, dieses dysfunktionale innere Reaktionsmuster (sein tiefes Mitgefühl und die Bereitschaft, sich in der Versorgung der anderen aufzugeben) zu reaktivieren und damit weiter zu verstärken. Wir hatten diese Problematik schon im Zusammenhang mit der therapeutischen Bearbeitung traumatischer Störungen geschildert. Retraumatisierung ist nicht sinnvoll, sondern der schnelle Aufbau und die Verankerung heilender Gegenbilder.

In dieser und vergleichbaren Situationen im Kontext von »*Holes in Roles*« sind also folgende Regeln zu beachten:

- Entgegen dem deutlichen Impuls des Klienten, die Rollenspielerin, die den bedürftigen und kranken Aspekt der Mutter repräsentiert, so auf die Bühne der Struktur zu setzen, dass sie zu ihm schaut, bestehe ich darauf, dass ihr Körper und ihr Gesicht von ihm abgewandt sind. Dies sorgt dafür, dass der ursprüngliche Sog des Mitgefühls, der mit dem Anblick ihres Gesichts verknüpft ist, nicht erneut so stark induziert wird.

- Die Rollenspielerin, die als ideale Mutter die kranke Mutter des Klienten versorgt, wendet sich dabei dieser so zu, dass sie nach Möglichkeit wie eine »schützende Wand« zwischen ihr und dem Klienten steht, was die ursprüngliche Sogwirkung weiter abschwächt.
- Rollenspieler, die versorgende Funktion für bedürftige historische Figuren übernehmen, sprechen in der Regel nicht direkt zum Klienten, sondern zu der Figur, für deren Versorgung sie da sind. Dieser Aspekt macht deutlich, dass diese Bühne und das damit verbundene heilende Gegenbild nicht unmittelbar für den Klienten selbst da ist, sondern für die bedürftige Figur seiner Geschichte. Mittelbar führt dies aber ganz entscheidend zur Entlastung der Klienten.

*In unserem Fallbeispiel* setzte sich die Gruppenteilnehmerin, die der Klient für die Rolle der idealen Mutter (für die reale Mutter, die krank war) auswählte, mit dem Rücken zum Klienten ganz nah mit dem Gesicht zugewandt zur kranken Mutter, sodass diese für ihn weitgehend verdeckt war, und sagte zu ihr: »Wenn ich damals da gewesen wäre als deine ideale Mutter, hätte ich mich liebevoll um dich gekümmert und dich gesund gepflegt.« Danach wandte sie kurz den Kopf zum Klienten und sagte zu ihm: »Ich hätte sie versorgt und liebevoll gepflegt und es wäre nicht deine Aufgabe gewesen, das zu tun.«

Dies ist eine der Ausnahmen, in denen sich Rollenspieler der »Holes-in-Roles«-Bühne kurz mit dem Gesicht zum Klienten drehen können, um ihm mit diesem direkt an ihn gerichteten Satz eine klare Grenze zu setzen.

Während die Rollenspielerin dies sagt und sich dann wieder voll der kranken Mutter liebevoll zuwendet, wird der Klient von einem verzweifelten Weinen geschüttelt, das mit einem starken Zusammenkrümmen seines Körpers einhergeht. (Innerlich erlebt er erneut den gesamten Schmerz von damals, der in seinem Bewusstsein erst auftauchen kann, nachdem seine kranke Mutter versorgt ist und es damit Platz gibt für ihn und sein eigenes Fühlen.)

Er wählt dafür ein weibliches Gruppenmitglied aus, das in die Rolle einer liebevollen Figur für ihn geht. Er setzt sie neben sich, entwickelt schrittweise den körperlichen Kontakt, mit dem sie ihm Halt und Trost geben kann, was deutlich sichtbar eine wohltuende und beruhigende Wirkung für ihn hat. Im weiteren Verlauf wird es möglich, ihre Rolle zu erweitern in die einer idealen Mutter, wie er sie als kleiner Junge (vor dem Alter von 7 Jahren – er selbst wählt das Alter von 3 Jahren) gebraucht hätte, die nicht krank geworden wäre. Die ihn so versorgt hätte in seiner ganzen weiteren Entwicklung, wie er es gebraucht hätte, mit der nie dieses Thema in seine Kindheit gekommen wäre, für andere da sein und sich selbst dafür aufgeben zu müssen.

Diese Bühne des heilenden Gegenbildes für den Klienten selbst stellt immer eine grundlegend andere Bühne dar als die, mit der wir vorher die kranke Mutter versorgt haben. Sie wird auch durch anderen Rollenspieler repräsentiert, wodurch die Trennung der räumlichen und zeitlichen Ebenen im Außen klar sichtbar wird.

Zur zeitlichen Trennung der Ebenen sei noch ein wichtiges Detail erwähnt. Die idealen Figuren für die Klienten selbst müssen vor dem Zeitpunkt in ihr Leben treten, bevor es zum Defizit und damit zur Bedürftigkeit ihrer nahen Bezugspersonen kam. Im obigen Fallbeispiel wählt der Klient für sich selbst das Alter von 3 Jahren, für das er die ideale Mutter für sich reinholt.

Die Auflösung von Entität kann ein anderes Vorgehen notwendig machen, wenn die Ursache für das »Loch im Rollengefüge« bereits vor der Geburt der Klienten aufseiten der Eltern entstanden ist. Pesso geht davon aus, dass es für die Entwicklung eines tiefen Mitgefühls auch ausreicht, wenn Kinder aus Erzählungen ihrer Eltern mitbekommen, dass diesen in ihrer frühen Entwicklung etwas Grundlegendes gefehlt hat (Fischer-Bartelmann B., Roth-Bilz A., 2004). Offensichtlich spüren sie im Kontakt mit ihren Eltern auch solche frühen Defizite und sind aus Mitgefühl bereit, diese dann nicht mehr mit ihrer eigenen Bedürftigkeit zu belasten.

Diese Annahme deckt sich auch mit meinen therapeutischen Erfahrungen mit Klienten, in deren Geschichte sich ein Vakuum im Rollengefüge bei mehreren Generationen zeigt. Dabei müssen oft mehrere, zeitlich gestaffelte Bühnen in den Prozess der Struktur integriert werden, bevor es möglich ist, die eigentlichen Defizite der Klienten zu bearbeiten.

Am Beispiel des obigen Klienten wurde dies in einer späteren Struktur deutlich, in der wir als Zwischenschritt auf einer zeitlich noch früheren Bühne der realen Mutter als ganz kleines Kind eine ideale Mutter und einen idealen Vater gaben, sodass von Anbeginn ihrer Entwicklung ein guter uranfänglicher Platz für sie dagewesen wäre und sie im Schutz sich liebender Eltern hätte aufwachsen können. Diese Erfahrung war für den Klienten immens entlastend und eröffnete für ihn die Möglichkeit, in das heilende Gegenbild für sich ideale Eltern zu integrieren, die in liebevoller Weise miteinander verbunden waren und ihm gute Grenzen setzen konnten. Damit möchte ich diesen Abschnitt abschließen und mich besonderen Aspekten in der therapeutischen Arbeit mit Omnipotenz zuwenden.

## 10.4 Besondere Aspekte in der therapeutischen Arbeit mit Omnipotenz

Die Entstehung von Omnipotenz hat sehr viel zu tun mit der mangelnden Begrenzung unserer kraftvollen genetischen Natur. Deshalb ist die Einbeziehung des Körpers in die Behandlung der damit verbundenen Störungen unbedingt notwendig. Dies ist nur bei wenigen Therapierichtungen gewährleistet und keine bietet dafür einen so konsequent durchdachten und sicheren Rahmen an wie die Pesso-Therapie (Perquin L., 2005). Die damit einhergehende Grundüberzeugung ist verbunden mit einem Größenselbst, das völlig übersteigert und künstlich aufgebläht ist. Menschen, die dies in sich tragen, brauchen in der Beziehung zu anderen Menschen die Erfahrung von realistischen Grenzen, die ihnen in ihrer Entwicklung gefehlt haben.

Kinder, die in ihrer Entwicklung immer wieder erleben, dass ihre Eltern mit ihrer kraftvollen genetischen Natur umgehen können, erfahren die damit verbundenen Gefühle und körperlichen Energien als angemessenen und selbstverständlichen Anteil ihres wahren Selbst. Daraus entstehen ein grundlegendes Vertrauen in die Sicherheit der Beziehung zu diesen Eltern, eine tiefe Verbundenheit mit ihnen wie auch mit dem eigenen Sein. Die eigene Vitalität wird von den Eltern gewürdigt, als sicherer Bestandteil des Selbst erlebt und kann zukünftig auch im Kontakt mit anderen ausgedrückt und erprobt werden.

Mit ihrem Ansatz, den Körper in erheblicher Weise in die psychotherapeutische Arbeit mit einzubeziehen, verfügt die Pesso-Therapie über viele Möglichkeiten, die Erfahrung von guter Begrenzung zu vermitteln. Insbesondere das Gruppensetting, in dem Rollenspieler als reale Interaktionspartner zur Verfügung stehen, ist dafür besonders geeignet. Um ein aufgeblähtes Größenselbst auf ein angemessenes menschliches Maß zu reduzieren, braucht es Interaktion, in der gute Begrenzung von einem Gegenüber in unmittelbar körperlicher Weise erfahren, innerlich aufgenommen und integriert werden kann. Wie bereits mehrfach dargestellt, bedarf es dieser Erfahrung zu dem Zeitpunkt der Entwicklung, in der sie gefehlt hat, und von den dafür notwendigen Bezugspersonen. Die damit verbundene therapeutische Arbeit findet also in erster Linie im Rahmen von Strukturen statt.

Die dafür notwendige körperliche Interaktion, die Rollenspieler – z. B. als ideale Eltern – zur Verfügung stellen müssen, setzt ein absolut sicheres, aber auch behutsames Vorgehen voraus. Um die Mitglieder einer Gruppe darauf vorzubereiten und dafür gezielt zu trainieren, stellt die Pesso-Therapie ein umfangreiches Paket differenzierter Übungsformate zur Verfügung. Die Übung zur Erfahrung guter Begrenzung im Hier und Jetzt werde ich im nächsten Abschnitt im Kontext eines konkreten Fallbeispieles darstellen.

### 10.4.1 Gute Begrenzung als Erfahrung im Hier und Jetzt

Die körperlichen Übungsformate stellen eine weitere Besonderheit der Pesso-Therapie dar, die drei wichtige Ziele verfolgt:

- Einerseits bieten sie Menschen, die sich für eine fortlaufende Gruppe in Pesso-Therapie interessieren, die Möglichkeit, wichtige Grundprinzipien und Rahmenbedingungen dieses Therapieverfahrens auf praktische Weise kennenzulernen und erleben zu können.
- Andererseits dienen sie dem »Training« der Mitglieder einer Gruppe. Sie lernen, körperlichen Kontakt und körperliche Interaktion in einer symbolischen Weise sicher und stimmig anbieten zu kön-

nen. Meist finden diese Übungen zu zweit statt, wobei ein Teilnehmer in der »*zentralen Position*« ist. Dieser ist in der »Rolle des Klienten«, steuert die Übung, sagt dem zweiten Gruppenteilnehmer, der für ihn in die Rolle einer sogenannten »*akkommodierenden Figur*« geht, wie im Kontakt die Passform aussieht, die er als Antwort auf die Form seines Bedürfnisses spüren möchte. Die akkommodierenden Gruppenteilnehmer lernen dabei, ihre eigenen Impulse und Bedürfnisse zurückzustellen und nur das im Kontakt anzubieten, was von der zentralen Person gewünscht wird und für diese stimmig ist.

- Darüber hinaus bieten sie Klienten im Hier und Jetzt einer Übungsgruppe die Möglichkeit, die angemessene Befriedigung von Grundbedürfnissen zu erleben, die ihnen in ihrer Entwicklung gefehlt hat. Gerade für Klienten mit Omnipotenzstörungen, die einem längerfristigen therapeutischen Beziehungsgeschehen mit erheblichem Misstrauen begegnen, kann das Erleben dieser Übungsformate den Einstieg dazu erleichtern. Dies wird anschaulich durch das folgende Fallbeispiel erläutert.

*Fallbeispiel:*
Ich erinnere mich an ein Strukturwochenende einer fortlaufenden Pesso-Gruppe mit einem neuen männlichen Teilnehmer. Die Gruppe traf sich zum vierten Mal, jeder der Teilnehmer hatte die Möglichkeit, an einem persönlichen Thema im Rahmen einer Struktur zu arbeiten. Der neu hinzugekommene Mann hatte Erfahrungen in Einzeltherapie wie auch in Gruppen, kannte aber dieses Verfahren noch nicht, das ihm von einem Freund empfohlen worden war.

> Bereits wenige Stunden nach Beginn des Wochenendes fiel mir auf, wie er immer angespannter und schweigsamer wurde und sich innerlich zurückzog. Auf mein Nachfragen meinte er kurz angebunden, ihm sei das alles hier zu viel, er wolle nach der Mittagspause gehen und nach Hause fahren. Das Angebot, persönlich daran arbeiten zu können, was da in ihm passiere, lehnte er strikt ab. In seinem verbalen und körperlichen Ausdruck war dabei ein hohes Maß an Anspannung und latenter Aggression spürbar.

Da das vorzeitige und plötzliche Ausscheiden eines Gruppenmitglieds – auch wenn es neu hinzugekommen ist – immer einen schmerzlichen Verlust und eine latente Bedrohung für die gesamte Gruppe darstellt (ganz abgesehen von dem Misserfolg, den derjenige, der geht, für sich selbst erlebt), suchte ich innerlich nach einem Weg, ihm für die Form seines Ausdrucks (tiefes Misstrauen, starke Selbstlimitierung und ein hohes Maß an ungebundener aggressiver Energie) eine Passform zur Verfügung zu stellen, die nicht zu bedrohlich für ihn sein könnte. Den kleinsten möglichen Schritt schien mir ein Übungsformat darzustellen, das mit seinem zeitlich wie auch äußerlich klar umrissenen Rahmen eine relativ sichere Einstiegsmöglichkeit bot.

> Vor der Mittagspause machte ich ihm folgendes Angebot: Ich sprach zuerst die heftigen Energien an, die ich in seinem Ausdruck und seinem Körper wahrnahm und das damit verbundene Muster der Selbstlimitierung. Auch meine Vermutung, dass da in seiner Entwicklung niemand war, der mit seiner Kraft und Aggression umgehen konnte. Dann bot ich ihm an, nach der Mittagspause eine Übung zur guten Begrenzung dieser Kraft machen zu können, wobei ich ihm das damit verbundene Übungsformat kurz schilderte. Wenn er nach dieser Übung immer noch das Bedürfnis habe zu fahren, könne er das tun. Bis dahin würde ich ihn bitten dazubleiben. Nach kurzer Überlegung war er bereit, auf dieses Angebot einzugehen.

Es gibt mehrere Übungsformate zur guten Begrenzung. Dasjenige, das ich mit diesem Gruppenteilnehmer im Anschluss nach der Mittagspause nutzte, werde ich kurz darstellen:

Übungen für den Ausdruck von körperlicher Kraft müssen absolut sicher gestaltet werden. Dazu braucht es einen äußeren Rahmen, der dafür sorgt, dass weder der Klient sich selbst noch ein Rollenspieler sich dabei körperlich verletzen kann. Dieser muss so gestaltet werden, dass diese Sicherheit auch dann gegeben ist, wenn der Klient seine maximale Kraft zum Ausdruck bringt. Um dies gewährleisten zu können, wählte ich dafür ein Übungsformat, das den Ausdruck von Kraft (Wut, Hass, Aggression usw.) auf Hand und Unterarm beschränkt.

Diese Übung hat gewisse Ähnlichkeit mit dem, was in bayerischen Wirtshäusern auf Biertischen als Ritual des Kräftemessens praktiziert wird. In diesem Übungsformat, das in der Regel von zwei Übungsteilnehmern vollzogen wird, sitzen die beiden nicht, sondern liegen bäuchlings voreinander. Oberarm und Ellbogen sind am Boden, die Unterarme so zum Gegenüber hin aufgerichtet, dass sie die Hände zueinander in einen sicheren Halt bringen können. Der Teilnehmer, der in der zentralen Position ist (d. h. die Möglichkeit hat, diese Begrenzung durch den anderen als Passform erfahren zu können), kann schrittweise seine Kraft ausdrücken, indem er die Hand des anderen nach links (bei Rechtshändern) zur Seite drückt. Die Aufgabe der begrenzenden Figur ist es dabei, jeweils nur so viel Gegenkraft aufzubringen, dass der aktive Teilnehmer der Übung einen möglichst großen Spielraum für den Ausdruck seiner Kraft erhält, ohne die Hand des begrenzenden Rollenspielers so weit runterdrücken zu können, dass sie auf den Boden kommt. Würde dies passieren, würde der Ausdruck der Kraft durch den Boden begrenzt werden und nicht in der Interaktion.

Dabei kann der aktive Übungsteilnehmer in einem ersten Schritt für sich spürend herausfinden, wo er auf dem Weg seines Bewegungsausdrucks (Beginn ist in der Vertikalen zum Boden hin) die letztgültige und sichere Grenze durch die begrenzende Figur spüren will. Menschen mit Omnipotenzproblemen wollen diese endgültige Grenze, die jede weitere Bewegungsmöglichkeit weiter nach unten sicher limitiert, meist erst kurz vor dem Punkt spüren, bevor die Hand der begrenzenden Figur den Boden berühren würde. In einem zweiten Schritt kann die zentrale Person dann die maximal mögliche Kraft (Wut, Hass usw.) mit dieser Bewegung ausdrücken (bei Bedarf auch zusammen mit der Stimme) und erhält dabei von der begrenzenden Figur den erwünschten Spielraum und die vereinbarte sichere Grenze. Dieser Vorgang wird dabei von der begrenzenden Figur mit einem rituellen Satz begleitet, der der zentralen Person die Sicherheit vermittelt, dass der Ausdruck ihrer Kraft in Ordnung ist (Validierung) und die Begrenzung absolut sicher bleibt. Bei Bedarf kann der Teilnehmer, der in der Rolle der begrenzenden Figur ist, seine zweite Hand dazunehmen, mit der er den Arm, der in der begrenzenden Position ist, am Handgelenk zusätzlich unterstützt.

Nach dem Mittagessen wählte er sich für diese Übung ein sehr kraftvolles männliches Gruppenmitglied in die Rolle einer guten begrenzenden Figur. Als endgültige Grenze für die Limitierung seiner kraftvollen Bewegung nach unten entschied er sich für den letztmöglichen Punkt in seinem Bewegungsablauf, bevor die Hand der begrenzenden Figur auf den Boden auftraf. Dabei zeigte sein Gesicht eine deutliche Mischung von Erstaunen *(offensichtlich darüber, dass die akkommodierende Figur in der Lage war, ihn zu begrenzen)*, aber auch zunehmender Wut und Entrüstung *(eine Reaktion, die meist erfolgt, wenn das aufgeblähte Größenselbst auf Grenzen stößt, die es nicht überschreiten kann)*, die sich im weiteren Verlauf immer mehr zu einer fast archaischen Aggression steigerte. Der begrenzende Rollenspieler sorgte weiter dafür, dass die endgültige Limitierung sicher blieb, und validierte dabei die Kraft wie auch den Ausdruck der Gefühle. Plötzlich veränderte sich der Gesichtsausdruck: Für kurze Momente tauchten Gefühle von Freude und Stolz auf, die der begrenzende Rollenspieler erneut anerkannte. Dann kam es zu einer weiteren Veränderung des Ausdrucks. Die Energie im Körper schien nachzulassen, der Klient legte seinen Oberkörper auf den Boden, und die Schultern fingen an, sich zu schütteln, was zunehmend den gesamten Oberkörper erfasste.

Offensichtlich begann er in diesem Moment den gesamten Schmerz und die Verzweiflung zu spüren, wie sehr ihm in seiner Geschichte diese gute Begrenzung gefehlt hat. In diesem Moment bedarf es einer anderen *Passform* im Kontakt: guten Halt und ruhiges Einhüllen dieser Bewegungsimpulse, was dem Klienten hilft, diese zulassen zu können, ohne davon überwältigt zu werden. Zugleich wirkt dieser eher liebevolle Kontakt als heilendes Gegenbild für die zugrunde liegende negative Erfahrung seiner Geschichte, in der er mit diesen Gefühlen mit hoher Wahrscheinlichkeit allein gelassen worden war.

Ich klärte diese Möglichkeit ab, die von ihm bejaht wurde, und die begrenzende Figur erweiterte ihre Rolle in die einer Halt gebenden Figur. Es bedurfte jedoch noch eines zweiten Gruppenmitgliedes in derselben Rolle, um seinen gesamten Rücken und die Schultern in einer guten Weise körperlich so einzuhüllen, dass der Klient dadurch die Erfahrung von sicherem Halt machen konnte. Langsam ebbte der Ausdruck dieser Gefühle ab, und am Schluss lag er in einer völlig ruhigen und entspannten Weise am Boden. Als er sich später aufsetzte, war sein gesamter

Ausdruck in deutlicher Weise verändert, der Oberkörper und sein Gesicht wirkten gelöst, weicher und lebendiger. Er bedankte sich am Schluss für diese Erfahrung und teilte am nächsten Morgen noch mit, dass er sich nicht erinnern könne, jemals so entspannt geschlafen zu haben wie diese Nacht.

Im Anschluss an das Wochenende entschied er sich dafür, an der fortlaufenden Gruppe regelmäßig teilzunehmen.

### 10.4.2 Grenzen und Limitierung in einem fortlaufenden therapeutischen Prozess

Die Arbeit mit dem Thema Omnipotenz in einem fortlaufenden therapeutischen Prozess setzt ein differenziertes Vorgehen voraus, in dem viele Faktoren berücksichtigt werden müssen. Dabei spielt die Arbeit mit körperlicher Begrenzung und Limitierung natürlich eine wichtige Rolle. Es gibt aber auch weitere Ebenen, auf denen sich die unterschiedlichen Ausprägungen einer mit Omnipotenz verbundenen Störung niederschlagen, die Beachtung finden müssen. Ich werde versuchen, die wichtigsten Aspekte, die mir aus meiner therapeutischen Arbeit vertraut sind, darzustellen:

*Der therapeutische Umgang mit Idealisierung und der Aufbau von Vertrauen*
Der Aufbau einer nahen Beziehung stellt für Menschen mit deutlicher Ausprägung von Omnipotenz ein erhebliches Problem dar. Ihre frühen interaktionellen Erfahrungen sind geprägt durch Zurückweisung, Verletzung und Frustration. Sie haben gelernt, sich innerlich zurückzuziehen und Beziehungsangeboten mit Misstrauen zu begegnen. Im Fallbeispiel in Abschnitt 9.3 hatte ich dargestellt, wie die damit verbundenen Probleme in einem Vorgespräch deutlich werden. In der Regel leiden diese Menschen unter ihrer inneren Isolation, suchen nach einer Beziehung, die am Beginn meist mit einer starken Idealisierung des Gegenübers verbunden ist. Da diese auf Dauer der Realitätsprüfung nicht standhält – ich hatte dies in Abschnitt 9.2 ausgeführt –, kommt es häufig nach einer intensiven Anfangsphase zu für beide Seiten schmerzhaften Beziehungsabbrüchen.

Diese Problematik stellt sich natürlich auch am Beginn eines therapeutischen Beziehungsgeschehens. Der Therapeut wird »durch die Brille der eigenen Sehnsucht« wahrgenommen als das erhoffte Gegenüber, das mich sieht und versteht. Im Abschnitt 6.3 hatte ich dieses Muster dargestellt, das mit unerfüllten Grundbedürfnissen zu tun hat.

Bei Klienten mit Omnipotenzproblemen ist diese Tendenz zur Idealisierung noch erheblich stärker und in der therapeutischen Beziehung auf verschiedenen Ebenen spürbar:

- In der Regel beginnt die Idealisierung nicht schon im Vorgespräch wie bei »normalen« Klienten (gemeint sind damit Klienten ohne eine starke Ausprägung omnipotenter Anteile), sondern meist erst nach einer Phase des »Austestens«. Ein typisches Muster dafür ist das Sprechen über »Belanglosigkeiten«, die weit entfernt sind vom eigentlichen Problem. »Fällt der Therapeut darauf herein«, reagiert mit pragmatischen Ratschlägen und erkennt nicht die darunter liegende »Verschleierungsstrategie«, dann hat er meist schon »verloren« und das Beziehungsgeschehen ist bald beendet. Konfrontiert er in klarer und nicht entwertender Weise den Klienten mit dem darunter liegendem Muster, dann hat er aus dessen Blickwinkel die »erste Probe« erfolgreich bestanden, und der Prozess der Idealisierung beginnt.
- Das Vertrauen, das für den Klienten dadurch entsteht, dass der Therapeut in der Lage ist, »hinter die Fassade« zu schauen, ist noch äußerst fragil. Der Therapeut hat noch weitere Hürden »erfolgreich« zu bewältigen, bevor das Vertrauen wachsen kann. Dazu rechnet auch der Umgang mit der hohen Anspruchshaltung und den Erfolgen, die diese Klienten aus ihrem Leben berichten. Reiht der Therapeut sich ein in die »zahllosen Bewunderer«, die sie so gut aus ihrem Umfeld kennen, dann verliert er sehr schnell seinen anfänglichen Kredit. Erkennt er aber hinter diesen Anstrengungen die zugrunde liegenden Defizite und das instabile Selbstwertgefühl, dann kann er weiter »Punkte sammeln«, und der Prozess der Vertrauensbildung und Idealisierung schreitet voran.
- Ein weiterer Bereich des Austestens hat mit der unmittelbaren Beziehungsebene und der Person des Therapeuten zu tun. Im Verlauf des therapeutischen Prozesses kommt es zu einer zunehmenden emo-

tionalen Öffnung der Klienten, die häufig auch so etwas wie eine fast »exklusive Beziehung« zum Therapeuten aufbauen: Sie teilen mit ihm z. B. Probleme ihrer Zweierbeziehung, die sie ihrem Partner oder ihrer Partnerin verheimlichen, öffnen sich dem Therapeuten in einer Weise, wie sie es in ihrer Partnerschaft nie tun würden. Nährt dies den »narzisstisch bedürftigen« Anteil des Therapeuten und genießt dieser die besondere Exklusivität, so unterstützt er das »Größenselbst« des Klienten und dessen Tendenz, mit ihm zu verschmelzen. Klienten mit ausgeprägter Omnipotenz haben ein sehr feines Gespür für solche Prozesse. Langfristig ist es nur eine Frage der Zeit, bis die damit verbundene Verschmelzung ihren vordergründigen Verstärkungswert verliert, die Idealisierung zusammenbricht und sie anfangen, sich innerlich wieder zu verschließen. Häufig kennen Klienten diese Muster aus ihrer eigenen Geschichte, weil sie von bedürftigen Eltern für deren Zwecke benutzt wurden. Stattdessen ist es Aufgabe des Therapeuten, diese Muster in nicht beschämender oder verletzender Weise aufzudecken und mit dem Klienten in konstruktiver Weise zu bearbeiten.

- Gefühle und der Umgang damit ist ein weiteres Thema, das mit Klienten, die eine erhebliche Omnipotenz aufweisen, nicht einfach zu lösen ist. Häufig wirken sie im Ausdruck sehr kontrolliert und rational und sind im Kontakt wenig spürbar. Im Zuge ihrer Idealisierungstendenz erwarten sie, dass der Therapeut wie ein »ideales Gegenüber« in der Lage ist, sie trotzdem zu spüren. Auch hierin steckt eine gewisse Gefahr. Realisiert er das nicht und konfrontiert er sie mit ihrer Unfähigkeit zu fühlen, kommt es schnell zur Kränkung und zum Rückzug. Zeigt er eine zu große Bereitschaft, die »verborgenen« Gefühle der Klienten zu übersetzen, so fördert er damit seine Idealisierung, aber auch die Abhängigkeit der Klienten, und bietet kein gutes zwischenmenschliches Modell. Seine Aufgabe ist es stattdessen zuerst, dem Klienten in achtungsvoller Weise deutlich zu machen, wie viel Angst da offensichtlich in ihm ist, sich mit dem zu zeigen, was er in sich spürt.

Ich möchte mich nun den Möglichkeiten zuwenden, die die Pesso-Therapie zur Verfügung stellen kann, um mit diesem Muster der Idealisierung umzugehen. Das Ziel dabei ist es, die positiven Aspekte der Idealisierung (die ja aufgeladen sind mit »alter Sehnsucht«) so zu nutzen, dass daraus wirkliches Vertrauen in Öffnung und Beziehung entstehen kann.

Dies beginnt bereits im Vorgespräch: Der Therapeut benötigt dafür eine innere Sensibilität und wache Aufmerksamkeit für diese Muster der Idealisierung. Zudem sollte er über die Fähigkeit verfügen, diese Muster so anzusprechen, dass die Klienten sich dadurch weder beschämt noch bloßgestellt fühlen. So etwas haben sie nämlich oft genug in ihrer Geschichte erlebt.

Eine gute Möglichkeit besteht darin, die dahinter liegende Sehnsucht in behutsamer Weise zu thematisieren und im therapeutischen Beziehungsgeschehen zu externalisieren. Ich bevorzuge dafür sowohl in der Gruppe wie auch in der Einzeltherapie die Möglichkeit, die »positive Ladung« (zur Einführung dieses Begriffs s. Abschnitt 6.3), die in der Idealisierung steckt, mit einem Symbol in den Raum zu bringen. Dies geht nur dann, wenn Klienten offen dafür sind, die Sehnsucht, die in der Idealisierung steckt, wahrzunehmen. Dann schlage ich ihnen vor, sich einen Gegenstand im Raum zu suchen, der diesen Aspekt der positiven Ladung als Symbol repräsentieren könnte. Danach lasse ich sie dafür einen Platz im Raum suchen, wo sie dieses Symbol hinlegen oder stellen, sodass es für sie stimmig ist. Meist suchen sie sich dafür einen Platz, der relativ nahe dem ist, an dem ich sitze.

Mit diesem Moment ist die positive Ladung, mit der in der Idealisierung meine Person »aufgeladen« wurde, im Raum externalisiert und kann als »Vorläufer« einer weiteren positiv menschlichen Figur im Raum genutzt werden. Dies wird dadurch möglich, indem man das Kissen, das bisher diese positive Ladung symbolisierte, später durch eine Figur ersetzt, die mit Worten genau das ausdrückt, was der zugrunde liegenden Sehnsucht des Klienten entspricht.

Wenn das Bedürfnis des Klienten darin besteht, ein Gegenüber zu haben, das seine Gefühle wahrnimmt, ohne dass er diese offen zeigt, könnte das Kissen in die Rolle einer validierenden Figur erweitert werden, die sagt: »Ich anerkenne diesen tiefen Wunsch in dir nach einem Gegenüber, das sensibel ist für das, was du in dir spürst.« Es ist immer wieder überraschend, wie wirksam dieses Vorgehen ist, unter der Voraussetzung, dass Klienten eine »*Öffnung*« – in der Pesso-Therapie ist das die Bezeichnung für die innere Empfänglichkeit gegenüber der

Passform – dafür haben, im Kontakt das zu bekommen, was ihrer inneren Sehnsucht entspricht.

In solchen Momenten nutze ich als Therapeut meine eigenen inneren Bilder, die assoziativ in mir aufsteigen. Die Sehnsucht des Klienten wie im Fallbeispiel bringt mich am ehesten in Berührung mit ganz frühen Bildern der Interaktion: Eine Mutter sollte in der Lage sein, die Gefühle und Bedürfnisse ihres Säuglings oder Kleinkindes wahrzunehmen, solange es noch nicht in der Lage ist, diese mit Sprache ausdrücken zu können. Ich nutze diese Bilder als diagnostische Information – sie können Hinweise geben über bestehende frühe Defizite der Klienten –, teile sie aber in einem so frühen Prozess der Therapie meist noch nicht mit. Innerlich helfen sie mir jedoch, ein Gespür dafür zu entwickeln, was die Klienten in diesem Moment im Kontakt brauchen. Meine Entscheidung, eine validierende Figur anzubieten, wie oben dargestellt, basiert häufig auf diesen inneren Prozessen in mir selbst.

Gleichzeitig wird durch die Öffnung des Klienten für eine validierende Figur die therapeutische Beziehung »entladen«. Er erlebt eine weitere menschliche Figur auf der Bühne der Struktur, die ihn in seinen Gefühlen wahrnimmt und anerkennt. Der Idealisierungsprozess des Therapeuten wird abgeschwächt zugunsten eines sich schrittweise entwickelnden realen Vertrauens in Beziehung und Kontakt. Der Therapeut übernimmt die anfängliche Idealisierung nicht unkritisch, sondern ist mit der darunter liegenden Sehnsucht des Klienten in Kontakt und stellt dafür ein adäquates Interaktionsangebot zur Verfügung: die validierende Figur. Dadurch macht der Klient auch die Erfahrung, dass der Therapeut weder verführbar noch bedürftig ist und die Zügel des therapeutischen Beziehungsgeschehens in guter Position der Überlegenheit in der Hand behält. Er kann beginnen, dessen Autorität anzuerkennen und ihr zu vertrauen. Dies ist letztlich die Voraussetzung für den Klienten, den für ihn schwierigen Weg der weiteren emotionalen Öffnung zu gehen.

*Der Umgang mit Kränkbarkeit und Entwertung*

Ein nicht einfach zu handhabendes Thema in der therapeutischen Arbeit mit Omnipotenz ist der Umgang mit der Kränkbarkeit und den damit einhergehenden Mustern von Entwertung. Diese unterscheiden sich deutlich von dem, was normalerweise auftritt, wenn wir uns berechtigterweise entwertet oder verletzt fühlen. Es ist normal, dass wir gekränkt sind, wenn wir uns in weicher oder verletzlicher Weise zeigen und jemand damit entwertend umgeht.

Beim Thema Omnipotenz geht es um die Kränkung, die entsteht, wenn das Größenselbst, das nie gelernt hat, Grenzen anzuerkennen und zu tolerieren, auf solche stößt und diese nicht überschreiten kann. Im Fallbeispiel des Abschnitts 10.4.1 (die Begrenzungsübung des Klienten in der Strukturgruppe) wurde die heftige Wut, die damit verbunden war, unmittelbar deutlich. Ihr Auslöser war die Unfassbarkeit, dass der Rollenspieler tatsächlich in der Lage war, ihn in dieser Übung so zu limitieren, dass er diese Grenze nicht überschreiten konnte.

Ein weiteres typisches Auslösemuster kann darin bestehen, dass Klienten vereinbarte Grenzen überschreiten und damit konfrontiert werden, dass dieses Verhalten so nicht in Ordnung ist. Zu diesen Grenzen im psychotherapeutischen Bereich gehört der zeitliche Rahmen der Sitzungen (in der Einzeltherapie besteht hier ein eindeutig begrenzter Rahmen von 50 Minuten), aber auch die Vereinbarung, dass Stunden, die Klienten nicht wahrnehmen können, rechtzeitig von ihnen abgesagt werden. Damit verbunden ist auch die Vereinbarung eines Ausfallhonorars, wenn diese Absage nicht rechtzeitig erfolgt. Je klarer diese Regeln von Anfang an gehandhabt werden, desto weniger Probleme wird es damit geben. Entscheidend ist jedoch, Grenzüberschreitungen in ruhiger und nicht emotionaler Weise anzusprechen, da Klienten mit erheblicher Omnipotenz in dieser Hinsicht extrem kränkbar sind.

Ich erinnere mich hierzu an ein Beispiel mit Folgen, als ich diese nötige Sensibilität nicht aufbrachte.

*Fallbeispiel:*

Die Einzelsitzung mit einer Klientin, relativ am Beginn einer Pesso-Therapie im Einzelsetting – im Kapitel 16 werde ich auf diese Möglichkeit ausführlicher eingehen –, war für mich sehr anstrengend, da ich mit der Aufzeichnung ihrer Anamnese beschäftigt war, in der sie sehr sprunghaft erzählte. Immer wieder geriet sie in Konfusion, und es war schwer für mich, ihr zu folgen und gleichzeitig »den inneren Faden zu halten«. Mein Mitschreiben störte sie. Ich bezog mich noch einmal auf meine Erklärung am Beginn des Vorgesprächs, dass diese Aufzeichnung für den Kassenantrag notwendig ist. Gleichzeitig signalisierte ich mein Verständnis dafür, dass dieses Mitschreiben als störend erlebt werden kann. Trotzdem kam es in dieser Phase von ihrer Seite bereits zu subtilen Entwertungen. Am Schluss der Sitzung war ich erschöpft und innerlich aufgeladen mit Ärger, da ich keinen guten Weg gefunden hatte, die subtilen Entwertungen rechtzeitig in der Sitzung anzusprechen. Dieser Ärger saß noch in mir, und ich war froh, mich nach dem Ende der Sitzung in mein Büro zurückziehen zu können.

Mein Büro stellt in den Zwischenpausen für mich einen wertvollen Rückzugsraum zwischen den Sitzungen dar, und die Achtung der damit verbundenen Grenzen ist mir wichtig.

Ich war gerade mit einem kurzen Telefonat beschäftigt, als die Bürotür aufging, die Klientin hereinkam. Ich forderte sie etwas gereizt auf, das nächste Mal erst anzuklopfen. Abrupt schloss sie die Tür von außen. Als ich kurze Zeit später in den Warteraum ging, um nachzufragen, was sie bräuchte, war sie weg. Zur nächsten vereinbarten Stunde erschien sie nicht, rief mich später an und entschuldigte dies mit einem dringenden anderen Termin. Da ich versäumt hatte, mit ihr das Thema Ausfallhonorar zu klären, holte ich dies jetzt nach. Daraufhin beendete sie relativ kurz angebunden das Telefonat. Die nächste Stunde begann mit einer für mich »nervenden Debatte« über das Thema Ausfallhonorar, und urplötzlich meinte sie, wenn ich nur am Geld interessiert sei, hätte eine Therapie hier für sie keinen Sinn. Sie stand auf und ging. Ich schickte ihr ein kurzes Schreiben, in dem ich ihr mitteilte, dass es in meinem Verständnis nicht um das Ausfallhonorar gegangen sei, sondern um meine gereizte Reaktion, als sie nach der Stunde ins Büro kam. Und dass ich verstehen könne, dass sie dies gekränkt habe. Einige Tage später rief sie an und vereinbarte einen weiteren Termin. Erst bei diesem weiteren Gespräch teilte sie mir mit, dass sie vor ihrem Eintreten schon zwei Mal leise geklopft hatte. Ich signalisierte sehr deutlich mein Verständnis für ihre Kränkung durch meine genervte Reaktion (ich hatte das Klopfen aufgrund des Telefonats tatsächlich überhört) und schlug ihr vor, die Ladung des »negativen Aspekts«, die ich in dem Moment bekam, zu externalisieren. *(Meist braucht es dafür einiges an vorbereitenden Erklärungen, damit die Klienten das damit verbundene Konzept verstehen.)*

Sie nutzte dafür einen leeren Stuhl, den sie schräg rechts vor mich stellte. Nach einem weiteren Zwischenschritt *(dargestellt im übernächsten Abschnitt)* kam es sehr schnell zu Erinnerungen an ihre Geschichte: Es tauchten Bilder ihres Vaters auf, der sich häufig aus dem Familiengeschehen an seinen Schreibtisch zurückzog und sehr genervt und zurückweisend reagierte, wenn sie etwas von ihm wollte.

Dieses Beispiel macht deutlich, dass scheinbar »normale Reaktionen« bei Menschen mit deutlich ausgeprägter Omnipotenz tiefe Verletzungen auslösen können, die bis hin zum Kontaktabbruch gehen. Für das Gegenüber ist dies meist unbegreiflich, es fühlt sich in der Regel seinerseits tief getroffen, »fallen gelassen«, bisweilen auch wie »weggeworfen«, Gefühle, die derjenige, der sie beim anderen auslöst, meist als unbewusste Erfahrungsgeschichte in sich trägt. Die Entstehung von Omnipotenz gründet in lerngeschichtlich frühen Verletzungen, die im Beziehungsgeschehen mit den Eltern aus unterschiedlichen Gründen erfolgten und mit diesem inneren Erleben einhergingen.

Für den Umgang mit dieser Kränkbarkeit ist es wichtig, dass Therapeuten dieses Wissen in sich tragen und darauf nicht mit Distanzierung, Entwertung oder Zurückweisung reagieren. Sonst geben sie nur die Verletzung wieder zurück, die die Klienten bereits in sich tragen (in der Fachsprache nennt man das »Projektive Identifikation«), und bestätigen deren »negatives Erwartungsmodell«. In der Sprache der Pesso-Therapie bestätigen sie damit erneut die »Stimme der inneren Wahrheit« der Klienten: »Niemand kann mit meinen Gefühlen umgehen, besser ist es, ich zeige sie erst gar nicht.« Stattdessen bedarf es einer Validierung und Anerkennung der damit verbundenen Verletzung, die als positive Fragmentfigur auf die Bühne des therapeutischen Prozesses gebracht werden kann.

*Der Umgang mit der Abwehr von Bedürftigkeit*

In Abschnitt 9.2 wurde das tiefe Misstrauen dargestellt, mit dem Menschen mit deutlich ausgeprägter Omnipotenz emotionalen Beziehungsangeboten begegnen. Es ist Teil ihrer Selbstschutzstrategie, sich dem nicht mehr zu öffnen, was sie gebraucht hätten, um damit eine erneute Verletzung zu vermeiden. Dies betrifft im ganz Besonderen das Angebot, eine validierende Figur für ihre verletzlichen oder bedürftigen

Seiten auf die Bühne des therapeutischen Beziehungsgeschehens zu holen. Auch wenn diese Sehnsucht in ihrem Gesichtsausdruck deutlich spürbar wird, reagieren sie darauf häufig mit Misstrauen oder latenter bis offener Entwertung.

Die tiefe Grundüberzeugung ihrer Geschichte ist geprägt durch die Erfahrung, dass es für Bedürftigkeit, Verletzlichkeit bzw. Sehnsucht im Kontakt keine Passform gab, sondern sie dafür Zurückweisung, mangelnde Sensibilität oder Entwertung erfuhren. In ihrem inneren Bild bedeutet die Öffnung für ein Beziehungsgeschehen, die alte schmerzliche Abhängigkeit oder Erniedrigung wiederzuerleben, die sie aus dieser Zeit kennen. Da diese Erfahrung damals eine bedrohliche Schädigung des Selbst darstellte, führte sie zu einer tief eingebrannten Spur auf der neurologischen Ebene, die automatisch mit dieser Schutzstrategie verknüpft ist. Dieser Selbstschutz ist so dominant, dass er die Regie übernimmt. Der »Pilot« ist gegenüber einer aktuell möglichen neuen Erfahrung deaktiviert und es nutzt nur wenig, dem mit rationalen Argumenten zu begegnen.

Der einzig mögliche emotionale Zugang zum Klienten kann in diesem Moment nur über die Anerkennung dessen erfolgen, was für ihn im Vordergrund steht, die Notwendigkeit der alten Selbstschutzstrategie: Das bestehende Misstrauen und die Bedeutung der damit verbundenen Selbstschutzstrategie muss anerkannt werden. Die Pesso-Therapie definiert solche Grundüberzeugungen, die aus den subjektiven Erfahrungen unserer frühen Geschichte resultieren als »Stimmen« (Bachg M., 2004). Die »Stimme der inneren Wahrheit« hatte ich bereits weiter oben angeführt. Es gibt aber auch noch weitere Möglichkeiten: Beispiele dafür sind die »*Stimme der Moral*«, die bestimmte Gefühle oder Reaktionsmuster verbietet, eine »*Stimme der Warnung*«, die Gefahren signalisiert, oder eine »*Stimme der alten Schutz- oder Überlebensstrategie*«, die verhindert, dass eine bedrohliche alte Verletzung sich wiederholt. Die Validierung dieser Schutzstrategie stellt meist eine gute Möglichkeit dar, auf der Beziehungsebene emotionalen Zugang zu den Klienten zu bekommen. Die Umsetzung dieser Strategie werde ich im nächsten Abschnitt darstellen.

*Die Validierung der alten Schutzstrategie*

*Wir kehren dafür zum oben dargestellten Fallbeispiel der Klientin zurück, und zwar zu dem Moment der Sitzung,* in dem sie die »negative Ladung« symbolisiert durch einen Stuhl schräg vor mir in den Raum gebracht hatte. (In ihr tauchte dieser für sie tief verletzende Moment sofort wieder auf, als sie sich daran erinnerte, wie ich sie etwas gereizt aufgefordert hatte, zuerst anzuklopfen, bevor sie ins Büro kommt.) Ihr Blick war auf diesen Stuhl gerichtet, die Muskeln um ihre Augen und um den Mund zogen sich zusammen, und der übrige Körper zeigte deutliche Anzeichen von Anspannung, als wenn sie innerlich auf dem Sprung wäre.

Wenn Menschen sich an früher Geschehenes erinnern, dann taucht die Erinnerung daran meist in Form von Bildern wieder auf, die sie in ihrem Inneren sehen. Pesso spricht in diesem Zusammenhang von unserem »*geistigen Auge*« (Pesso A., 2005, S. 310). Diese Bilder sind assoziativ verknüpft mit genau den Gefühlen, die damals vorhanden waren. Das erneute Spüren der Gefühle wird dadurch möglich, dass in der neurologischen »Repräsentanz« (der im Gehirn abgespeicherten Erinnerung) dieser Situation nicht nur das erlebte äußere Bild gespeichert ist, sondern auch alle anderen wesentlichen Komponenten. Dazu gehören auch unsere unmittelbaren Körperreaktionen, die die Grundlage der Gefühle sind, wie auch die äußeren Reaktionsmuster (z. B. die verletzende Reaktion des Gegenübers und der eigene situative Rückzug), die mit der ursprünglichen Situation verbunden waren.

Wir erleben in der Erinnerung an eine Situation also auch erneut unseren Körper wie damals (unser Körper reagiert so, *als ob es damals wäre* – Pesso nennt dies den »geistigen Körper«, Pesso A., 2005, S. 311), was die Grundlage der wieder auftauchenden Gefühle ist. Dieser geistige Körper wird uns unmittelbar einsichtig, wenn wir uns in die Vorstellung begeben, z. B. zu schwimmen oder Rad zu fahren. Wir können diesen Vorgang in unserem geistigen Auge innerlich sehen, uns ein Bild davon machen, und gleichzeitig können wir in unserem geistigen Körper die komplexen Bewegungsabläufe sogar spüren, die damit verbunden sind.

Die Klientin zeigte im Ausdruck ihres Gesichts deutliche Anzeichen von Sichverschließen, *das normalerweise mit der Kontrolle und dem*

*Unterdrücken des Ausdrucks von Gefühlen einhergeht.* Der übrige Körper signalisierte eine Anspannung, die auf mich den Eindruck machte, als ob sie innerlich bereit wäre, aus der Situation rausgehen zu wollen. *Ihr geistiger Körper mobilisierte die Energie einer altbekannten Fluchtreaktion als Schutz vor einer erinnerten Verletzung. In solchen Momenten ist innerlich ein altes Schutzmuster aktiv, das als Stimme externalisiert werden kann.*

Ich sprach an, dass da wohl eine alte Schutzstrategie in ihr auftauche, sich zurückziehen oder gehen zu wollen, weil sie befürchtet, verletzt zu werden, was von ihr bestätigt wurde. Meiner Erklärung, dass in der Pesso-Therapie ein solches Schutzmuster als »Stimme der Schutzstrategie« verstanden wird, konnte sie folgen, und sie war auch bereit, diese im Raum zu externalisieren.

Normalerweise bringen wir solche Stimmen nicht über ein Symbol oder über einen Rollenspieler auf die Bühne des therapeutischen Raums, sondern wir geben ihnen nur einen Platz in der Luft. Dieses Vorgehen hat damit zu tun, dass diese Stimmen Schlussfolgerungen aus unserer erlebten Geschichte darstellen. Die Stimme der alten Schutzstrategie umschreibt also unsere innere Reaktion auf das, was im Außen passiert ist.

Ich möchte dies kurz am Beispiel der Geschichte der Klientin aufzeigen. Sie erinnerte sich später in der Sitzung an eine Sequenz mit ihrem Vater, die weiter oben bereits dargestellt war. Er zog sich häufig aus der Familie an seinen Schreibtisch zurück und reagierte eher genervt, wenn die Klientin zu ihm kam und etwas wollte. Die äußere Situation war seine gereizte und zurückweisende Reaktion, die in ihr zu folgender Schlussfolgerung geführt haben könnte: »*Wenn jemand gereizt auf deinen Kontaktversuch reagiert, hast du keine Chance. Zieh dich sofort zurück, brich den Kontakt ab und versuche, damit allein zurechtzukommen.*« Wir unterscheiden also deutlich zwischen einem real auftauchenden Bild, das in der historischen Szene mit Rollenspielern auf die Bühne des therapeutischen Geschehens gebracht werden kann, und zwischen Stimmen als Schlussfolgerungen aus dieser erlebten Geschichte, die nicht durch Rollenspieler repräsentiert werden.

Sie gab dieser »Stimme der alten Schutzstrategie« einen Platz in der Luft schräg links über ihr und schrieb ihr folgenden Satz zu: »Zieh dich zurück und geh, dann kannst du nicht mehr verletzt werden!«

Wenn ich als Therapeut den Eindruck habe, dass z. B. eine Stimme der alten Schutzstrategie in der Klientin aktiv ist – ich sehe den beginnenden Rückzug in ihrem Gesicht und ihrem Körper –, dann spreche ich dies an. Wenn sie die Bereitschaft signalisiert, diese Stimme hören zu wollen, spreche ich stellvertretend für diese Stimme den Satz und weise mit meiner Hand auf den Platz, den sie ihr in der Luft gegeben hat.

*Ihr Gesicht signalisierte deutliche Zustimmung und fast Zufriedenheit, als sie diese Worte hörte.* Wenn es bei diesem Schritt bliebe, würde der weitere therapeutische Prozess stagnieren. Die Klientin wäre sich bewusst, dass dies ihre alte Strategie ist, ginge innerlich in das alte Rückzugsmuster, die vorher vorhandenen Gefühle würden abnehmen und sie würde bestenfalls eine gewisse Zufriedenheit über den damit einhergehenden Schutz zeigen. Es wäre ihr wie früher wieder gelungen, die innerlich aufgewühlte Situation allein zu meistern, und die vertraute Omnipotenz hat gesiegt: Sie braucht nichts mehr im Kontakt, ist unabhängig und die Beziehung fühlt sich »emotional leer an«.

Um emotional im Beziehungsgeschehen mit ihr den emotionalen Kontakt halten zu können, ist es in diesem Moment entscheidend, die für sie wichtige Bedeutung dieser Strategie anzuerkennen, was in ihrer Geschichte meist nicht erfolgt ist. Damals waren keine Eltern, die verstanden hätten, warum sie sich zurückzieht, und darauf in für sie konstruktiver Weise eingegangen wären. Darin steckt aber auch eine Sehnsucht nach einem Gegenüber, das versteht und anerkennt, dass ihr Rückzug ein Schutz ist.

Ich sprach an, dass dieses alte Schutzmuster wohl eine wichtige Überlebensstrategie darstellt, die ihr hilft, erneute Verletzung zu vermeiden, und bot die Möglichkeit an, eine Figur hereinzuholen, die anerkennt, wie wichtig das für sie ist. Sie symbolisierte diese »validierende Figur« für ihre Schutzstrategie durch einen weiteren Stuhl, auf den sie ein Kissen legte, und stellte diesen links vor sich. Der Platz wurde dabei von ihr so gewählt, dass er vor den leeren Stuhl kam, der die »negative Ladung« symbolisierte (die ich bekommen hatte) und diesen teilweise verdeckte.

Da in der einzeltherapeutischen Situation keine Rollenspieler zur Verfügung stehen, ist es notwendig, diesen Figuren »Sprache zu geben«, wofür ich meine Stimme zur Verfügung stelle.

Ich zeigte mit meiner Hand auf den Stuhl mit dem Kissen und sagte: »Könnte diese validierende Figur sagen: ›Ich anerkenne, wie wichtig diese Rückzugsstrategie ist, weil sie für dich die einzige Möglichkeit darstellt, dich vor erneuter Verletzung zu schützen.‹« Ihr Kopf nickte zustimmend, und plötzlich traten Tränen in ihre Augen.

Die Gefühle, die in solchen Momenten auftauchen, in denen eine alte Schutzstrategie in ihrer Bedeutung erstmals anerkannt wird, sind meist gemischt und komplex. Einerseits ist da ein Berührtsein, dass jemand da ist, der den positiven Aspekt der Schutzreaktion sieht und versteht. Und andererseits tauchen gleichzeitig meist auch alte schmerzliche Erinnerungen der Geschichte wieder auf, die mit der Entstehung dieses Schutzmusters verbunden waren.

In den Gefühlen von Trauer, Schmerz oder Verzweiflung über das, was war, steckt immer auch die Sehnsucht nach dem, was wir stattdessen gebraucht hätten. Diese Sehnsucht nutzen wir in der Pesso-Therapie, um schrittweise gemeinsam mit den Klienten das zu entwickeln, was auf einer therapeutischen Bühne als heilendes Gegenbild aufgebaut und erlebt werden kann. Meist ist dies jedoch nicht unmittelbar und sofort möglich, sondern eine Frage der »*Dosierung*«, die Bestandteil des folgenden Abschnitts sein wird.

*Schrittweise Dosierung dessen, was gefehlt hat*

Vor allem bei Menschen mit omnipotenten Anteilen ist die Frage der Dosierung dessen, was wir ihnen anbieten, wenn die Sehnsucht sich öffnet, ein wichtiges Thema. Da ihre Lerngeschichte meist geprägt ist von Verletzung, Zurückweisung und Enttäuschung, tragen sie gegenüber positiven Beziehungsangeboten ein tiefes Misstrauen in sich. Vertrauen können sie meist nur in kleinen Schritten aufbauen, die für sie auch glaubwürdig sind. Pesso, der in seiner kreativen Art in der Lage ist, mit Metaphern in einer leichten Weise zu spielen, hat für diese Schwierigkeit folgendes Bild geprägt: Er vergleicht die zu großen Schritte mit einer »Elefantenpille« (so z. B. auf seiner CD »Stages and Screens«), die diese Menschen berechtigterweise nicht bereit sind zu schlucken.

Würde ich der Klientin sofort einen idealen Vater anbieten, der von seinem Schreibtisch freundlich aufblickt, wenn sie reinkommt, und ihr zugewandt zuhören würde, so kämen wahrscheinlich folgende Reaktionen:

- »*Das hat der aber nicht getan!*« Dabei wäre ihr Ausdruck vielleicht trotzig oder entrüstet, gegenüber diesem für sie unrealistischen Angebot. Daran würde sich auch nichts durch den Hinweis ändern, dass dies ja ein »idealer Vater« tun und sagen würde, der ganz andere Qualitäten hätte.
- »*So einen Vater gibt es nicht, das wäre ja wie im Märchen!*« Ihr Gesicht könnte dabei einen spöttisch lächelnden Ausdruck zeigen, der die Naivität widerspiegelt, mit der dieses Angebot meinerseits für sie verknüpft ist.

Da es in ihrer Erinnerung kein erlebtes Abbild eines so positiven Beziehungsangebotes gibt, wäre es viel zu bedrohlich, sich mit der eigenen Sehnsucht diesem großen und für sie unwahrscheinlichen Schritt zu öffnen.

Es bedarf also einer kleineren Dosis, die bezüglich ihrer erlebten Geschichte und Erinnerung glaubhafter wäre. Häufig stellen bestimmte Aspekte der historischen Szene dafür Möglichkeiten zur Verfügung, die an dem »andocken« können, was es damals gebraucht hätte, sodass ein schrittweiser Übergang zum heilenden Gegenbild leichter möglich wird.

*Im Fall der Klienten war dies eine »validierende Figur«, die anerkannt hätte, wie sehr sie die zurückweisende Reaktion des realen Vaters sie damals verletzt hat.* Auch dies ist eine hypothetische Figur, die es in ihrer Geschichte damals so nicht gab. Aber dadurch, dass dies näher verbunden war mit ihrem ursprünglichen Erleben (ihre Verletzung wird damit erstmals gesehen und anerkannt), war dieser Schritt möglich und sie konnte sich dem öffnen. *Sie verwendete als Symbolisierung dafür den-*

*selben Stuhl mit dem Kissen, der vorher schon in der Rolle der Validierung ihrer Schutzstrategie war.*

Damit erfolgte ein wichtiger Schritt, den ich kurz erläutern möchte: Es kam dabei zu einem Wechsel der zeitlichen Ebene. Die Validierung ihrer alten Schutzstrategie erfolgte im Hier und Jetzt, da die alte Schutzstrategie ja auch im aktuellen Beziehungsgeschehen mir gegenüber aktiv ist. Wenn eine solche Figur, die ursprünglich im Hier und Jetzt eingeführt wurde, in die historische Szene (also in die Erinnerung von damals) transportiert wird, muss dies explizit deutlich gemacht werden.

> Ich vollzog dies in der Situation mit der Klientin durch folgende Worte: Wir nehmen also diese validierende Figur mit in Ihre Geschichte, so als ob sie damals auch da gewesen wäre. Deshalb lasse ich sie Folgendes sagen (zeige mit meiner Hand auf den Stuhl mit dem Kissen, der die validierende Figur symbolisiert, dem ich erneut meine Stimme leihe): »Wenn ich damals da gewesen wäre, hätte ich gesagt: Ich verstehe, wie sehr dich die Zurückweisung deines Vaters verletzt.« Die Reaktion der Klientin bestand aus einer Mischung aus Schmerz und einer beginnenden Spur von Hoffnung in ihren Augen, während sie dorthin schaute, wo die validierende Figur ihren Platz hatte.

Dieses dosierte und schrittweise Vorgehen führte dazu, dass die Klientin in ihren Gefühlen offen blieb und der therapeutische Prozess weitergeführt werden konnte. Mit diesen Ausführungen werde ich das Thema der schrittweisen Dosierung abschließen und zum nächsten Punkt übergehen, der eigentlichen Arbeit mit körperlicher Begrenzung im fortlaufenden Prozess einer Pesso-Therapie.

*Die Arbeit mit körperlicher Begrenzung und Limitierung*

In Kapitel 9 habe ich ausgeführt, dass in der Entstehung von Omnipotenz mangelnde Begrenzung und daraus resultierende Gefühle von Bedrohung eine entscheidende Rolle spielen.

- Auf der Ebene der Grundbedürfnisse (nach Nahrung, nach liebevollem Kontakt, Zuwendung, Trost usw.) kann dieser erlebte Mangel z. B. zu folgender Grundüberzeugung führen: unersättlich zu sein oder so viel zu brauchen, dass niemand dies wirklich erfüllen kann. Sie kann aber auch die Idee annehmen, zu sensibel oder zu verletzlich zu sein, sodass niemand damit umgehen kann.

- Das Fehlen von erlebter guter Begrenzung von Kraft, Wut oder Aggression führt meist zu der tiefen Grundüberzeugung, dass diese Energien so mächtig und grenzenlos sind, dass sie kontrolliert und unterdrückt werden müssen. Es kann aber auch zum gegenteiligen Muster kommen, dem Ausagieren gegenüber sich selbst und anderen. Bisweilen sind Gefühle von Wut und Ärger aber auch so stark tabuisiert (weil sie zu bedrohlich erscheinen), dass dies zu einer Unfähigkeit führt, sich adäquat zur Wehr setzen zu können.
- Das Gleiche gilt für den Bereich der sexuellen Energie, wenn es dafür in der frühen Entwicklung keine guten Grenzen gab und die notwendige Integration dieser beim Kind noch eher ungebundenen Energie durch »Ego-Wrapping« nicht oder unzureichend stattfand.

Gleichzeitig geht damit aber auch immer die Grundüberzeugung einher, dass diese Bedürfnisse, Energien oder Kräfte in mir so »gewaltig« sind, dass sie alles »verschlingen« oder »vernichten« und von Menschen weder gestillt noch begrenzt werden können. Dies bildet einen wichtigen Kern der Aufblähung des Selbst und der Entstehung des damit verbundenen (omnipotenten) Größenselbst: Dadurch wird das Kind nicht nur aus der ihm angemessenen Position des familiären Beziehungsgefüges hinauskatapultiert, sondern es entfernt sich innerlich letztlich aus jedem menschlichen Beziehungsgefüge – zumindest in all den Bereichen, die durch sein Größenselbst dominiert werden. Es stellt sich über die Eltern, die es als unfähig erlebt, und fängt an, emotionale Grundqualitäten (weiche Gefühle, Sehnsucht, Verletzlichkeit usw.), die Voraussetzung für Beziehung und Nähe sind, zu verachten.

Die Grundüberzeugungen seines Größenselbst beinhalten jedoch auch die Illusion, nichts mehr zu brauchen, alles allein schaffen zu können und Macht bzw. Kontrolle über alles haben zu können, was diese »Allmacht« bedrohen könnte. Dazu gehört die Macht nach innen (die Unterdrückung und Kontrolle der eigenen Gefühle und Bedürfnisse) wie auch nach außen (da ist niemand, der mächtiger ist als ich, der mich begrenzen oder kontrollieren kann). Die gegenteilige Erfahrung würde das innere Größenselbst sofort bedrohen und muss vermieden oder präventiv »vernichtet« werden.

Genau da aber setzt die Pesso-Therapie mit der Möglichkeit von körperlicher »*Begrenzung*« bzw. »*Limitierung*« an. Bevor ich damit fortfahre, möchte ich diese beiden unterschiedlichen Begriffe kurz erklären:

- »*Gute Begrenzung*« bedeutet in der Sprache der Pesso-Therapie, dass es einen ausreichenden Spielraum gibt, in dem sich ein Impuls von Energie ausdrücken kann. Der Bewegungsausdruck, der damit verbunden ist, findet im Kontakt mit einem realen Gegenüber statt und wird von ihm am Ende des Spielraums begrenzt. Diese Grenze muss so sicher sein, dass dieser Punkt in keinem Fall überschritten werden kann, egal, wie viel Energie sich in der Bewegung dort noch entfaltet. Die Bewegung kann also bis zu dieser Grenze gehen und wird dort sicher *limitiert*, womit wir zur Klärung dieses Begriffes kommen.
- »*Limitierung*« bedeutet eine endgültige Grenze. An diesem Punkt geht nichts mehr, egal, wie viel Kraft kommt.

Insoweit ist Limitierung für Menschen mit Omnipotenzproblemen eine grundlegend notwendige Erfahrung. Sie trägt entscheidend mit dazu bei, das Größenselbst auf das normale menschliche Maß zu reduzieren, das im Rahmen der guten Begrenzung vorher erfahren werden kann. Die omnipotente Grundüberzeugung erweist sich durch diese Erfahrung als Illusion bei gleichzeitiger Validierung der guten kraftvollen Energie, die als Teil des wahren Selbst in der Interaktion der guten Begrenzung begrüßt und unterstützt wird.

Dies muss jedoch in einem vertrauensvollen Beziehungsgeschehen erfolgen, und bei den Klienten muss eine innere Öffnung vorhanden sein, diese Erfahrung machen zu wollen. Ist diese Öffnung nicht gegeben und sie erfahren Limitierung gegen ihren Willen, so wird diese als Vernichtung erlebt, die in jedem Fall negative Folgen für die Beziehungsebene und jede weitere Öffnung haben wird. Um Limitierung als etwas nutzen zu können, was Vertrauen aufbaut und nicht zerstört, bedarf es noch weiterer Aspekte, die ich überwiegend schon dargestellt habe:

- Die Anerkennung und Validierung des mit der Omnipotenz einhergehenden Misstrauens und der alten Schutzstrategie.
- Eine positive Öffnung für und ein Vertrauen in die Glaubwürdigkeit des Angebots der Limitierung wie auch der daran beteiligten Menschen in ihren jeweiligen Rollen. Dies betrifft sowohl den Therapeuten in seiner persönlichen Glaubwürdigkeit wie auch die Integrität der beteiligten Gruppenmitglieder.
- Eine vorherige Erfahrung von guter Begrenzung und die Validierung der eigenen Kraft. Sie dient dem Aufbau der Sicherheit, dass diese Kraft sein darf und anerkannt wird und es nicht um deren »Vernichtung« geht.

Sind diese Voraussetzungen gegeben, so kann in einem fortlaufenden therapeutischen Prozess das Thema körperliche Begrenzung eröffnet werden, wie ich es im folgenden Fallbeispiel anschaulich darstellen werde.

### 10.4.3 Fallbeispiel: Gute körperliche Begrenzung bei Omnipotenz

Es handelt sich dabei um die Teilnehmerin einer fortlaufenden Pesso-Gruppe. Unmittelbar vor ihrer Struktur war bei einer anderen Teilnehmerin das Thema von Begrenzung aufgetaucht: Diese erlebte in ihrem heilenden Gegenbild ideale Eltern im Alter von 3 Jahren, die sie in ihrem Trotz und ihrer Wut anerkannten und den damit verbundenen körperlichen Ausdruck in guter Weise begrenzten. Gefühlsmäßig kam die eingangs genannte Teilnehmerin darüber zum ersten Mal in Berührung mit Trauer, wie sehr ihr eine vergleichbare Erfahrung in ihrer Geschichte gefehlt hatte. Dies war insoweit neu, da sie bisher auf Angebote zur Begrenzung – in vorher erfolgten Strukturen – meist mit einer Mischung von Misstrauen und ironischer Ablehnung reagiert hatte. Dabei schwang immer auch der Unglaube mit und die Grundüberzeugung, dass niemand dazu in der Lage sein würde, ihr gute Grenzen zu setzen. Ein Spüren von Trauer war bisher in dieser Deutlichkeit nicht aufgetreten. Es stellt meist ein eindeutiges Signal dar, dass gefühlt wird, was im Kontakt früher gefehlt hat.

*Diese emotionale Öffnung führte bei der nun folgenden Struktur über einen differenzierten Prozess, dessen Einzelheiten jetzt nicht dargestellt werden – die Darstellung einer vollständigen Struktur findet sich in Kapitel 14* – in das »heilende Gegenbild« mit idealen Eltern, die in liebevoll verbundener Weise vor ihr saßen. Dieses Bild hatte sich schrittweise entwickelt aus der historischen Szene mit ihren realen Eltern, die sehr viel Konflikte miteinander hatten und so mit sich selber beschäftigt waren, dass die damals 5-Jährige mit ihren Gefühlen und ihrer Bedürftigkeit weitgehend allein zurechtkommen musste.

Die idealen Eltern waren zu ihr gewandt, schauten sie an, und ihre offenen Arme signalisierten einen liebevollen Kontakt zu ihr mit den Worten: »Wenn wir damals da gewesen wären, als du 5 Jahre alt warst, als deine idealen Eltern, hätten wir gesehen, was du brauchst, und uns beide dir zugewandt, so wie jetzt.« Diese Worte lösten in der Klientin tiefe Gefühle von Trauer und Verzweiflung aus, ihr Oberkörper wurde von tiefem Schluchzen geschüttelt. Zwei Gruppenteilnehmer, die in der Rolle von liebevollen Kontaktfiguren neben ihr saßen, gaben ihr dabei Halt, sodass sie diese Gefühle in ihrem Körper spüren konnte, ohne davon überwältigt zu werden.

Der körperliche Halt, der dabei erfolgt, wird von der zentralen Person (der Klientin) immer auch als gute Begrenzung der aufbrechenden Gefühle erlebt. Die Halt gebenden Figuren machen dabei im Kontakt deutlich, »*diese Gefühle dürfen sein und wir können damit umgehen*«, was eine wichtige heilende Gegenerfahrung zur real erlebten Geschichte darstellt.

Die Klientin befand sich zu diesem Zeitpunkt der Struktur deutlich sichtbar im inneren Erleben des 5-jährigen Mädchens, was auch ihr Gesichts- und Körperausdruck eindeutig signalisierte. Während sie diesen guten begrenzenden Halt durch die Rollenspieler (ein Mann und eine Frau) links und rechts neben sich erlebte, blickte sie kurz zu ihnen mit einem Ausdruck von Berührtsein und Dankbarkeit für diese Erfahrung. Dies machte deutlich, dass sie im Kontakt mit ihnen etwas erleben konnte, was bei den realen Eltern gefehlt hatte.

Um den nächsten Schritt leichter verstehen zu können, möchte ich die Szene in diesem Moment zusammenfassend darstellen und ihn methodisch kurz erläutern. Vor der Klientin sitzen die miteinander verbundenen idealen Eltern, die mit einem liebevollen Ausdruck zu ihr schauen, ihre Hände und Unterarme weisen in einer geöffneten Weise zu ihr. Sie sehen die Klientin in ihren Bedürfnissen als 5-jähriges Kind und sind bereit, sie damit anzunehmen, was genau dem entspricht, was ihr im Kontakt mit den realen Eltern gefehlt hatte. Neben ihr sitzen die Kontaktfiguren, die ihr liebevollen körperlichen Halt geben, zu denen sie in diesem Moment voll Dankbarkeit schaut. Damit haben diese Halt gebenden Figuren aber zugleich auch elterliche Qualitäten, die sie liebevoll körperlich einhüllen und ihr helfen, mit ihren tiefen Gefühlen umzugehen.

In einem solchen Moment ist es sinnvoll, diese Rollenspieler in die Erweiterung der idealen Eltern gehen zu lassen. Im übertragenen Sinne bedeutet dies: Sie erlebt durch die Rollenspieler der idealen Eltern, die vor ihr sitzen, die Erfüllung der Sehnsucht des 5-jährigen Kindes, in seiner Bedürftigkeit gesehen und angenommen zu sein (geöffnete Hände). Diese Rollenspieler sprechen auch im weiteren Verlauf der Struktur für die idealen Eltern, repräsentieren sie quasi in der Hauptrolle. Die Erweiterungsfiguren nehmen nur den Aspekt wahr, der ihnen zugewiesen ist – in diesem Fall also die gute körperliche Begrenzung der heftigen Gefühle, so wie das kleine Kind es damals von den Eltern gebraucht hätte. Klienten sind in der Regel problemlos in der Lage, diese beiden Interaktionsebenen innerlich zu einer Einheit zusammenzufügen.

> *Im nächsten Schritt bot ich ihr die Erweiterung dieser Rollen an:* Ich fragte sie, ob sie bereit wäre, diese Rollenspieler in die Erweiterung der idealen Eltern gehen zu lassen. Sie stimmte dem zu, und die Halt gebenden Figuren sagten auf meine Anweisung hin folgenden Satz: »Ich erweitere meine Rolle um den ›Halt gebenden Aspekt‹ der idealen Eltern.« Die Augen der Klientin gingen währenddessen wieder zu den idealen Eltern vor ihr mit einem fragenden, fast skeptischen Blick.
>
> *Dieser Gesichtsausdruck spiegelte mit hoher Wahrscheinlichkeit einen Teil des alten Misstrauens aus ihrer Geschichte wider. Es war, als wenn der skeptische Ausdruck ihrer Augen fragen würde:* »Könnt ihr das wirk-

lich?« *Gleichzeitig zeigten sich in ihren Beinen, die nach vorne zu den idealen Eltern hin ausgerichtet waren, deutliche Anzeichen von Anspannung, als ob eine Bewegung entstehen wollte. Ich sprach diese Wahrnehmung an und fragte sie, ob sie den darin sitzenden Bewegungsimpuls mal ausprobieren wolle. Daraufhin verstärkte sich der Impuls, die angewinkelten Beine nach vorne in Richtung der idealen Eltern drücken oder stoßen zu wollen.*

Bevor ich Klienten die tatsächliche Möglichkeit gebe, in der Interaktion – mit idealen Eltern oder auch anderen Rollenspielern – solche körperlichen Impulse auszuleben, kläre ich vorher mit ihnen ab, was sie dabei im Kontakt brauchen. Damit sorge ich dafür, dass die Form des körperlichen Ausdrucks in der Interaktion die stimmige Passform erhält.

Ich fragte die Klientin, welche Art von körperlichem Kontakt sie von den idealen Eltern bräuchte, wenn ihre Füße anfangen würden, stärker nach vorne zu drücken oder zu stoßen. Wie diese ihre Füße oder Beine halten sollten, damit dieser Ausdrucksimpuls für sie sich sicher und gut anfühlen könnte. Nach kurzer Überlegung meinte sie mit einem fast zufriedenen Lächeln im Gesicht, die sollen ihre Füße so halten, dass sie ihre ganze Kraft da reinbringen könne.

An dieser Stelle möchte ich zur Klärung dessen, was hier geschieht, ein wichtiges Konzept der Pesso-Therapie einflechten, die »*Sequenz der Selbstverwirklichung*«. Besonders bei der therapeutischen Arbeit mit körperlicher Begrenzung sollten die darin enthaltenen Prinzipien und Regeln *genaueste Beachtung finden.*

- Es gibt *Energie* im Körper, die Teil des wahren Selbst ist und sich ausdrücken möchte. Häufig kündigt sich dies durch eine körperliche Anspannung oder einen beginnenden Bewegungsimpuls an.
- Der nächste notwendige Schritt ist es zu überprüfen, was daraus für ein *körperlicher Ausdruck* entstehen könnte. Bei der Klientin, die auf einem Kissen am Boden saß, bestand dieser in dem Bewegungsimpuls, die angewinkelten Beine nach vorne drücken oder stoßen zu wollen.

- Im Sinne der grundlegenden Entwicklungsbedürfnisse braucht jeder Ausdrucksimpuls im Kontakt eine stimmige *Interaktion.* Die Form des Ausdrucks braucht ihre Passform. Dies eröffnet den nächsten Schritt, die Frage nach der Interaktion, die die Klientin dabei spüren möchte: *Die idealen Eltern sollen ihre Füße so halten, dass sie ihre ganze Kraft in die Bewegung bringen kann.*
- Diese Interaktion ist dann eine wirkliche Passform für den Ausdrucksimpuls des wahren Selbst, wenn die damit verknüpfte Bedeutung stimmig ist. Das *zufriedene Lächeln im Gesicht der Klientin* und ihre Worte, *»die sollen ihre Füße so halten, dass sie ihre ganze Kraft da reinbringen könne«*, signalisierten, dass sie diese Bedeutung bereits in ihrem Bewusstsein hatte: Mit diesen idealen Eltern würde sie durch gute Begrenzung spüren, dass diese mit all ihrer Kraft umgehen können.
- Über die Verinnerlichung (begleitet durch die neurologische Abspeicherung als innere Erfahrungsrepräsentanz) dieser körperlichen Erfahrung der *»guten Begrenzung«* im Kontakt mit diesen idealen Eltern kommt es zu dem, was wir in der Pesso-Therapie mit »Ego-Wrapping« umschreiben. Die idealen Eltern hüllen diesen kraftvollen Teil des Selbst des Kindes mit ihren Körpern in sicherer Weise ein, validieren die damit verbundene Energie und das Gefühl und heißen damit diesen Aspekt des Kindes willkommen. Es kommt zur Integration und *Internalisierung* dieser Erfahrung, die später in der Erinnerung als »neu erlebte Geschichte« (und damit als heilendes Gegenbild zur realen Geschichte) wieder abgerufen werden kann.

Durch eine weitere Grafik (auf S. 183) möchte ich die wichtigsten Aspekte dieser Ausführungen anschaulich zusammenfassen.

Schauen wir uns jetzt an, wie die Klientin das weiter erlebt: *Die idealen Eltern umfassen mit beiden Händen die Füße der Klientin so, dass sie deren Bewegungsimpuls, der nach vorne in ihre Richtung geht, sicher unterstützen und begrenzen können.*

Bevor es dann in die eigentliche Interaktion geht, bedarf es noch einiger weiterer Schritte, um zu gewährleisten, dass diese gute Begrenzung für alle Beteiligten in sicherer Weise vonstattengehen kann. Da ihre genaue Umsetzung wie auch Einhaltung sehr wichtig ist, werde ich sie Schritt für Schritt darstellen:

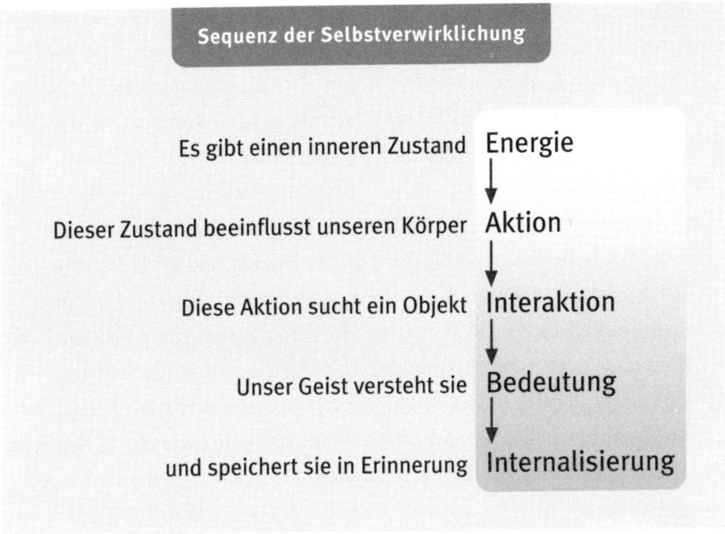


**Grafik Nr. 11:** Sequenz der Selbstverwirklichung

- Der Bewegungsimpuls der Klientin muss bezüglich des daran beteiligten Körperteils so weit beschränkt werden, dass ein klarer Bewegungsrahmen entsteht, auf den sich die Rollenspieler einstellen können. Im vorliegenden Fall darf der körperliche Ausdruck nur durch die Beine und die Füße erfolgen, der restliche Körper muss in »Ruhe bleiben«.
- Auch die Richtung des Bewegungsausdrucks wird klar definiert und damit räumlich eingegrenzt, sodass sie für die Rollenspieler eindeutig vorhersehbar ist. Die Richtung des Bewegungsausdrucks der Beine und der Füße der Klientin sollte nur nach vorne gehen zu den idealen Eltern hin und nicht zur Seite oder diagonal.
- Der äußere Rahmen muss so gestaltet werden, dass sich keiner der Beteiligten verletzen kann. Dies setzt Umsicht, aber auch grundlegende Kenntnisse der Anatomie des menschlichen Körpers voraus, Fähigkeiten, die Teil der Weiterbildung von Pesso-Therapeuten sind. Meine Anweisung an die Rollenspieler der idealen Eltern, mit der zweiten Hand während der Bewegung den Knöchel der Klientin zu stabilisieren, gehörte dazu. Weitere Aspekte hierzu seien nur kurz genannt. Ein Kissen auf dem Boden unterhalb der Füße der Klientin

sorgte für einen weichen, aber stabilen Untergrund. Die eigentliche Interaktion wird in einer oder mehreren Vorübungen erst mal erprobt, um alle Komponenten sicher abschätzen zu können. Mit der Klientin selbst wird ein klarer Kontrakt geschlossen, der ihre innere Bereitschaft gewährleistet, sich an diesen Rahmen zu halten.

- Die Rollenspieler übernehmen dabei eine wichtige Verantwortung für sich selbst wie auch für die Sicherheit des gesamten Settings: Die Klientin befindet sich während dieser Interaktion zwar innerlich im Erleben eines kleinen Kindes im Alter von 5 Jahren, verfügt aber durchaus über den Körper und die Kraft einer erwachsenen Frau. Um eine gute Begrenzung der mit dem Bewegungsausdruck verbundenen Kraft »dieser erwachsenen Frau« sicher gewährleisten zu können, brauchen sie ein gutes Gespür für ihre eigene körperliche Belastungsfähigkeit. Dazu wird mit ihnen ein spezieller Kontrakt geschlossen: Ihre Aufgabe ist es, rechtzeitig »stopp« zu sagen, wenn sie spüren, dass ihre Kraft dafür nicht ausreichen könnte. In einem solchen Fall bedarf es körperlicher Unterstützung für die idealen Eltern. Diese kann durch zusätzliche Erweiterungsfiguren erfolgen, die dazu beitragen, dass die idealen Eltern diese gute Begrenzung in sicherer und körperlich leichter Weise geben können. Wäre dies nicht der Fall, käme es zu einer »*Reinszenierung der negativen Geschichte*« der Klientin (die realen Eltern konnten das nicht leisten) und damit zu einer Verstärkung der alten omnipotenten Grundüberzeugung. Dies muss in jedem Fall vermieden werden. Dazu gehört auch der Kontrakt mit der Klientin, dass sie mit ihrem Bewegungsimpuls sofort aufhört, wenn dieses Stopp erfolgt. Das Setting muss dann so verändert werden, dass die gute Begrenzung wieder in sicherer Weise und ohne allzu große Anstrengung vonseiten der idealen Eltern erfolgen kann, bevor die Interaktion weitergeht.
- Die Hauptverantwortung für das gesamte Geschehen bleibt jedoch letztlich beim Pesso-Therapeuten, was Umsichtigkeit, ausreichende Erfahrung und eine vollständige Weiterbildung in Pesso-Therapie voraussetzt, um mit diesen Techniken in sicherer und stimmiger Weise arbeiten zu können.

Schauen wir uns nun die weiteren Erfahrungen der Klientin im Rahmen ihrer Struktur an:

Nachdem all diese Rahmenbedingungen geklärt und die entsprechenden Kontrakte klar vereinbart waren, begann die eigentliche Phase der guten Begrenzung ihrer Kraft in der Interaktion.

Die idealen Eltern gaben ihr bei der Bewegung mit ihren Füßen nach vorne so viel Spielraum, dass es nicht zur vollständigen Streckung der Beine kam. Ansonsten hätten die durchgestreckten Beine der Klientin den weiteren Bewegungsimpuls selbst limitiert und es wäre also zu keiner guten Begrenzung von außen gekommen. Sie begrenzten die Bewegung kurz vor diesem Punkt und sorgten damit für eine sichere Limitierung, sodass es nicht zur Durchstreckung des jeweiligen Beines kam. Gleichzeitig validierten sie die mit dem körperlichen Ausdruck einhergehenden Gefühle.

In der ersten Phase bestanden diese aus immenser Wut, veränderten sich dann zunehmend in tiefe Gefühle von Freude und Lust an ihrer eigenen Kraft. Am Schluss der Sequenz zeigte ihr Körper deutliche Signale von Erschöpfung und zunehmender Entspannung mit einem Impuls im Oberkörper, loslassen zu wollen. In ihr kam der Wunsch hoch, sich anlehnen zu wollen, der letztlich zum Schlussbild mit diesen idealen Eltern führte: Sie lag eingekuschelt im Schoß der idealen Mutter, ihr Kopf ruhte in einem Kissen seitlich zum idealen Vater hin, beide umschlossen sie liebevoll mit ihren Armen und blickten zu ihr. Die abschließende Verankerung mit diesen Eltern, bei denen sie willkommen und sicher gewesen wäre mit allen Aspekten ihres Seins, erfolgte im Alter von 3 Jahren, das von ihr selbst aufgrund ihres inneren Erlebens so gewählt wurde.

Mit diesem Bild möchte ich die Arbeit mit körperlicher Begrenzung und Limitierung abschließen und werde im nächsten Kapitel zu den Rahmenbedingungen einer therapeutischen Sitzung in Pesso-Therapie übergehen. Vieles davon wurde in den vorangegangenen Abschnitten bereits eingeführt und auch erläutert. Das folgende Kapitel dient deshalb in erster Linie als zusammenfassende Übersicht und Ergänzung.

# 11. Rahmenbedingungen der Pesso-Therapie

## 11.1 Die Möglichkeitssphäre

Mit dem Begriff der »Möglichkeitssphäre« bezeichnet Pesso (Pesso A., 1991) einen speziellen psychologischen Raum, den der Therapeut den Klienten in der Interaktion zur Verfügung stellt. Dieser Raum muss frei sein von Beurteilung und geprägt sein durch das Grundprinzip von Hoffnung. Nur so können Klienten von Anfang an darauf vertrauen, dass sie sich mit ihren Problemen zeigen können, ohne bewertet zu werden, und dass es langfristig für sie eine gute Lösung geben kann. Diese Möglichkeitssphäre bildet quasi den geistig-emotionalen Boden, auf dem sich der gesamte psychotherapeutische Prozess entwickelt, und eröffnet den Klienten die Möglichkeit, mit der Unterstützung und durch die Begleitung des Therapeuten ihre eigenen Lösungen zu finden.

Diesen Rahmen kann ein Pesso-Therapeut nur dann kreieren, wenn auf seiner Seite folgende Bedingungen erfüllt sind:

- Er trägt ein positives Modell in sich vom Leben und der Entwicklung von Menschen, das von Hoffnung geprägt ist.
- Er verfügt über genügend eigene Psychotherapie, hat selbst als Klient ein ausreichendes Maß an Strukturen erlebt und vertraut dem positiven Wachstumsmodell, das Grundlage dieses Therapieverfahrens ist (wahres Selbst, Grundentwicklungsbedürfnisse, die kraftvolle Natur des inneren genetischen Potenzials usw.).
- Er ruht als Mensch weitgehend in sich, verfügt auf fachlicher Ebene über ausreichende Sicherheit in der Handhabung seiner therapeutischen Strategien, ergänzt durch die Fähigkeit zu Einfühlung und Empathie.
- Er ist in der Lage, mit eigenen Fehlern und Schwächen umzugehen, kann dem Klienten auch dafür einen nicht bewertenden Raum geben und braucht den Therapieerfolg nicht zur Kompensation eigener Bedürftigkeit.

Unter diesen Voraussetzungen wird es ihm in der Regel möglich sein, dem Klienten einen gewährenden Raum in der Interaktion zur Verfügung zu stellen, in dem dieser sich selber wahrnehmen, explorieren und erproben kann. Dafür braucht er vom Therapeuten uneingeschränkte Aufmerksamkeit und ein Verständnis für seine Probleme, das frei ist von jeder Bewertung. Dazu sollte die grundlegende Fähigkeit kommen, Mitgefühl und mitmenschliche Anteilnahme zeigen zu können, die frei sind von symbiotischer Verschmelzung.

Weitere wichtige Aspekte dieser Möglichkeitssphäre habe ich an unterschiedlichen Stellen dieses Buches schon mehrfach benannt: Dazu gehört das absolute Recht auf Selbstbestimmung und Autonomie, das sich nicht nur in den therapeutischen Strategien niederschlägt, sondern auch spürbar in der Person des Therapeuten begründet ist; ein vertrauensvoller und sicherer Rahmen rund um das einzeltherapeutische Setting, vor allem aber auch rund um das Gruppensetting; dazu gehören u.a. die Regeln zur Rollenübernahme, das Grundprinzip der Akkommodation, die achtungsvolle Kommunikation der Gruppenteilnehmer untereinander und die Schweigepflicht gegenüber Außenstehenden.

All das zusammen bildet quasi den geschützten psychologischen Raum, in dem der Klient die Möglichkeit hat, sich selbst wahrnehmen, spüren und ausdrücken zu können ohne die Angst, bewertet zu werden oder äußeren Erwartungen entsprechen zu müssen, wie es so oft in seiner Geschichte der Fall war.

## 11.2 Interaktion ist immer Passform

Ist diese Möglichkeitssphäre für das eigene Sein für die Klienten in ausreichender Weise im therapeutischen Setting gegeben, können sie anfangen, die Bedürfnisse ihres wahren Selbst zu explorieren, zu spüren und zu zeigen. In Kapitel 3 hatte ich diesen Begriff des wahren Selbst (Pesso A., 1991) erstmals eingeführt, der nach Pesso den inneren Kern der Einzigartigkeit unseres Seins ausmacht.

In Kapitel 7 (Was brauchen Menschen in ihrer Entwicklung) hatte ich die Grundentwicklungsbedürfnisse dargestellt und aufgezeigt, dass Kinder in ihrer Entwicklung dafür immer achtsamen und liebevollen

Kontakt mit ihren Eltern brauchen, die ein Gespür für deren innere Situation und die damit verbundenen Bedürfnisse haben. Im Pesso'schen Sinne bedeutet dies, dass sie für die Form der Bedürfnisse ihrer Kinder die dafür stimmige Passform bieten. Dies gilt auch für jegliche Interaktion im Rahmen einer Struktur in der Pesso-Therapie. Interaktion richtet sich immer aus an der Form des Bedürfnisses der Klienten, und die Rollenspieler haben die Aufgabe, nur das zur Verfügung zu stellen, was für die Klienten stimmig ist. Unter anderem ist dies auch ein Grund für die Übungsformate am Beginn einer Gruppe in Pesso-Therapie. Diese tragen mit dazu bei, die Gruppenteilnehmer für ihre eigene Körperwahrnehmung und auch für die inneren Reaktionen ihres Körpers auf stimmigen bzw. nicht stimmigen Körperkontakt zu sensibilisieren. Die Übungsformate helfen ihnen aber auch, ein Gespür dafür zu entwickeln, wie sie in behutsamer Weise einen haltenden, stützenden oder guten begrenzenden Kontakt für einen Klienten zur Verfügung stellen können, der gerade Struktur macht. Sie lernen dabei, auf seine Signale zu achten, sich schrittweise von ihm anleiten zu lassen, wo und wie er z. B. die Hand auf seinem Rücken braucht, um sich in körperlich symbolischer Weise stimmig unterstützt zu fühlen. Oder wie sie den Arm um seine Schultern legen sollen bzw. wie sie ihn mit ihren Händen halten sollen, damit er diesen Halt als stimmige Passform für sein Bedürfnis nach Gehaltensein erlebt. Die Steuerung und Kontrolle dieser Interaktionen liegt dabei immer beim Klienten, und die Gruppenteilnehmer lernen durch die sorgsame Übernahme ihrer Rollen und wie sie diese ausfüllen, dieses wichtige Grundprinzip der Autonomie zu achten und als Teilnehmer ihrer eigenen Struktur zu schätzen.

## 11.3 Die verschiedenen Bühnen

In Kapitel 4 dieses Buches hatte ich erwähnt, dass die Wurzeln dieses psychotherapeutischen Verfahrens auf der Bühne des Theaters liegen und zurückreichen in die Zeit, in der Albert Pesso mit seiner Frau Diane Boyden-Pesso als Trainer für modernen Ausdruckstanz gearbeitet hat. Dies dürfte mit einer der Gründe sein, warum manche Begriffe der Pesso-Therapie aus dieser Welt entlehnt sind wie die der unterschiedlichen »Bühnen einer Struktur«. Pesso unterscheidet dabei drei sichtbare Bühnen des psychotherapeutischen Prozesses (Bachg M., 2004):

- Die »*Bühne des Hier und Jetzt*«: Im Rahmen eines gruppentherapeutischen Settings wird diese äußere Bühne des Hier und Jetzt durch den Gruppenraum gebildet mit all dem, was sich in diesem Moment in diesem Raum befindet bzw. bewegt. Das Problem dabei ist, dass jeder Gruppenteilnehmer einschließlich des Pesso-Therapeuten dieses Hier und Jetzt in seiner ihm eigenen Weise wahrnimmt. Dazu gehört nicht nur, dass jeder eine ihm eigene äußere Perspektive hat, durch die er diese Bühne wahrnimmt, sondern seine Wahrnehmung immer auch aufgeladen ist mit den Erfahrungen, Zuschreibungen und Gefühlen seiner eigenen Geschichte. Insoweit gibt es kein objektives, sondern immer nur ein subjektiv erlebtes Hier und Jetzt, das aufgeladen ist mit den inneren Zuschreibungen und Empfindungen, die für jeden Menschen anders sind.
- Die »*Bühne des Körpers*«: Die Einbeziehung des Körpers und insbesondere der unbewussten Prozesse im Körper, die sich in Form von Anspannung, Verkrampfung, aber auch subtilen inneren und äußeren Bewegungsprozessen niederschlagen können, haben wir sicher auch dem historischen Ursprung des Verfahrens zu verdanken. Ausdruckstanz erfolgt ganz wesentlich mit und durch den Körper, der dabei im primären Fokus der Aufmerksamkeit steht. Pesso betrachtet deshalb wohl auch den Körper als zweite Bühne, auf der das »körperliche Korrelat« unserer Emotionen sichtbar wird. Gefühle gehen immer mit körperlichen Erregungsprozessen einher, aktualisieren sich im und über den Körper, meist schon bevor sie unserem fühlenden Bewusstsein zugänglich sind. »Hier wird der Körper als eigene Bühne betrachtet, auf dessen Oberfläche und in dessen Innerem unbewusste Emotionen als Akteure ›tanzen‹ bzw. ›schwimmen‹, solange sie nicht zu bewussten Gefühlszuständen werden und in Handlung umgesetzt werden können.« (Bachg M., 2004, S. 286) Die schon mehrfach angesprochenen Zeugenbotschaften, die den gesamten Prozess einer Struktur begleiten, zielen ganz wesentlich auch darauf ab, das Bewusstsein des Klienten für die subbewussten emotionalen Prozesse, die sich im Körper niederschlagen, seiner bewussten Wahrnehmung zugänglich zu machen. Wenn der Klient die

darin enthaltenen Gefühle bewusst wahrnimmt, kann er aus diesem Fühlen heraus auch Zugang zu dem bekommen, was er im Kontakt vom anderen dafür braucht. Zugleich fördert die bewusste Wahrnehmung der Gefühle auch die Erinnerung an die eigene Geschichte, die damit verbunden ist.

- Die »*Bühne der Struktur*«: Sie bildet den äußeren Rahmen, auf dem sich der gesamte therapeutische Prozess einer Struktur sichtbar aktualisiert, und wirkt somit wie ein Katalysator zur Intensivierung der damit verbundenen emotionalen und geistigen Prozesse. Eigentlich besteht sie aus mehreren Unterbühnen und bringt szenisch sicht- und spürbar für den Klienten all das in den Raum (der äußerlich durch den Gruppenraum gebildet wird), was im Rahmen seines therapeutischen Prozesses von Bedeutung ist. Ihr Beginn liegt zeitlich im Hier und Jetzt, sobald der Klient einen Rollenspieler für den Zeugen im Raum platziert und zu ihm schaut, wenn er die Zeugenbotschaften aufnimmt. In der Luft dieser Bühne finden die Stimmen ihren Platz, die erstmals meist in der sogenannten »*wahren Szene*« (zur weiteren Begriffsdefinition s. Abschnitt 13.2) auftauchen. Mit Beginn der historischen Szene entsteht eine neue Unterbühne, die Raum und Zeit überwindet: Das innere Erleben des Klienten versetzt ihn zurück in die erlebte Vergangenheit seiner Geschichte. Er platziert auf diese Unterbühne der historischen Szene möglicherweise negative Aspekte seiner realen Eltern, mit denen alte Gefühle von Schmerz, Angst oder Bedrohung in ihm auftauchen. Damit verbunden entstehen in ihm Bedürfnisse nach Trost, Halt oder Schutz. Dies eröffnet die Möglichkeit, weitere Gruppenmitglieder in die Rolle positiver Fragmentfiguren auf diese Unterbühne zu bringen, die in für ihn stimmiger Weise die Passform dafür geben. Damit implantieren wir neue Figuren in diesen Aspekt seiner Geschichte, die so damals nicht da waren, was meist den Übergang zum heilenden Gegenbild (Antidot) bildet. Dies eröffnet eine weitere Bühne in der Zeit seiner Geschichte, auf der er als Kind das erfahren und in »*symbolisch körperlicher Interaktion*« aufnehmen kann, was er damals gebraucht hätte. In Kapitel 14 findet sich die Mitschrift einer vollständigen Struktur, in der dieser sich schrittweise aufbauende Prozess und dessen externe Aktualisierung auf diesen jeweiligen Unterbühnen konkreter nachvollzogen werden kann.

## 11.4 Die verschiedenen Schirme

Das Konzept der Schirme oder auch Monitore, wie Pesso sie nennt, hat viel zu tun mit den neurologischen Grundlagen unserer Wahrnehmung. Im Zusammenhang mit der ersten Bühne, der Bühne des Hier und Jetzt, hatte ich bereits erläutert, dass es keine objektiv wahrnehmbare Realität gibt, die für alle gleich ist, weil unsere Wahrnehmung immer subjektiver Natur ist: gespeist von den Erinnerungen unserer eigenen Geschichte, den damals entstandenen Zuschreibungen und den damit verbundenen Empfindungen und Gefühlen. Dies bildet quasi den ersten inneren Monitor:

- Den »*Schirm des Hier und Jetzt*«: Zu verstehen ist darunter das innere Abbild dessen, was ich im gegenwärtigen Raum im Hier und Jetzt sehe, das gefärbt ist durch meine inneren (meist unbewussten) Zuschreibungen und den damit verbundenen Gefühlen. In Abschnitt 6.3 hatte ich dargestellt, dass ein Psychotherapeut von Anfang an aufgeladen wird mit der Hoffnung, die der Klient in sich trägt (gespeist durch seine Sehnsucht, dass mit ihm endlich jemand da ist, der ihn versteht). Er bekommt damit am Beginn der Therapie in der Regel eine positive Aufladung, die im Klienten dessen Bereitschaft fördert, einem für ihn völlig fremden Menschen von Problemen zu berichten, die er sonst wahrscheinlich kaum jemandem mitteilen würde. Auf dem inneren Schirm der Wahrnehmung des Klienten bekommt er dadurch die positive Qualität eines guten Helfers, dem er sich anvertrauen kann.
- Der zweite Schirm wird von Pesso mit dem Begriff des »*geistigen Auges*« umschrieben: Ich hatte diesen Begriff bereits an früherer Stelle in diesem Buch eingeführt und dabei darauf hingewiesen, dass Erinnerungen in der Regel in Form von inneren Bildern in uns auftauchen. Dies hat viel mit der neurologischen Organisation unseres Gedächtnisses zu tun, in dem Erlebtes in Form von Bildern abgespeichert und wieder erinnert werden kann. Gleichzeitig tauchen mit diesen Erinnerungen aber auch die damit verbundenen Gefühle wieder auf, was wir in der Pesso-Therapie gezielt nutzen, um darüber Zugang zur historischen Szene und dem damit verknüpften Erleben in der Geschichte der Klienten herstellen zu können. In der Weiterbildung werden Pesso-Therapeuten gezielt darauf trainiert,

die inneren Bilder, die der Klient in seinem geistigen Auge sieht, mit Rollenspielern auf die äußere Bühne der Struktur zu bringen, so z. B. Aspekte der historischen Szene. In dem Moment, in dem der Klient im Außen das wieder sieht, was er als erinnertes Bild seiner Geschichte mit seinem inneren Auge wahrnimmt, aktiviert dies verstärkt die damit verbundenen Gefühle wie auch die inneren und äußeren Reaktionsmuster, die damals in ihm entstanden sind. Er erlebt seine Geschichte von damals erneut, befindet sich mit seinem inneren Erleben wieder in der Zeit seiner Kindheit. Als Pesso-Therapeut kann ich jedoch auch mein eigenes geistiges Auge gezielt nutzen, um darin die inneren Bilder des Klienten zu kreieren, die dieser gerade in sich trägt. Wenn ich in meinem inneren Auge genau dieses Bild entstehen lasse, das der Klient gerade beschreibt, wie er als kleines Kind sich in die Ecke seines Zimmers verkriecht und die Angst in sich spürt, für etwas bestraft zu werden, so fördert das meine Empathie für die damit verbundenen Gefühle, die ich im Microtracking (s. Abschnitt 7.3.6) nutzen kann.

- Der dritte Schirm oder Monitor wird von Pesso mit dem Begriff des »*geistigen Körpers*« umschrieben: Wir haben nicht nur einen Körper, den wir spüren und in dem wir uns fühlen können, sondern es gibt auch auf neurologischer Ebene eine innere Repräsentanz dieses Körpers. Darin sind alle Erfahrungen abgespeichert und können reaktiviert und wiedererlebt werden. Wir können uns vorstellen, wie wir als 6-jähriges Kind zum ersten Mal in der Schulbank saßen, und in uns entsteht ein inneres Abbild unseres kindlichen Körpers von damals und im optimalen Fall auch ein Bild der Schulbank, des Raums bzw. des inneren Erlebens, das damit verbunden war. »Wir erleben einen Wechsel in unserem Bewusstsein über unser Körperbild entsprechend dem Alter, an das wir uns erinnern. In der Pesso-Therapie gehen wir davon aus, dass es möglich ist, neue, heilende Körpererfahrungen (das heilende Gegenbild – Ergänzung des Verfassers) auf dem dritten Schirm zu repräsentieren, sodass sie direkt anschließen an das erinnerte Erleben im geistigen Körper einer früheren Altersstufe und als neue Erinnerung in dem damaligen Alter verankert werden (Pesso, 2003, 2004).« (Bachg M., 2004, S. 286) Im Rahmen dieses Buches hatte ich mehrfach darauf hingewiesen, dass Klienten sich während einer Struktur innerlich auf unterschiedlichen Zeitebenen befinden. Die Fähigkeit, wieder zu fühlen, wie es uns in einer spezifischen Situation unserer Kindheit ging, ist nicht nur verknüpft mit unserer Erinnerung, sondern auch mit unserem geistigen Körper, dem abgespeicherten inneren Abbild, wie sich unser Körper damals angefühlt hat. Diese Grundlage nutzen wir in der Pesso-Therapie auch für die Abspeicherung des heilenden Gegenbildes in der Schlussphase einer Struktur, indem wir in der Zeit von damals im geistigen Körper eine neue heilende Gegenerinnerung zur realen Geschichte kreieren.

Damit kommen wir zum nächsten Abschnitt, in dem ich nochmals kurz zusammenfassen möchte, warum wir in der Pesso-Therapie davon ausgehen, dass Heilung nicht im Hier und Jetzt erfolgen kann.

## 11.5 Heilung liegt nicht im Hier und Jetzt, sondern im Damals unserer Geschichte

Es gibt mehrere Überlegungen, die diese grundlegende These der Pesso-Therapie stützen. Gehen wir zurück in die Entwicklung eines Kindes, die über einen langen Zeitraum und mehrere Entwicklungsphasen verläuft. Als Säugling braucht es die unmittelbare körperliche Befriedigung seiner Grundbedürfnisse in der Interaktion mit seinen Eltern. Erfolgt diese nicht, wird es aufgrund seiner noch nicht ausgereiften körperlichen wie auch neurologischen Organisation von heftigen negativen Erregungszuständen überflutet, die seiner Reifung und Entwicklung schaden. Dies stellt im Pesso'schen Sinn die erste notwendige Stufe seiner Bedürfnisbefriedigung dar, in der die Erfüllung der Grundbedürfnisse in unmittelbarer körperlicher Weise erfahren und aufgenommen wird. Im Zusammenhang mit den grundlegenden Entwicklungsbedürfnissen (Abschnitt 7.1 ff.) hatte ich dies näher ausgeführt.

Bestehen bei einem Klienten bereits auf der unmittelbaren körperlichen Ebene tiefe Defizite in seiner Entwicklung, so bilden diese auch innere Spuren und Abbilder in seinem geistigen Körper. Es nutzt nichts, darüber nur zu reden oder ihm Trost zu geben, dass es so war, die innere Repräsentanz dieser erlebten Mangelzustände wird sich dadurch nicht verändern. Haben ihm im Alter von 4 Jahren Eltern gefehlt, die ihn in liebevoller Weise körperlich gehalten und getröstet hätten, als er verzweifelt war, so braucht der Klient im Erleben des 4-jährigen Kindes genau die dafür passende Interaktion. Sobald in der historischen Szene diese Erinnerung und die damit verbundenen Gefühle wieder auftauchen, biete ich ihm an, einen Mann und eine Frau aus der Gruppe zu wählen, die in die Rollen von idealen Eltern gehen, die ihn so halten und trösten werden, wie er es damals gebraucht hätte.

Mit dieser Erfahrung kreieren wir eine neue Erinnerung mit genau den stimmigen Bezugspersonen (idealen Eltern) und damit auch eine neue innere Repräsentanz seines geistigen Körpers in dieser Zeit. Auf neurologischer Ebene wird diese heilende Gegenerfahrung in derselben Zeitebene abgespeichert, auf der sich seine reale Geschichte befindet – dieser Aspekt der historischen Szene, in dem das gefehlt hat –, wodurch deren Aufladung bzw. negative Erlebnisqualität geschwächt wird. Diesen heilenden Effekt kann ich als Therapeut nicht im Hier und Jetzt erreichen, sondern nur, indem ich den Klienten dorthin zurückbegleite, wo das »Drama« begann. Im symbolisch körperlichen Kontakt mit Rollenspielern kann er dann das in der Interaktion aufnehmen und verankern, was er damals gebraucht hätte.

# 12. Die Arbeit mit Strukturen

Pesso-Therapie hat sich ursprünglich als gruppentherapeutisches Verfahren entwickelt, wobei jedem Mitglied der Gruppe, das ein persönliches Thema bearbeiten möchte, dafür eine bestimmte Zeiteinheit (in der Regel 50 Minuten) zur Verfügung steht. Erst in den letzten Jahren hat Pesso dieses Verfahren zunehmend auch auf das Setting der Einzeltherapie angepasst, worauf ich in Kapitel 16 näher eingehen werde.

## 12.1 Was ist eine Struktur?

Pesso bezeichnet den Ablauf der therapeutischen Sitzung, die dem Einzelnen in der Gruppe zur Verfügung steht, als »Struktur«. Dieser Begriff wird weltweit von allen Pesso-Therapeuten in dieser Bedeutung auch genutzt und findet sich auch in allen diesbezüglichen Veröffentlichungen wieder. Der Beginn einer Struktur ist dann gegeben, wenn ein Gruppenmitglied seine Entscheidung kundgetan hat, an einem persönlichen Thema arbeiten zu wollen, und sich dafür im Gruppenraum auch den Platz ausgesucht hat, den es dabei einnehmen möchte.

Mit diesem Moment befindet sich dieser Teilnehmer in der »zentralen Position«, der Fokus meiner Aufmerksamkeit ist in erster Linie auf ihn gerichtet, und die anderen Teilnehmer der Gruppe treten für den gesamten weiteren Prozess seiner Struktur in den Hintergrund. Während dieses Verlaufs haben sie keine Möglichkeit, sich aktiv zu melden, geschweige denn in den Prozess des Klienten einzugreifen. Ihre Aufgabe ist es, bei sich zu bleiben und sich für die Übernahme einer Rolle im Interesse des Klienten zur Verfügung zu stellen, sofern sie dazu innerlich bereit sind. Es gibt sehr wenige Ausnahmen, in denen ein Rollenspieler im Verlauf einer Struktur sich aktiv zu Wort melden kann, die ich im Abschnitt 15.3 (Die Übernahme von Rollen und der Kontrakt dazu) darstellen werde.

Hat der Klient seinen Platz eingenommen, gebe ich ihm die Möglichkeit zu überprüfen, wo und in welchem Abstand er mich als Gegenüber haben möchte, und setze mich dorthin. Dieses Ritual charakterisiert den eigentlichen Beginn der *Struktur*, die in der Regel ca. 50 Minuten dauern wird. Diese Zeit steht uns beiden dann zur Verfügung, um den psychotherapeutischen Prozess zu einem positiven Abschluss zu bringen, der in der Regel mit dem Aufbau und der inneren Verankerung des heilenden Gegenbildes abschließt.

Die Verpflichtung, die psychotherapeutische Arbeit zu einem positiven Abschluss zu bringen, ist ein klarer Bestandteil des Kontrakts der Pesso-Therapie, auf den der Klient sich zu Beginn einer Struktur implizit einlässt. Bereits in den vorbereitenden Einführungsveranstaltungen wie auch in den Einführungswochenenden weise ich von Anfang an auf diesen Kontrakt hin, der eine wichtige Bedeutung hat: Psychotherapie soll heilen, und deshalb kommen die Klienten. Wenn ich in einer Struktur in dem Schmerz, der Verzweiflung oder dem Verlassenheitsgefühl der historischen Szene stecken bleibe, ohne dass es zu einer positiven Lösung kommt, dann trage ich als Therapeut mit dazu bei, dass sich diese negative Erfahrung wiederholt und auf neurologischer Ebene erneut verankert und verfestigt. Dies ist das Gegenteil von Heilung.

Insoweit ist es durchaus legitim und ethisch vertretbar, die Klienten von Anfang an in diesen Kontrakt mit einzubeziehen, der in ihnen eine innere Bereitschaft voraussetzt, ihren Piloten zu aktivieren, um mit mir gemeinsam nach einer positiven Lösung zu suchen und diese auf der Bühne der Struktur umzusetzen. Es passiert selten, dass dies nicht möglich ist, und in solchen Fällen entscheide ich mich dafür, nach Absprache mit dem Klienten, die Struktur vorzeitig zu beenden. Diese muss behutsam und in nicht wertender Weise erfolgen, weil sonst die Gefahr besteht, dass der Klient sich als Versager erlebt und vor der Gruppe beschämt fühlt.

Trotzdem ist dies für beide Seiten eine nicht einfache Erfahrung und für den Klienten auch enttäuschend. Meist biete ich in solchen Fällen im Anschluss die Möglichkeit an, in einer weiteren Sitzung den gesamten Prozess noch einmal anschauen zu können, z. B. anhand meines Protokolls, das ich nach Abschluss der Sitzung anfertige. Diese gemeinsame Reflexion sensibilisiert das wahrnehmende Bewusstsein des Klienten (seinen Piloten) für die kritischen Punkte der Struktur und die damit verbundenen Schutz- und Abwehrmechanismen. In der Regel hat dies sehr konstruktive Auswirkungen und trägt mit dazu bei, dass die nächste Struktur einen deutlich positiveren Verlauf nimmt.

## 12.2 Heilung braucht Beziehung und Interaktion

In Abschnitt 11.5 hatte ich ausgeführt, dass der zentrale Schlüssel für Heilung in der Pesso-Therapie im Beziehungsgeschehen und der damit verbundenen Interaktion gesehen wird. Dieses Grundprinzip charakterisiert jedoch nicht nur die Verankerung des heilenden Gegenbildes (Antidot) gegen Ende der Struktur, sondern durchzieht von Anfang an den Verlauf des gesamten psychotherapeutischen Prozesses. Pesso-Therapie ist Beziehung und Interaktion. In Abschnitt 6.3 ging ich der Frage nach, mit welchen Erwartungen, Gefühlen und Befürchtungen Klienten »innerlich aufgeladen sind«, wenn sie in die erste psychotherapeutische Sitzung kommen.

Als Pesso-Therapeut bin ich in meinem Bewusstsein hoch sensibilisiert, welche Auswirkungen das auf unsere Beziehungsebene hat. Wie ich mit den damit verbundenen positiven bzw. negativen Ladungen meiner Person umgehe, sie symbolisch im Raum externalisieren lasse und damit arbeite, war dort und in weiteren Fallbeispielen dargestellt. Aber auch der gesamte weitere Verlauf der Struktur ist von dieser bewussten Arbeit im Rahmen von Beziehung und Interaktion geprägt. Wobei immer die Frage im Vordergrund steht, was der Klient im Sinne einer Passform für seine Bedürfnisse braucht. Dies beginnt mit dem ersten Rollenspieler, der auf die Bühne der Struktur kommt, dem Zeugen oder der Zeugin (die Klienten können das Geschlecht dieser Figur nach ihrem Bedürfnis selbst bestimmen).

## 12.3 Der Zeuge, der mich in meinen Gefühlen sieht

In der traditionellen Einzeltherapie hat der Klient nur den Therapeuten als Ansprechpartner, auf den sich all seine Erwartungen, geheilt zu werden, richten. Dies führt zu einer erheblichen Idealisierung des Therapeuten, die u. a. auch damit zu tun hat, dass er als Person ausschließlich für die Bedürfnisse des Klienten zur Verfügung steht, diesen sieht, anerkennt und versteht. In der Regel bringt der Therapeut eigene Gefühle in dieses Beziehungsgeschehen nicht ein und er sollte auch sorgsam darauf achten, den therapeutischen Prozess nicht mit der Befriedigung eigener Bedürfnisse zu vermischen, weil dies die sofortige Gefahr von Missbrauch in sich birgt. Dies beginnt schon, wenn der Therapeut einen Erfolg mit den Klienten braucht, um sein eigenes Selbstwertgefühl zu stabilisieren. Insoweit unterscheidet sich dieses geschützte Beziehungsgeschehen von den realen Beziehungen draußen im Leben, die auf wechselseitiger Interaktion und Austausch beruhen.

Dies macht es für den Klienten schwer, die im therapeutischen Beziehungsgeschehen sich entwickelnden Erfahrungen auf das reale Leben zu übertragen. Klienten wissen, dass die Menschen draußen in der Welt eigene Probleme und Bedürfnisse haben und diese nicht in der Lage sind, sich über einen längeren Zeitraum so selbstlos zur Verfügung zu stellen. Aus diesen Gründen bleiben die Erfahrungen im psychotherapeutischen Beziehungsgeschehen für ihn das Ergebnis einer künstlichen Beziehungssituation, die zwar guttut, aber nicht auf das reale Leben übertragbar ist.

Die Einführung der Rolle des »Zeugen« hat sicher nicht nur mit den historischen Wurzeln dieser Therapieform zu tun (sie entwickelte sich in einem Gruppensetting), sondern war von Anfang an bei Pesso mit der bewussten Überlegung verbunden, neben dem Therapeuten eine weitere Person in das Interaktionsgeschehen zu holen. In der Rolle des Zeugen erlebt der Klient in symbolisierter Weise eine weitere menschliche Figur, die ihm in ihrer Aufmerksamkeit sorgsam zugewandt ist, wodurch die positive Aufladung und Idealisierung des Pesso-Therapeuten reduziert wird. Einen Teil dieser positiven Ladung bekommt dieser Rollenspieler, wodurch ein weiteres Beziehungsgeschehen auf der Bühne der Struktur vorhanden ist.

Pesso (Pesso A., 1994, S. 138) definiert die Rolle des Zeugen durch folgende Kriterien:

- Eine rollengespielte Erweiterung und Externalisierung der Beobachtungsgabe des Therapeuten,
- die das Prinzip einer positiven fürsorglichen Figur darstellt.

- Sie sieht und akzeptiert Emotionen in einer mitfühlenden und nicht bewertenden Weise,
- übersetzt subbewusste Affekte, die im Gesicht bzw. dem Körper sichtbar werden, in dafür passende Worte
- und steigert das Bewusstsein des Klienten für seine emotionalen Zustände (Aktivierung des Piloten).
- Für den Piloten des Klienten bildet sie zugleich ein Modell einer Grundhaltung von Fürsorge und positiver Anteilnahme.

Durch diese besonderen Qualitäten bekommt die Zeugenfigur die modellhaften Eigenschaften einer guten Elternfigur, wie sie der Klient als Kind in seiner Entwicklung gebraucht hätte: Sie beobachtet das Kind in seinen Erfahrungen, sieht es ohne zu bewerten in seinen Empfindungen und Gefühlen, nimmt daran Anteil und übersetzt die Gefühle des Kindes in dafür stimmige Worte.

In Abschnitt 7.3 hatte ich dargelegt, wie wichtig diese Funktion der Eltern in der Entwicklung eines Kindes ist. Für die Entfaltung seiner emotionalen Wahrnehmungs-, Empfindungs- und Ausdrucksfähigkeit braucht es im Kontakt Eltern, die seine körperliche und emotionale Erfahrung wahrnehmen und in Worte fassen. Dadurch helfen sie ihrem Kind, Schritt für Schritt zu lernen, sein eigenes Erleben in Sprache zu fassen, sich ausdrücken zu können. Indem sie das Kind mit seinem Erleben annehmen, ohne es zu bewerten, tragen sie mit dazu bei, dass es diese Gefühle in sein Selbst integrieren kann, sie als etwas Selbstverständliches erlebt, dass es spüren und ausdrücken darf.

Die Zeugenfigur hat durch diese vergleichbaren Qualitäten eine modellhafte Bedeutung für die Rolle von idealen Eltern und auch für alle anderen positiven Partialfiguren, die im weiteren Verlauf auf die Bühne der Struktur kommen werden.

Die Aufgabe des Zeugen ist es, das fühlende und wahrnehmende Bewusstsein des Klienten für seine Gefühle zu aktivieren, die sich aufgrund seiner inneren affektiven Zustände – zugrunde liegt dem der damit verknüpfte subbewusste körperliche Ausdruck – meist in seinem Gesicht ausdrücken, teils aber auch im übrigen Körper. Dies geschieht durch die erste Hälfte der Zeugenbotschaft, in der diese Gefühle in stimmige Worte übersetzt werden. In der zweiten wird dabei auch der wahrgenommene oder erinnerte Kontext mit benannt, der beim

Klienten mit diesen Gefühlen verbunden ist. In Abschnitt 7.3.7 hatte ich das Vorgehen beim Aufbau der Zeugenbotschaft, deren Abstimmung mit dem Klienten, die Übernahme durch den Rollenspieler und deren Effekt detailliert dargestellt.

Zur bildlichen Darstellung dieser Zusammenhänge eine weitere Grafik:

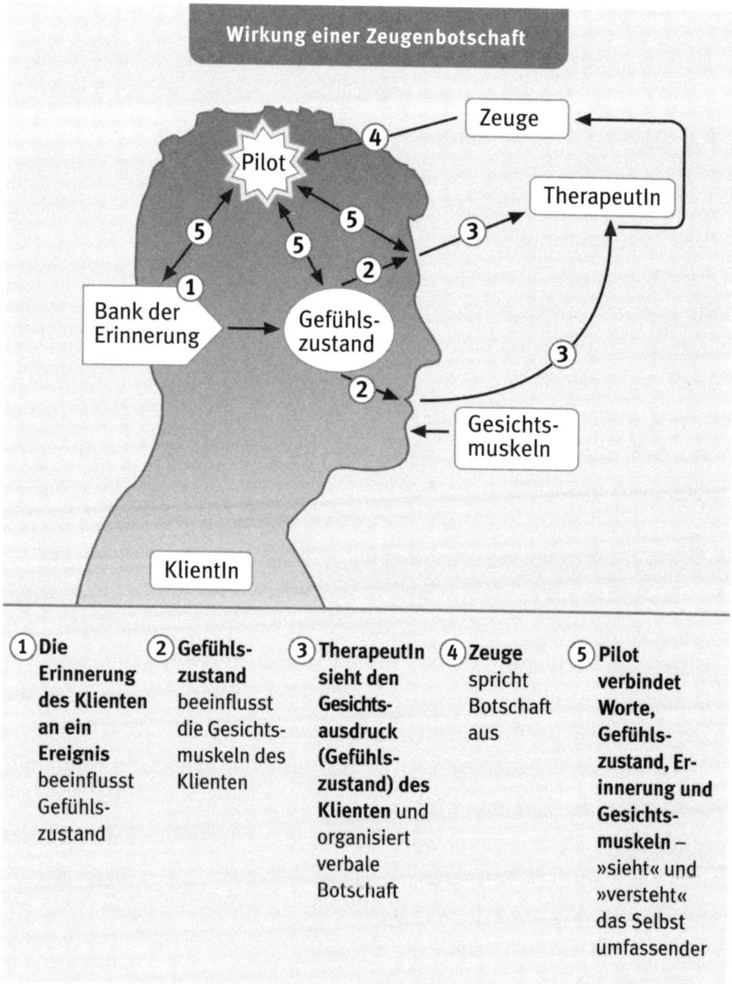


**Grafik Nr. 12:** Wirkung der Zeugenbotschaft

## 12.4 Menschen, die Anteil nehmen, Halt oder Schutz geben – positive Fragmentfiguren

Die Bedeutung von »positiven Fragmentfiguren«, die immer als Rollenspieler auf die Bühne der Struktur kommen, speist sich letztlich aus der Sehnsucht der Klienten nach dem, was sie als Kinder in der Entwicklung von ihren Eltern gebraucht hätten, die sich ihm liebevoll zuwenden, wenn es Kontakt oder Nähe braucht, seine verzweifelten Gefühle anerkennen und sie durch körperlichen Halt in guter Weise begrenzen, damit es davon nicht überflutet wird und es unterstützen in seinem Bemühen, bestehende Probleme zu lösen. Positive Fragmentfiguren sind auf der Bühne der Struktur also Vorläuferfiguren für die guten Qualitäten von idealen Eltern, werden aber zu dem Zeitpunkt in der Regel so noch nicht benannt.

Zu welchem Zeitpunkt des psychotherapeutischen Prozesses sie zum Einsatz kommen, hatte ich bereits mehrfach in den unterschiedlichen Fallbeispielen des Buchs dargestellt, in Kapitel 14 kann dies im Rahmen der Mitschrift einer vollständigen Struktur im Detail noch mal nachgelesen werde. Es gibt mehrere Auslöser für die Entscheidung, dem Klienten anzubieten, ein Gruppenmitglied in die Rolle einer positiven Fragmentfigur auf die Bühne der Struktur zu holen:

- Wenn der Gesichtsausdruck bzw. der Körper des Klienten deutlich werden lässt, dass er von heftigen Gefühlen überflutet zu werden droht. In diesem Fall kann es sinnvoll sein, ihm eine »Halt gebende Figur« anzubieten, die ihm hilft, mit diesen heftigen Gefühlen leichter umgehen zu können.
- Wenn der Klient tiefe Gefühle zeigt, für die er in seiner Geschichte nicht gesehen wurde, dafür auch keinerlei Anerkennung oder Wertschätzung erhielt. Meist wird das Angebot einer »validierenden Figur« dabei dankbar angenommen.
- Spürt der Klient in seinem Körper Anzeichen von Schwäche, übermäßiger Anstrengung oder Überforderung, die auf subbewusster Ebene meist assoziativ verknüpft sind mit vergleichbaren Erfahrungen der historischen Szene, so kann das Angebot einer »körperlich Halt gebenden« oder auch »*unterstützenden Figur*« hilfreich sein.

- Ein nicht zu unterschätzendes Muster, das sich körperlich niederschlägt, sind sogenannte »*Selbst-Selbst-Interaktionen*«, auf die der Pesso-Therapeut besonders achten sollte. Theoretisch steckt dahinter folgende Grundannahme: Wenn einem Kind Kontakt und Interaktion fehlen, lernt es sich selbst zu versorgen. Es hält, streichelt oder tröstet sich selbst, weil im Außen niemand da ist, der das tut. Solche Muster sind im psychotherapeutischen Prozess der Klienten immer wieder zu beobachten. Sie halten ihren Körper fest oder zusammen, wenn heftige Gefühle in ihnen auftauchen, oder sie streicheln ihre Hände, wenn eine Sehnsucht nach liebevollem Körperkontakt in ihnen ist. Diese Selbst-Selbst-Interaktionen finden meist völlig unbewusst statt und bedürfen einer behutsamen verbalen Spiegelung, damit die Klienten sich nicht darüber beschämt fühlen. Im zweiten Schritt ist es dann möglich, ihnen eine »*Kontaktfigur*« anzubieten, die ihnen genau diese Interaktion gibt, die in der Selbst-Selbst-Interaktion beobachtbar ist.
- Ein weites Feld nehmen »*schutzgebende Figuren*« ein, die bei allen Formen von Grenzüberschreitung oder Traumatisierung zum Einsatz kommen (s. Abschnitt 9.2). Das Problem bei deren Einsatz ist, dass Klienten mit Traumatisierungen sich oft gar nicht dessen bewusst sind, dass sie Schutz brauchen. Aufgrund ihrer eigenen frühen Schutzmechanismen, die von starker Abspaltung ihrer Gefühle bis zur völligen Dissoziation – dem Rausgehen aus dem Spüren des Hier und Jetzt – reichen können, ist das Erleben von Bedrohung ihrem eigenen Bewusstsein oft nicht zugänglich. Meist findet es jedoch seinen Niederschlag in ihrem Körper, der deutliche Anzeichen dieser inneren Schutzmuster in sich trägt. Es kann sich dabei um eine Starre handeln, die in ihrem Körperausdruck wahrnehmbar wird, oder ihr Körper krampft sich innerlich regelrecht zusammen. Bisweilen fühlen sich diese Klienten aber auch in ihrem Körper wie leer, was über ihren Gesichtsausdruck spürbar werden kann. All diese Ausdrucksformen können auf der körperlichen Ebene als Schutzimpuls im Rahmen einer Selbst-Selbst-Interaktion verstanden werden. Wenn ich dies wahrnehme, spreche ich es offen an und empfehle dem Klienten, eine Schutz gebende Figur auf die Bühne der Struktur zu holen. Lehnt ein Klient diesen Vorschlag ab, weil er sein inneres Bedürfnis nach Schutz nicht bewusst realisiert, dann

konfrontiere ich ihn mit diesem Muster: die Bedrohung ohne wirklichen äußeren Schutz erneut zu ertragen. Dies ist eine der wenigen Fälle, in denen ich direktiv vorgehe und darauf bestehe, eine Figur des Schutzes auf die Bühne der Struktur zu holen. Fast immer spüren die Klienten sofort eine große Erleichterung, wenn die Figur des Schutzes dann zwischen ihnen und der Bedrohung im Raum steht. Meist gibt es in ihrem inneren Bild eine klare Lokalisation, von welchem Punkt im Raum aus sie die Bedrohung spüren und damit auch für die räumliche Positionierung der schützenden Figur.

- Von äußerst wichtiger Bedeutung sind auch »*begrenzende*« bzw. »*limitierende Figuren*«. Im Abschnitt 9.1.1 (Unsere genetische Natur braucht Begrenzung – Ego-Wrapping) habe ich dieses Konzept ausführlich erläutert. An dieser Stelle werde ich mich auf die Darstellung der wichtigsten Kriterien beschränken, die es sinnvoll erscheinen lassen, Rollenspieler dafür auf die Bühne der Struktur zu holen. Ein Auslöser dafür ist die Angst des Klienten, beim Ausdruck seiner Gefühle von deren Intensität überflutet zu werden. Dies kann sowohl bei negativen Gefühlen wie Wut, Hass oder massivem Ärger der Fall sein, aber auch beim Ausdruck positiver Gefühle wie intensiver Liebe oder Sehnsucht nach einem Gegenüber. In all diesen Fällen bedarf es Gruppenmitglieder in der Rolle positiv begrenzender Figuren, die den emotionalen wie auch energetischen Ausdruck dieser Gefühle einerseits anerkennen, ihn aber andererseits auch körperlich in guter Weise begrenzen, meist mit Worten wie: »Mit mir kannst du diese Gefühle spüren und ausdrücken, ich kann damit umgehen und sorge dafür, dass nichts Schlimmes passiert.« Limitierung bedeutet in diesem Kontext, dass Rollenspieler in dieser Funktion dem körperlich-energetischen Ausdruck des Klienten eine absolut sichere Grenze setzen, die er nicht überschreiten kann, egal, wie viel Kraft er dabei aufwendet. In dieser Interaktion erfährt der Klient, dass seine Kräfte bzw. die damit einhergehenden Gefühle begrenzt sind, was den omnipotenten Anteil »schrumpfen lässt«. Im Abschnitt 10.4.1 hatte ich ein Fallbeispiel zu diesem Thema dargestellt, Detailfragen dazu können dort nachgelesen werden.

## 12.5 Eltern, wie ich sie gebraucht hätte – ideale Eltern

Wenn Klienten zum ersten Mal mit dem Konzept »ideale Eltern« in Berührung kommen, löst dies in ihnen meist sehr zwiespältige Gefühle aus. Teils sind sie tief berührt, weil das Bild solcher liebevoller Eltern viele Aspekte der ungestillten Sehnsucht ihrer eigenen Geschichte aktiviert. »Wie sehr hätte ich mir solche Eltern gewünscht« ist ein häufiger Ausspruch, den ich in dem Zusammenhang öfter höre. Teilweise löst es aber auch Reaktionen von Unglauben: »Solche Eltern kann es nicht geben!«, subtilen Spott: »Das ist ja wie in Hollywood« bis hin zu heftiger Ablehnung aus: »Jetzt kommen Sie mir bloß nicht mit diesem kitschigen Mist!« Manche Klienten fühlen sich davon aber auch innerlich bedroht, ziehen sich zurück, nehmen an der Übung zum Konzept idealer Eltern nicht aktiv teil, tun sich auch schwer, hinterher eine Rückmeldung dazu zu geben.

Zu diesen ablehnenden Reaktionen kommt es vor allem bei Störungen im Kontext von Omnipotenz und Entität, die mit starken Selbstschutzmechanismen und tiefem Misstrauen einhergehen. Solche Menschen haben ihre Hoffnung und die Sehnsucht, in einem Beziehungsgeschehen liebevoll wahrgenommen und darin auch Befriedigung finden zu können, meist schon sehr früh in ihrer Entwicklung aufgegeben. Das Angebot idealer Eltern stellt für die tief eingefahrenen Selbstschutzmechanismen eine regelrechte Bedrohung dar und muss über die oben dargestellten Strategien im Kontakt erst einmal abgewehrt werden. Auf therapeutischer Seite bedarf es eines behutsamen Umgehens mit diesen Abwehrstrategien. Es hat keinen Sinn, sich hier auf inhaltliche Debatten einzulassen oder gar die Klienten zu früh mit ihren Schutzstrategien bloßzustellen. Der wichtigste Schritt ist, sie damit anzunehmen, dass dieses Konzept für sie erst einmal nicht glaubhaft ist.

Ich selbst achte bei der Einführung des Konzepts der idealen Eltern sehr genau darauf, deutlich zu machen, dass es sich dabei um keine Leitlinien oder Modelle handelt, wie reale Eltern sein sollten. Anhand konkreter Beispiele erarbeite ich gemeinsam mit den Klienten die Vorstellung, dass es sich dabei um ein idealtypisches Konstrukt handelt im Sinne einer Passform für die Form des Bedürfnisses, das sie als Kinder damals in sich trugen. Wenn z. B. eine Klientin sich dabei daran erinnert, dass sie immer nur Anerkennung bekam für ihre Leistungen, dann hätte sie ideale Eltern gebraucht, für die Leistung nicht so wichtig gewesen wäre. Diese hätten stattdessen daran Anteil genommen, wie viel Freude oder Spaß sie als Kind an dem hat, was sie gerade macht, und das Ergebnis davon wäre nicht so sehr in den Vordergrund ihres Bewusstseins – im Sinne von Leistung – geraten.

Ideale Eltern sind Gruppenteilnehmer, die als Rollenspieler in der Interaktion mit den Klienten eine stimmige Passform zur Verfügung stellen für das Bedürfnis, das diese damals als Kinder in sich trugen. In der Pesso-Therapie nennt man dieses Grundprinzip »*Akkommodation*«. Sie erfolgt im Rahmen eines symbolisierten körperlichen Kontakts, in dem die Klienten erlebend und spürend in sich aufnehmen können, wie es sich anfühlt, wenn dieses Bedürfnis in stimmiger Weise befriedigt worden wäre. Sie nehmen diese Interaktion in der Vorstellung in sich auf, wieder Kind zu sein, wie damals, von diesen Eltern geliebt, gehalten oder genährt zu werden. Dabei hilft ihnen die innere geistige Repräsentanz ihres Körpers auf neurologischer Ebene – der geistige Körper –, auf der dies abgespeichert und verankert wird. Gleichzeitig erfolgt dabei auch eine Anerkennung – die Validierung – der damit einhergehenden Bedürfnisse. Sie erleben eine Bejahung ihrer Gefühle und deren Erfüllung in der dafür stimmigen Interaktion. Ihnen ist zwar bewusst, dass sie all dies auch als erwachsene Personen im Hier und Jetzt erleben (unser Bewusstsein kann auf beiden Zeitebenen wahrnehmen und spüren), doch die innere Verankerung erfolgt im Damals ihrer Geschichte. Die körperlich symbolische Bedeutung dieses Rituals ist ihnen klar. Sie sind sich bewusst, dass es sich dabei um die Kreierung einer neuen Geschichte handelt. Nach Ablauf der Struktur gehen die daran beteiligten Gruppenteilnehmer wieder aus ihren Rollen, ein Ritual, das deutlich macht, dass sie danach nicht mehr diese idealen Eltern sind.

# 13. Die einzelnen Schritte einer Struktur

Der »*Ablauf einer Struktur*« verläuft über unterschiedliche Phasen, die in den folgenden Abschnitten jeweils kurz dargestellt werden.

## 13.1 Beginn im Hier und Jetzt – Microtracking

In Abschnitt 12.1 hatte ich den Beginn einer Struktur damit charakterisiert, dass der Klient, der arbeiten möchte, sich seinen Platz im Gruppenraum wählt und mir auch anzeigt, wo er mich als Gegenüber haben möchte. Dieser scheinbar so aufs Äußerliche ausgerichtete Moment der Platzsuche im Hier und Jetzt ist schon hoch aufgeladen mit innerer Bedeutung. Auf bewusster, bisweilen auch nur subbewusster Ebene ist der Klient innerlich schon in Berührung mit seinem Thema. Obwohl er meist noch gar nicht angefangen hat, mit mir darüber zu sprechen, ist diese Platzsuche schon aufgeladen mit all den inneren Aspekten, die mit diesem Thema seiner Geschichte assoziativ verknüpft sind. Das meiste davon ist ihm zu diesem Zeitpunkt wahrscheinlich noch gar nicht voll bewusst, aber er spürt möglicherweise intuitiv, dass er nicht in der Mitte des Raums sitzen möchte, sondern einen Platz an der Stirnseite haben will, hinter sich die Mauer, mit einem guten Überblick über den gesamten Raum und die Gruppe.

Wenn ich als Therapeut diesen Prozess der Platzwahl aufmerksam beobachte, tauchen in meinem Bewusstsein bereits zwei Themen auf, die darin anklingen. Das Grundbedürfnis nach Schutz (die Wand im Rücken) und das nach Kontrolle dessen, was im Raum passiert. Dies macht deutlich, wie das Hier und Jetzt sofort aufgeladen wird mit den Erfahrungen der Geschichte, die sich auf subbewusster Ebene im Erleben und Spüren des Klienten niedergeschlagen haben. Zugleich bekommt er durch die Freiheit, einen für ihn geeigneten Platz im Raum aussuchen zu können, die Möglichkeit, gut für sich zu sorgen. Dies stellt einen wichtigen Aspekt der Möglichkeitssphäre in der Pesso-Therapie dar, und ich ermutige »unerfahrene« Klienten darin, sich ihren Platz für die Struktur unter diesen Gesichtspunkten auch bewusst auszuwählen.

Zeigt sich in ihrem Gesicht – häufig auch im übrigen Körper – eine deutliche Reaktion der Entspannung, wenn sie diesen Platz eingenommen haben, eröffne ich den Prozess des Microtracking mit der ersten Zeugenbotschaft, die in diesem Fall folgendermaßen lauten könnte: »Könnte der Zeuge sagen: *Ich sehe, wie erleichtert du bist, einen für dich guten Platz hier im Raum gefunden zu haben.*« Wird dies vom Klienten bejaht und ich habe den Eindruck, dass es für ihn wichtig ist, mit dem Zeugen eine weitere Figur im Raum zu haben, die ihn sieht, biete ich ihm an, damit den ersten Rollenspieler auf die Bühne der Struktur zu holen.

Im nächsten Schritt beginnt er dann über sein eigentliches Thema zu sprechen, ein Prozess, den ich immer dann im Microtracking mit Zeugenbotschaften begleite, wenn ich den Eindruck habe, dass sich in seinem Gesichtsausdruck Gefühle abzeichnen, die seinem wahrnehmenden Bewusstsein nicht voll zugänglich sind. Der *Zeuge* aktiviert dadurch den *Piloten* des Klienten für die bewusste Wahrnehmung dieser Gefühle und den damit einhergehenden Kontext, über den der Klient spricht.

Ein wichtiger Aspekt des Microtrackings betrifft den Umgang mit Wertungen, inneren Schlussfolgerungen oder Strategien des Klienten, die als Stimmen externalisiert auf die Bühne der Struktur gebracht werden. Beim Klienten finden sie ihren Niederschlag in meist fast automatisch ablaufenden Gedanken in der Folge seiner Gefühle, die er spontan verbalisiert. Es handelt sich dabei um Bewertungen, Einschätzungen oder Vermutungen, die sich als innere Schlussfolgerungen aus den Erfahrungen seiner Geschichte entwickelt und fast normativen Charakter haben. Die Bedeutung dieser Stimmen kann sehr unterschiedlicher Natur sein:

- *Stimme der moralischen Bewertung:* »Du solltest dich schämen, so ein Weichei zu sein!«
- *Stimme der Schutzstrategie:* »Es ist besser, diese Gefühle unter Kontrolle zu halten und nicht weiter da reinzugehen.«
- *Stimme der Warnung:* »Wenn du das aussprichst, gibt es kein Zurück mehr …«

- *Stimme der inneren Wahrheit:* »Mit diesen Gefühlen bist du anderen zu viel.«

Diese Stimmen werden in der Regel nicht als Rollenspieler auf die Bühne der Struktur gebracht, weil sie Erfahrungen bzw. Schlussfolgerungen bestimmter Aspekte der historischen Szene bilden und nicht unmittelbar die Qualitäten oder Verhaltensweisen dieser Personen widerspiegeln. Sie stellen die innere Erfahrungsrealität des Klienten als Kind dar bzw. die daraus resultierten Konsequenzen oder Einschätzungen, die er als Folgen seines Handelns daraus gezogen hat.

Ich biete den Klienten dabei die Möglichkeit an, diesen Stimmen symbolhaft auf der Bühne der Struktur einen Platz zuzuweisen. Meist haben sie intuitiv ein klares Gespür, wo sie diese im Raum lokalisieren. Dieser Stimme leihe ich dann stellvertretend meine Stimme, die dann wörtlich genau den Satz sagt, der vorher Inhalt der geäußerten Gedanken der Klienten war. Dabei deute ich mit der Hand auf die Stelle in der Luft, an der die Klienten diese Stimme vorher lokalisiert hatten.

## 13.2 Die wahre Szene

In der »wahren Szene« des Klienten – Pesso nennt sie auch die »*Szene der inneren Wahrheit*« – verdichtet sich die innere (dysfunktionale) Erfahrung seiner Geschichte. Indem sie sich in seiner Wahrnehmung über die äußere Realität legt, trägt sie ganz wesentlich dazu bei, im Kontakt mit anderen keine für ihn befriedigende Lösung zu finden. Dies hat damit zu tun, dass in diesem Moment der »alte Erfahrungsfilm der in ihm eingebrannten Geschichte« das erlebte Hier und Jetzt so verändert, dass er real bestehende Beziehungsangebote im Außen als Lösung gar nicht mehr realisieren kann. Dies möchte ich mit einem kurzen Fallbeispiel erläutern:

> Am Beginn ihrer Struktur zeigt eine 25 Jahre alte Klientin, die in der Einzeltherapie bereits Vorerfahrungen in Pesso-Therapie hatte, massive Unsicherheiten, welchen Platz im Gruppenraum sie für sich wählen soll. Innerlich gerät sie fast in regelrechte Verzweiflung darüber, dass sie sich nicht entscheiden kann. Ich greife dies über die Zeugenbotschaft auf, weil ihr der damit verbundene Affekt, der sich vor allem in ihrem Kör-

per widerspiegelt, nicht wirklich bewusst ist. Als dieses Gefühl von Verzweiflung über die Zeugenbotschaft für sie wirklich spürbar wird, fängt sie heftig an zu schluchzen, und ihr ganzer Körper zieht sich innerlich zusammen. Ihre Arme umklammern ihre Knie, sie wirkt auf mich wie ein kleines Kind, das allein gelassen wurde und sich völlig verloren fühlt.

Ich spreche im nächsten Schritt den Halt und Schutz an, der in dieser Selbst-Selbst-Interaktion für mich sichtbar wurde, und schlage ihr vor, eine Stimme der Strategie auf die Bühne der Struktur zu bringen, die sie rechts hinter sich in der Luft positioniert: »Halt dich selbst fest«, sagt diese Stimme, worauf sie zustimmend nickt. Die Gefühle von Verzweiflung und die damit einhergehenden körperlichen Affekte nehmen etwas ab, aber sie wirkt nach wie vor auf mich wie ein verlassenes kleines Kind. In meinem Verständnis muss dies die innere Wahrheit ihrer Geschichte sein: Mit meinem inneren Auge sehe ich dieses verlassene Kind regelrecht vor mir sitzen. Ich spreche mein Bild an und schlage die Möglichkeit vor, eine Stimme dieser inneren Wahrheit auf die Bühne der Struktur zu bringen. Diese schwebt in ihrem Bild über ihr und sagt: »Da ist niemand, der dir helfen kann, damit bist du ganz allein.«

Es kommt erneut zum Ausbruch von Gefühlen heftiger Verzweiflung, ihr ganzer Körper wird von Schluchzen geschüttelt, sie umklammert sich erneut mit ihren Armen. Nachdem es möglich wird, zwei Gruppenteilnehmerinnen in der Rolle von Halt gebenden Figuren auf die Bühne der Struktur zu holen, die rechts und links neben ihr sitzen und ihren Körper auf ihre Anweisung hin von außen halten, beruhigt sie sich etwas. Danach fängt sie an, über die auftauchenden Erinnerungen ihrer Geschichte zu sprechen. Dies bildet den klaren Übergang zur historischen Szene.

## 13.3 Die historische Szene

In diesen Bildern tauchen ihre Eltern auf, die selbstständig waren und in dieser Zeit, als die Klientin 7 Jahre alt war, eine Phase erheblicher wirtschaftlicher Bedrohung erfuhren. Als Kind erlebt sie diese Bedrohung mit, was ihr Angst macht, wagt aber nicht, die unsicheren und völlig unter Druck stehenden Eltern für sich in Anspruch zu nehmen, weil sie deren Überforderung spürt. Ihre innere Wahrheit ist durch die Erfahrung geprägt, dass sie mit diesen Gefühlen allein und ohne äußere Hilfe fertig werden muss, was für ein Kind in dem Alter eine massive Überforderung darstellt. Verstärkt wurde dies noch durch ihre Einschulung, die mit vielfachen sozialen Ängsten und Unsicherheiten verbunden war, für die es auch kein unterstützendes Gegenüber im Außen gab. Es bildet sich ein frühzeitiges Thema von Überforderung und eine tief sitzende Angst, Fehler zu machen. Diese generalisiert im Laufe der Zeit über die damit verbundenen tiefen Unsicherheiten zunehmend zu einer regelrechten Entscheidungsunfähigkeit, die am Beginn der Struktur durch das Thema der Platzwahl reaktiviert wurde.

Im nächsten Schritt holen wir mit Rollenspielern die negativen Aspekte der realen Eltern ihrer Geschichte herein auf die Bühne der Struktur, die so sehr mit sich selbst und ihren eigenen Problemen beschäftigt sind, dass sie das Kind in seinen Gefühlen nicht mehr sehen. Die Klientin platzierte die Rollenspieler, die sie dafür wählt, relativ weit entfernt links vor sich im Raum, mit ihren Gesichtern von ihr abgewandt. Erneut bricht die heftige Verzweiflung in ihr auf, und ich schlage ihr vor, die Halt gebenden Figuren mit in ihre Geschichte zu nehmen, damit sie erleben kann, dass sie mit diesen Gefühlen nicht mehr wie damals so allein ist. Sie nickt, und die beiden Rollenspieler sagen den Satz, den ich mit ihr gemeinsam entwickle: »Wenn wir damals da gewesen wären in deiner Geschichte, als du 7 Jahre alt warst, dann hätten wir dich mit diesen Gefühlen nicht allein gelassen, wir hätten dich so liebevoll gehalten, so wie jetzt.« Und etwas später: »Wir hätten verstanden, wie sehr du damals Eltern gebraucht hättest, die sich um dich kümmern und dir zur Seite stehen bei der Einschulung.«

## 13.4 Das heilende Gegenbild

Dieser Moment im Ablauf einer Struktur charakterisiert meist den Übergang zum heilenden Gegenbild, der die abschließende Phase einleitet. Wird es möglich, positive Fragmentfiguren – im Fallbeispiel in den Rollen der Halt gebenden Figuren rechts und links neben der Klientin – in die Geschichte zu transportieren, ist dies ein deutliches Zeichen, dass die Klientin jetzt offen ist für das, was es damals gebraucht hätte. Damit kann in der Regel begonnen werden, die idealen Eltern auf die Bühne der Struktur zu bringen.

Den klaren Übergang bildete die Bereitschaft der Klientin, eine der beiden Rollenspielerinnen in die Rolle einer idealen Mutter gehen zu lassen, wie sie sie damals gebraucht hätte. Sie wählt diejenige auf ihrer linken Seite aus, die daraufhin folgenden Satz sagt: »Ich erweitere meine Rolle in die einer idealen Mutter, wie du sie im Alter von 7 Jahren gebraucht hättest.« Um auch die körperlich stimmige Relation herzustellen, lässt sich diese Rollenspielerin von einem anderen Gruppenteilnehmer auf meine Anweisung hin Kissen bringen, wodurch sie so erhöht zum Sitzen kommt, dass der Kopf der Klientin an ihrer Schulter ruht (der Größenunterschied entspricht damit dem eines 7-jährigen Kindes, das neben seiner Mutter sitzt), die sie weiter liebevoll im Arm hält.

Als nächsten Schritt integrieren wir dann in diese Mutter die Qualitäten und Eigenschaften, die die Klientin damals gebraucht hätte: eine Mutter, die belastbar ist, in sich ruht und trotz ihrer beruflichen Belastung das Kind in seinen Gefühlen und inneren Nöten nicht aus den Augen verloren hätte. Ihr zur Seite holt sie dann noch einen Gruppenteilnehmer auf die Bühne der Struktur in die Rolle des idealen Vaters, der neben dieser idealen Mutter sitzt, den Arm um deren Schultern gelegt hat und mit dem Gesicht in liebevoller und Anteil nehmender Weise zur Klientin schaut. Beide Eltern sagen: »Wenn wir damals da gewesen wären, als die idealen Eltern, so wie du sie im Alter von 7 Jahren gebraucht hättest, dann wären unsere Augen bei dir gewesen und wir hätten gesehen, wenn du uns brauchst, so wie jetzt.«

Der Körper der Klientin entspannt sich deutlich, und sie lehnt den Kopf an die Schulter der idealen Mutter mit einem Ausdruck von Dankbarkeit und innerer Ruhe. Im nächsten Schritt erweitert sie noch die Rolle der Rollenspielerin auf ihrer rechten Seite in die einer idealen älteren Schwester, wie sie sie damals gebraucht hätte. Diese wäre mit ihr zusammen in die Schule gegangen und ihr auch zur Seite gestanden. Abschließend sagen die Eltern dann noch folgenden Satz: »Wenn wir damals da gewesen wären, hättest du uns jederzeit um Rat fragen können, wir hätten dich unterstützt und dir geholfen und mit uns wären nie diese Gefühle von Angst und Überforderung in dein Leben als Kind gekommen.«

## 13.5 Verankerung und Transfer

Wenn das heilende Gegenbild eine wirklich stimmige Passform darstellt für das, was die Klienten in dieser Zeit ihrer Kindheit im Kontakt gebraucht hätten, wird dies fast immer am ganzen Körper sichtbar:

> Der Körper der Klientin wirkt tief entspannt, sie kuschelt sich an ihre ideale Mutter, hält auf der anderen Seite die Hand der idealen Schwester, ihr Gesicht spiegelt die innere Zufriedenheit eines Kindes wider.

Dies ist dann das klare Signal dafür, dass es Zeit ist, die Struktur abzuschließen und die Phase der Verankerung und des inneren Transfers einzuleiten. Eröffnet wird dies in einem rituellen Akt, indem ich die Klientin auffordere, sich Zeit zu nehmen, all diese Qualitäten, Gefühle und Körperempfindungen, die sie in der Verbundenheit mit diesen idealen Eltern in sich spürt, tief in ihre Wahrnehmung auf emotionaler wie auch körperlicher Ebene zu verankern. Meist gebe ich dafür noch einige Minuten Zeit in absoluter Ruhe.

Bisweilen kann es sinnvoll sein, während dieser abschließenden Verankerung auf bewusster Ebene einen »*Transfer*« ins Hier und Jetzt herzustellen. Dies entscheide ich meist aus meinem intuitiven Verständnis heraus in dem Erfahrungswissen, dass dies nur für einen Teil der Klienten hilfreich ist. Sie können dabei in der weiteren Verankerung ihres Bildes bleiben – der innere Schirm ihres geistigen Körpers bleibt im Erleben des Kindes mit diesen idealen Eltern aktiv – und gehen parallel dazu auf der Ebene ihres erwachsenen Bewusstseins zum Ausgangsthema am Beginn ihrer Struktur. Dabei überprüfen sie, welche neue Perspektive dieses heilende Gegenbild ihrer neuen Erfahrungsgeschichte als Kind im Hier und Jetzt der erwachsenen Person bei der aktuellen Realitätsbewältigung eröffnen kann. Es gibt aber auch Klienten, bei denen ich diesen Schritt unterlasse aus der Erfahrung heraus, dass sie dies in der tiefen Verankerung ihres Bildes stört und somit nicht hilfreich für sie ist. Dort vertraue ich darauf, dass dieser Transfer als Folge der Struktur sich von allein einstellt, was sich in der jahrelangen Erfahrung mit diesem Verfahren auch gezeigt hat.

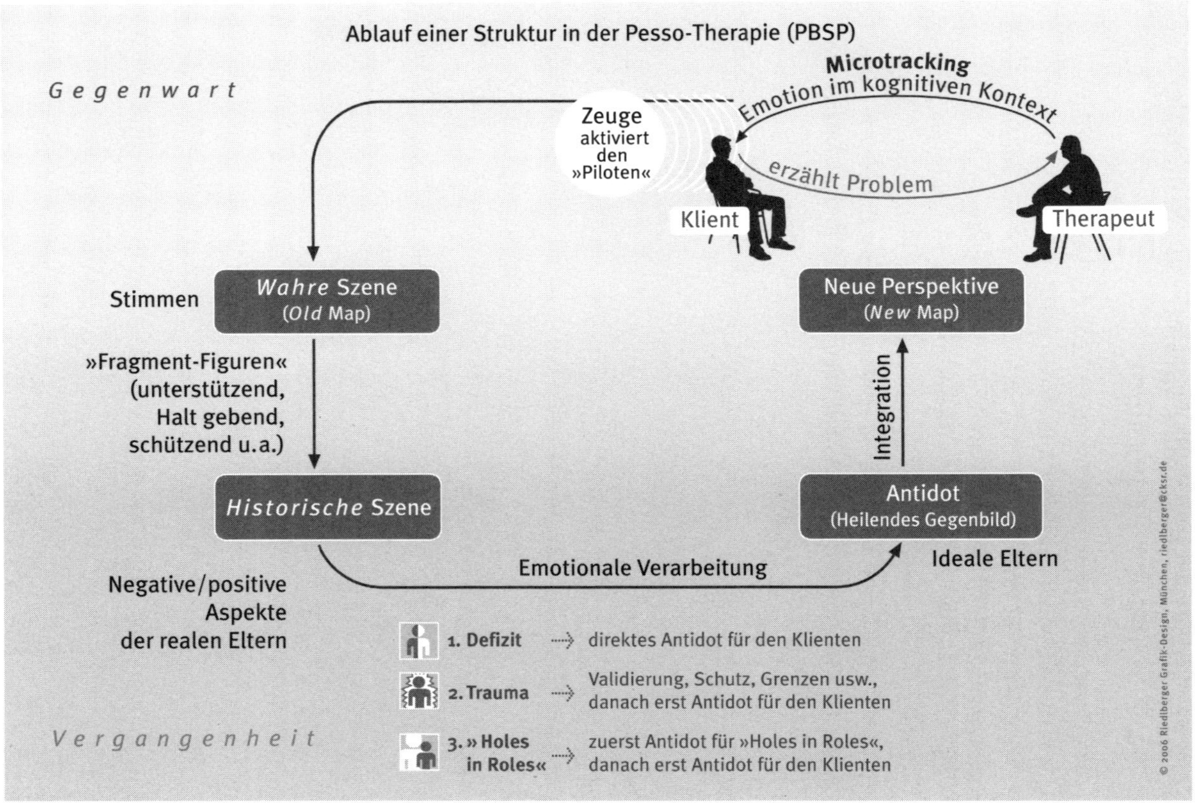


**Grafik Nr. 13:** Ablauf einer Struktur

## 13.7 Entrollen der Rollenspieler – die Bühne der Struktur wird geräumt

Der letzte Schritt einer Struktur gegen Ende der Verankerung des heilenden Gegenbildes besteht im Entrollen der Rollenspieler. Dieser erfolgt wieder in einem rituellen Akt, indem die jeweiligen Rollenspieler nacheinander folgenden Satz sagen: »*Ich spiele nicht mehr die Rolle* … (Bezeichnung der Rolle, die sie innehatten), *ich bin* … (sagen ihren Vornamen).« Daraufhin gehen sie zurück auf ihren Platz in der Gruppe, den sie vor der Rollenübernahme innehatten. Beim Entrollen werden zuerst die negativen Rollen und Stimmen aufgelöst und als Letztes die der idealen Eltern.

# 14. Transkription einer Struktur

Eine vollständige Mitschrift einer Struktur anzufertigen ist ein aufwendiges Verfahren. Da eine simultane Mitschrift einer Therapiesitzung technisch kaum machbar ist, bedarf es einer Videoaufzeichnung, auf deren Basis hinterher die Transkription erfolgen kann. Voraussetzung für eine solche Videoaufzeichnung ist das Einverständnis aller Gruppenteilnehmer. Dies ist nur möglich in einer Atmosphäre des Vertrauens und der tiefen gegenseitigen Achtung, die gewährleistet, dass mit den aufgezeichneten Daten in absolut sicherer und geschützter Weise umgegangen wird. Im Besonderen zählen dazu auch evtl. Mitschriften einer Struktur, vor allem, wenn sie zur Veröffentlichung vorgesehen sind. Die Klienten müssen sich absolut darauf verlassen können, dass ihre Intimsphäre nach außen geschützt bleibt.

Dies wurde im vorliegenden Fall durch mehrere Schritte gewährleistet: Ich hatte das Einverständnis der Klientin für die Videoaufzeichnung wie auch für die Anfertigung der Mitschrift. Zum persönlichen Schutz wurden alle Namen, soweit sie Bestandteil der Struktur waren, verändert. Ansonsten wurde die wörtliche Rede weitgehend im Original übernommen, um die Authentizität des therapeutischen Prozesses zu gewährleisten. Soweit es für das Verständnis des Lesers notwendig ist, wurden von mir kurze Ergänzungen eingefügt, um den mimischen oder körperlichen Ausdruck der Klientin zu verdeutlichen, der durch die reine Mitschrift nicht offensichtlich wird. Dasselbe gilt für die jeweiligen Rollenspieler. Diese vollständige Mitschrift der Struktur hatte ich der Klientin zugeschickt, die mir nach ihrer Durchsicht großzügigerweise die Genehmigung zur Veröffentlichung im Buch erteilt hat. An dieser Stelle sei ihr noch mal ganz herzlich dafür gedankt.

Die Struktur dieser Klientin fand am zweiten Tag einer Pesso-Wochenendgruppe Anfang des Jahres 2007 statt. Es handelte sich dabei um eine sogenannte geschlossene Gruppe (die Zusammensetzung der Gruppe veränderte sich nicht), die über einen Zeitraum von über zwei Jahren in vierzehntägigem Abstand 3½ Std. pro Abend an Strukturen gearbeitet hatte. Das Wochenende stellte den Abschluss dieser fortlaufenden Gruppe dar, und jeder hatte die Möglichkeit, für sich noch einmal an einem persönlichen Thema zu arbeiten. Die Klientin hatte sich entschlossen, am Spätnachmittag des zweiten Tages zu arbeiten, Strukturen von vier anderen Teilnehmern hatten davor schon stattgefunden. In einer dieser Strukturen war sie mit einem eigenen Thema in Berührung gekommen, auf das sie sich am Beginn ihrer therapeutischen Sitzung bezieht.

Die schriftliche Übertragung ist mit Kommentaren versehen, die den Ablauf und die Phasen der Struktur erklärend begleiten wie auch die therapeutischen Interventionen. Sie sind vom eigentlichen Text der Mitschrift abgesetzt und als solche gekennzeichnet. In diesen Kommentaren finden sich auch Ausführungen wieder, die im Verlauf des Buchs bereits erklärt waren. Diese Wiederholungen dienen dem Zweck, ein hinreichendes Verständnis der Struktur zu ermöglichen, auch wenn das gesamte Buch nicht vollständig gelesen wurde.

Vorweg möchte ich noch einige Anmerkungen zum Beginn einer Struktur machen.

- *Beginn und Thema einer Struktur:* Meist sind Klienten vor Beginn ihrer Struktur bzw. sobald sie sich entscheiden, an einem Thema zu arbeiten, schon innerlich mit den damit einhergehenden Gefühlen in Berührung. Häufig ist ihnen dies auf bewusster Ebene bereits zugänglich wie bei der Klientin, die innerlich schon vor ihrer Struktur mit Gefühlen von Verzweiflung und Hilflosigkeit in Berührung war. Ausgelöst waren sie durch eine vorangegangene Struktur einer anderen Gruppenteilnehmerin, die sich in ihrer historischen Szene an Situationen als kleines Kind erinnert hatte, in der ihre Eltern mit ihren Gefühlen nicht umgehen konnten. Das Miterleben der Verzweiflung dieses Kindes wie auch der Überforderung der Eltern hatten in der Klientin Erinnerungen hochgebracht, in denen sie sich als Mutter in einer ähnlichen Situation erlebte.
- *Platz im Raum und Möglichkeitssphäre:* Nach ihrer Entscheidung, an einem Thema persönlich arbeiten zu wollen, biete ich den Klienten im ersten Schritt immer an, sich dafür einen Platz im Gruppenraum suchen zu können, der für sie passend ist. Dies hat damit zu tun, dass sie durch das Thema meist schon aufgeladen sind mit Gefühlen (die

im Körperprozess deutlich werden) und allen inneren wie auch äußeren Reaktionsmustern, die damit verbunden sind. Die Entscheidung, sich für ihre Struktur einen passenden Platz im Raum zu suchen, hilft ihnen einerseits, sich dieser Gefühle wie auch der damit verbundenen Körperempfindungen bewusster zu werden (Aktivierung ihres Piloten). Andererseits trägt sie auch dazu bei, dass sie in eigenverantwortlicher Weise für sich überprüfen, was sie im Außen brauchen, um mit dem, was da in ihnen hochkommt, innerhalb der Gruppe arbeiten zu können.

Manchmal suchen sie sich dazu einen Platz im Raum, an dem sie eine Wand in ihrem Rücken spüren können, weil da ein »altes Thema« von Bedrohung in ihnen ist und sie diesen Schutz in ihrem Rücken brauchen. Bisweilen wählen sie auch einen Platz relativ weit vorne in der Gruppe, sodass die anderen Gruppenteilnehmer ihr Gesicht nicht sehen können. Dies kann damit zu tun haben, dass gesehen werden in ihrer Geschichte mit Entwertung oder Scham verbunden war. Häufig spielt auch der räumliche Abstand zu den anderen Gruppenteilnehmern eine wichtige Rolle (zu viel räumliche Nähe kann z. B. bedrohlich sein) bzw. auch der Abstand zu mir, der gewährleistet sein soll, um sich in ihrem Prozess in für sie guter Weise begleiten lassen zu können.

Im vorliegenden Fall hatte die Klientin sich dafür entschieden, an dem Platz in der Gruppe, an dem sie vorher bereits saß, zu bleiben, und mich gebeten, mich in einem Abstand von ca. 3 m vor sie zu setzen.

## Strukturmitschrift

Die Klientin (die sich ihren Platz für die Struktur schon gesucht hat) sitzt gerade mit gekreuzten Füßen auf einem Kissen, ihre Hände sind im Schoß verschränkt, sie schaut zum Therapeuten.

THERAPEUT: »Bereit?«

*Klientin nickt.*

KLIENTIN: »O. k. Also gestern, die Berührung mit dem Gefühl bei diesem schreienden Baby … *(Anspielung auf eine Struktur vom Vortag)*, das war eine sehr starke, also das hat mich emotional total überschwemmt, merke ich. Also, dass so …, zum einen die Verzweiflung, also diese Verzweiflung und diese Hilflosigkeit.« *(macht kurze Pause und schaut zum Therapeuten)*

THERAPEUT: »Sollen wir dieses schreiende Baby in symbolisierter Weise in den Raum bringen?«

*Klientin nickt, bläst die Backen auf, schnauft, zeigt mit dem Zeigefinger: »Also vielleicht dieses rote Kissen da, das runde.«*

THERAPEUT: »Wohin?«

KLIENTIN *(deutet vor sich):* »Ja, so, hier.« *(atmet tief aus, nickt)*

*Ein Gruppenteilnehmer nimmt dieses Kissen, bringt es dorthin und geht wieder an seinen Platz in der Runde.*

*Anmerkung:*

Wenn Erinnerungen in uns aufsteigen, dann sehen wir diese meist als Bilder mit unserem inneren Auge (Pesso nennt dies auch unserer »geistiges Auge« – Pesso A., 2005). Gleichzeitig sind diese Bilder auch mit unseren Gefühlen und den innerlichen wie auch äußerlichen Reaktionsmustern verknüpft, die im ursprünglichen Kontext mit diesen Erfahrungen entstanden sind. Da unser Sein eine leib-seelische Gleichzeitigkeit darstellt, ist in diesen Momenten auch der Körper sofort aufgeladen, gespeist aus den Reaktionen der Erinnerung unseres geistigen Körpers (Pesso A., 2005), mit all den Wahrnehmungen, Empfindungen und Reaktionsimpulsen, die mit der ursprünglichen Situation verknüpft sind.

Die Pesso-Therapie nutzt diese Zusammenhänge, indem sie die Möglichkeit anbietet, diese inneren Bilder äußerlich sichtbar in den Therapieraum (auf die Bühne der Struktur) zu bringen. Dies kann entweder durch Rollenspieler geschehen oder durch Symbolisierung mit Gegenständen, wodurch die Szene, die vorher nur im inneren Auge zu sehen war, nun im realen Raum auf der Bühne der Struktur sichtbar und damit meist auch noch deutlicher spürbar wird.

Voraussetzung dafür ist, dass die Klienten bereit sind, diesen Transferschritt zu tun: Auf den Rollenspieler oder den Gegenstand, der eine Person symbolisiert, all die inneren wie äußeren Qualitäten und Aspekte zu projizieren, die Bestandteil ihrer Erinnerung sind. Dann repräsentiert die Symbolisierung im Außen all das, was sie in ihrem inneren Auge gesehen und in ihrem geistigen Körper dabei gespürt haben.

Die Klientin nimmt dieses Angebot wahr und wählt für ihre Erinnerung an den schreienden Säugling ein rotes Kissen, das sie relativ nah vor sich im Raum platzieren lässt. Nachdem dessen räumliche Position für sie stimmig war, wird an ihrem Nicken und dem tiefen Ausatmen deutlich, dass es für sie jetzt auf der Bühne der Struktur dieses schreiende Baby repräsentiert. Gleichzeitig beginnt sie in ihren Gefühlen wie auch in ihrem Körper auf die damit verbundenen Erinnerungen zu reagieren, wie der weitere Verlauf deutlich macht.

THERAPEUT: »Jetzt symbolisiert dieses rote Kissen dieses schreiende Baby, mit dem diese Verzweiflung und Hilflosigkeit verbunden ist in dir.«

KLIENTIN: »Ja *(schaut zum Therapeuten, nickt).* Also, das erste Bild (gemeint sind hier Bilder, die aus der Erinnerung der Klientin auftauchen an ihre Tochter, als diese noch ein Baby war) war, da halt ich S. auf dem Arm, nächtens, 2½ Stunden um den Küchentisch marschieren, und sie hört nicht auf zu schreien, und dass ich manchmal auch einfach mitgeheult habe. Und da sind wir da in dieser kleinen Küche um den Tisch gegangen und ich hab mir dann Klavierkonzerte von Mozart reingetan. *(lacht leise etwas verlegen)* Das war meine Überlebenshilfe, weil sonst hab ich das Gefühl gehabt, ich dreh total durch.«

THERAPEUT: »Ja. – Also, wenn ein Zeuge da wäre, könnte er sagen: *Ich sehe, wie diese Gefühle von Verzweiflung und Hilflosigkeit wieder in dir auftauchen, während du dich erinnerst, wie du mit S. nächtens 2½ Stunden um diesen Küchentisch gegangen bist?*«

KLIENTIN *(nickt, zögert dann einen Moment):* »und Schuldgefühle«.

*Anmerkung:*
Während die Klientin über die auftauchenden Bilder spricht, wie sie damals mit ihrem schreienden Baby auf dem Arm stundenlang um den Küchentisch wanderte, kommen die damit verbundenen Gefühle wieder in ihr Bewusstsein, die zunehmend im Ausdruck ihres Gesichts deutlich werden. Mit meiner Zeugenbotschaft griff ich diesen Aspekt ihrer Gefühle auf, verknüpft mit dem von ihr genannten Kontext, der wörtlich übernommen sein sollte (s. Abschnitt 12.3: Der Zeuge, der mich in meinen Gefühlen sieht).

Dabei wird die Zeugenbotschaft von mir erst mal fragend formuliert, was in mehrfacher Hinsicht von Bedeutung ist. Einerseits dient dies der Aktivierung der Pilotin der Klientin (s. Abschnitt 7.3.5: Die Aktivierung des Piloten), das heißt, die Wahrnehmung ihrer Gefühle und Körperempfindungen treten in den Vordergrund des Bewusstseins. Dies sensibilisiert und schult aber auch zugleich die Wahrnehmungs-, Empfindungs- und verbale Ausdrucksfähigkeit für emotionale und innere körperliche Prozesse.

Gleichzeitig hat die Frageform der Zeugenbotschaft auch zur Folge, dass die Klientin in ihrer Wahrnehmung überprüfen muss, ob im Zentrum ihres inneren Erlebens tatsächlich die Gefühle von Verzweiflung und Hilflosigkeit stehen, wenn sie daran denkt, wie sie stundenlang mit ihrem Baby um den Tisch marschierte. Erst wenn dies von der Klientin zustimmend bekräftigt wurde, gilt die Zeugenbotschaft als zutreffend und in dieser Sequenz als abgeschlossen.

Im letzten Abschnitt ihrer Äußerung kommt jedoch noch ein anderes Moment ins Spiel. Sie lacht etwas verlegen, als sie an die Klavierkonzerte von Mozart denkt, die sie dabei hörte. Hier wäre auch eine andere Intervention denkbar gewesen: eine Zeugenbotschaft, die die möglichen Schamgefühle aufgreift (häufig ist ein verlegenes Lächeln damit verbunden), wenn sie daran denkt, dass das ihre Überlebenshilfe war.

An dieser Stelle möchte ich bewusst machen, dass das Microtracking ein sehr differenzierter und komplexer Prozess ist, der letztlich in zeitlich sehr knappen Sequenzen in stimmiger Weise den inneren Gefühlen der Klienten folgen muss, die ihrem mimischen Ausdruck zugrunde liegen. Diese Gefühle sind meist nur für sehr kurze Zeit bewusstseinfähig und damit wahrnehmbar. Sie verändern sich fortwährend mit dem Fluss der Gedanken, Bilder und Erinnerungen (Bachg M., 2005). Als Therapeut muss ich mich also relativ schnell entscheiden, welchen Aspekt bzw. welche Emotion ich im Microtracking aufgreife, und oft gibt es dabei mehrere Möglichkeiten. Wenn die Intervention zu spät erfolgt, ist der Klient innerlich bereits wieder mit dem nächsten Teilaspekt seiner Wahrnehmung beschäftigt und damit u. U. auch in Berührung mit ganz anderen Gefühlen.

Nicht nur deshalb erfolgt in der Pesso-Therapie eine enge Abstimmung jeder Intervention mit den Klienten (Zeugenbotschaften, das

Angebot einer Stimme, die Platzierung einer Figur auf der Bühne der Struktur usw.), die entsprechende Korrekturen möglich macht. Sie dient auch der Unterstützung der Autonomie und der Selbststeuerung der Klienten, die damit jeden vorgeschlagenen Schritt immer wieder für sich auf Stimmigkeit überprüfen können.

Die Klientin, der dieses Vorgehen vertraut ist, nickt im ersten Moment zustimmend, dann jedoch wird in ihrem Ausdruck ein Zögern deutlich. Sie überprüft die Zeugenbotschaft für sich noch mal innerlich und ergänzt dann: »und Schuldgefühle«.

THERAPEUT: »Schuldgefühle?«
KLIENTIN: »So, dass ich keine gute Mutter bin, weil ich nicht weiß, wie ich mein Kind beruhigen kann.«
THERAPEUT: »Das könnte eine Stimme sein, die sagt: *Du bist keine gute Mutter, weil du nicht weißt, wie du dein Kind beruhigen kannst!* Sollen wir die auf die Bühne der Struktur bringen?«
KLIENTIN: »Ja.« *(zeigt links hinter sich nach oben)* »Da oben!«

*Anmerkung:*
Der Satz »… dass ich keine gute Mutter bin, weil ich nicht weiß, wie ich mein Kind beruhigen kann« repräsentiert eine bewertende innere Selbstzuschreibung. Diese treten oft im Kontext von Gefühlen bzw. der Wahrnehmung von inneren Reaktionsmustern auf in der Folge von tatsächlichen oder erinnerten Ereignissen. Bisweilen sind sie dem wahrnehmenden Bewusstsein nicht unmittelbar zugänglich. Erst meine Nachfrage nach dem Kontext dieser Schuldgefühle führt dazu, dass die Klientin diese innere Bewertung explizit in Worte fasst.

Solche Bewertungsmuster, die auch das gefühlsmäßige Erleben der Klienten prägen, werden in der Pesso-Therapie als Stimmen auf die Bühne der Struktur gebracht. Das mögliche Spektrum von Stimmen ist jedoch noch weiter gefasst: Es kann eine Stimme der Moral geben, der inneren Wahrheit, der negativen Vorhersage, eine Stimme der Schutzstrategie usw., die auf subbewusster Ebene innere wie auch äußere Reaktionsmuster steuern und prägen.

Meist ist den Klienten nicht voll bewusst, wie machtvoll diese inneren Bewertungs- bzw. Zuschreibungsmuster sind bzw. wie stark diese ihr Selbstbild und ihre Wahrnehmung der Welt mitbestimmen. Da diese Stimmen das Ergebnis von Schlussfolgerungen aus früheren Erfahrungen ihrer Geschichte sind und meist nicht ein unmittelbares Abbild realer Personen der historischen Szene darstellen, werden sie in der Regel nicht mit Rollenspielern auf die Bühne der Struktur gebracht, sondern in der Luft symbolisiert. Ich bevorzuge es, diesen Stimmen auch eine eindeutige Position im Raum geben zu lassen, wofür die Klienten in der Regel ein gutes Gespür haben. Die Klientin, der diese Vorgehensweise vertraut ist, zeigt unaufgefordert hinter sich nach oben und lokalisiert damit die Stimme an diesem Punkt über ihr im Raum.

THERAPEUT: »Da oben ist diese Stimme, die sagt: *Du bist keine gute Mutter, weil du nicht weißt, wie du dein Kind beruhigen kannst.*«

KLIENTIN: »Wobei ich merke, das ist so zweitrangig. Also diese Ebene ist mir zu ...« *(bricht den Satz ab, wie wenn sie in sich reinspüren würde)*

THERAPEUT: »Also im Hintergrund ist diese Stimme noch da?«

KLIENTIN: »Ja! Aber die ist nicht mehr so wichtig.« *(Ihr Gesicht zeigt dabei eine deutlich positive Veränderung.)*

*Anmerkung:*
Dieser Prozess signalisiert den inneren Fortschritt der Klientin, die früher von solchen negativen Bewertungsmustern in ihrem inneren Erleben und ihren Gefühlen sehr stark geprägt war. Gleichzeitig wird dadurch aber auch deutlich, wie das Microtracking über die Aktivierung der inneren Pilotin das wahrnehmende und fühlende Bewusstsein der Klientin für das Gewahrwerden dieser inneren Prozesse öffnet. Dies wird über die nächste Zeugenbotschaft deutlich.

THERAPEUT: »Könnte der Zeuge sagen: *Ich sehe, wie erleichtert du bist, dass diese Stimme nicht mehr so wichtig ist.*«?

KLIENTIN: »Ja.« *(nickt zustimmend)*

THERAPEUT: »Und der Zeuge. Sollen wir den als Rollenspieler reinholen oder nur symbolisiert in die Luft tun?«

KLIENTIN: »Tun wir ihn mal in die Luft, dann sehe ich schon, ob das weiter passt.«

THERAPEUT: »Wohin?«

Klientin: »Eigentlich da gleich neben dir, so zwischen dir und …« *(deutet mit der Hand)*

Therapeut: »Da ist dieser Zeuge?« *(deutet mit der Hand an den von der Klientin angegebenen Platz)*

Klientin: »Ja.«

*Anmerkung:*
Früher brachte Pesso den Zeugen grundsätzlich als Rollenspieler auf die Bühne der Struktur, um bereits am Beginn des Prozesses neben dem Therapeuten eine weitere positive Figur als menschliches Gegenüber für den Klienten auf der Bühne der Struktur zu haben. Einerseits dient dies der Entlastung der therapeutischen Beziehungsebene (s. Abschnitt 6.3: Wer sieht mich endlich?), auf der anderen Seite kreiert dies von Anbeginn der Struktur eine neue zwischenmenschliche Erfahrung: In der Rolle des Zeugen oder der Zeugin ist für die Klienten ein weiterer Mensch im Raum, der sie in positiv teilnehmender Weise ohne jede Form der Bewertung in ihren Gefühlen wahrnimmt.

In den letzten Jahren ist Pesso zunehmend dazu übergegangen, den Zeugen nur mehr in die Luft zu tun, was vom Fortlauf der Struktur her wesentlich einfacher und ökonomischer ist. Es fällt die Wiederholung der Zeugenbotschaft durch den Rollenspieler weg, der sie normalerweise erst dann direkt zum Klienten sagt und ihn dabei anblickt, nachdem der Klient die fragende Zeugenbotschaft des Therapeuten bejaht und damit ihre Stimmigkeit bestätigt hat. Das spart insgesamt Zeit, hat aber den Nachteil, dass die beiden oben genannten zwischenmenschlichen Aspekte, die der Klient mit einem realen Rollenspieler als Zeuge erlebt, weitgehend verloren gehen.

Ich selbst tendiere nach wie vor dazu, mit den Klienten zu überprüfen, ob es für sie nicht hilfreich ist, den Zeugen als menschliche Figur auf der Bühne der Struktur zu haben, weshalb ich das in diesem Moment mit der Klientin abklärte. Sie entschied sich dafür, ihn in der Luft symbolisiert zu lassen, und lokalisierte ihn rechts von mir auf gleicher Höhe im Raum.

Klientin: »Also wirklich *(räuspert sich)* stärker, oder wichtiger ist mir dieses Gefühl *(senkt die Augen, faltet die Hände im Schoß, sieht wieder auf)* der Verzweiflung und der Hilflosigkeit, dieses Ausgeliefertsein. Das war so stark, und dann gestern auch durch das, was in der Früh mit der B. (ihre zweite Tochter) passiert ist, also so zu merken, dieses Gefühl, eigentlich diese Verschmelzung zwischen mir und meinen Kindern *(gestikuliert mit den Händen)* in verschiedenen, in bestimmten Situationen, weil ich eigentlich *mich* schreien höre. Dieses Baby, die S., ich sage jetzt einfach die S., die hat geschrien und eigentlich, und ich konnte nicht damit umgehen, weil dieses Gefühl in mir selber so stark war, das ist der Grund.« *(schluckt, schluchzt, reibt sich die Augen)*

THERAPEUT: »Fast ein Überwältigtsein von diesem Schmerz, wenn dir bewusst wird, dass du damit nicht umgehen konntest, weil dieses Gefühl in dir selber so stark war?«

KLIENTIN: »Ja, schon.«

KLIENTIN: »Ja.« *(nickt, verdeckt die Augen mit den Händen)* »Das war das, was ich mit Überschwemmung gemeint habe.«

KLIENTIN: »Ja, und dass ich sie gar nicht …, ich konnte sie gar nicht beruhigen, ich hab gar keine Chance gehabt.« *(ihr Körper entspannt sich etwas)*

THERAPEUT: »Könnte der Zeuge sagen: *Ich sehe, wie entlastend es für dich ist, zu realisieren, dass du sie gar nicht beruhigen konntest, weil du gar keine Chance gehabt hast.«? (Deutet dabei dorthin in den Raum rechts neben sich, wo die Klientin den Zeugen vorher platziert hatte.)*

KLIENTIN *(schaut dorthin):* »Ja, es spricht mich auch irgendwo frei von Schuld.« *(Gesicht zeigt Spur von Erleichterung)*

THERAPEUT *(leise):* »Erleichterung?«

KLIENTIN: »Ja, das ist es schon, also weil ich da irgendwie zum ersten Mal so realisiere, dass ich da so – ich weiß nicht – einen starken Mangel, oder dass ich in so ein Loch gestürzt bin *(bezieht sich wieder auf das erinnerte Bild, als die Tochter ein Baby war).* Und da habe ich acht Monate, da haben wir da miteinander gerungen, bis ich wieder Boden unter die Füße gekriegt habe. Und ich habe einfach so das Gefühl, so, jetzt ist es gut, das raufkommen zu lassen. Und weil ich mich ja immer wieder daran erinnere. In den verschiedensten Situationen habe ich plötzlich dieses Bild wieder, und wenn ich heute mit ihr einen Streit habe und es geht echt ans Eingemachte, dann sind wir uns nämlich so nahe, also das ist so, da sind wir uns sooo nahe *(zeigt mit Daumen und Zeigefinger)*, und dann habe ich nicht die Ruhe und die Distanz, mit ihr in einer guten Weise umzugehen, weil ich mit mir selber kämpfe.«

THERAPEUT: »Ja. Könnte der Zeuge sagen: *Ich sehe, wie bewusst du dir darüber bist, dass diese Nähe und dein Verstricktsein mit ihr es verhindert, in einer guten Weise mit ihr umzugehen.«?*

KLIENTIN: »Ja, es ist eine Verstrickung.«

THERAPEUT: »Ja. Das heißt, jedes Mal, wenn du mit Streitsituationen mit S. konfrontiert bist, kommt die Erinnerung an dieses schreiende Baby von damals hoch und dann spürst du in ihr etwas, das du kennst aus deiner eigenen Geschichte.«

KLIENTIN: »Ja.«

KLIENTIN: »Und auch bei B. (die zweite Tochter). Also, also wie sie gestern dann so verzweifelt war und …«

THERAPEUT: »Hmhm. Kleinen Moment …« *(Der Gruppenteilnehmer, der die Videokamera bedient, signalisiert, dass mit den Mikrofonen etwas nicht in Ordnung ist, worum ich mich kümmern muss.)*

KLIENTIN LACHT: »O. k.«

*Anmerkung:*
Normalerweise sollte es keine äußeren Ereignisse geben, die den Ablauf der Struktur und damit den inneren Prozess der Klienten stören. Tatsächlich ist dies nicht immer vollständig zu gewährleisten, wie dieses Beispiel zeigt. In der Regel weisen die Klienten eine relativ gute Toleranz für kurzzeitige Unterbrechungen auf, wenn sie spüren, dass diese dem guten Gelingen ihrer Struktur dienen. Da die Klientin selbst eine Aufnahme ihrer Struktur für sich haben wollte, stellte dies für sie kein Problem dar, und sie nahm ihr Thema sofort wieder auf, nachdem ich das Mikrofon in Ordnung gebracht hatte.

KLIENTIN: »Also, so diese Verzweiflung dann gestern bei der B. zu spüren. Und schon, also, da habe ich …, das war nicht so heftig, ja …, weil …, ich habe schon gemerkt, also ein Teil ist auch eigener Schmerz, das habe ich auch realisiert. Trotzdem sind da die Tränen gerollt, so ein bisschen, und da reagiert sie dann ganz stark. Und dann sagt sie: *Wenn du weinst, dann muss ich noch mehr weinen.* Und das geht dann so, und dann irgendwann entgleitet es mir, dann kriege ich es nicht mehr hin. Und das sind so Tränen, die habe ich dann nicht unter Kontrolle, die rollen dann einfach.« *(weint fast herzzerreißend)*

THERAPEUT: »Könnte der Zeuge sagen: *Ich sehe, wie überwältigt du bist von dieser herzzerreißenden Verzweiflung, wenn du siehst, dass sie noch mehr weinen muss und es dir entgleitet und du kriegst es nicht mehr hin.*«?

KLIENTIN *(nickt zustimmend)*: »Ja.«

THERAPEUT: »Und vielleicht wäre es gut, jemanden reinzuholen, der dir Halt gibt und dir hilft, mit diesen überwältigenden Gefühlen umzugehen?«

KLIENTIN *(zögernd)*: »Ja.«

*Anmerkung:*
Wenn Klienten von heftigen Gefühlen regelrecht überwältigt werden, ist das Angebot einer Halt gebenden Figur naheliegend, die ihnen hilft, mit der Intensität dieser Gefühle umzugehen (s. auch Abschnitt 12.4). Dies kann vor allem dann sinnvoll sein, wenn das mit Angst einhergeht, dies nicht mehr kontrollieren zu können. Solche Gefühlsüberflutungen sind immer auch leib-seelische Gleichzeitigkeiten. Das heißt, es gibt parallel dazu intensive körperliche Erregungsprozesse (der Oberkörper kann vor Verzweiflung regelrecht geschüttelt werden oder heftige Bewegungen in der Bauchmuskulatur können bis hin zu Verkrampfungen führen), die als unangenehm und bedrohlich erlebt werden.

Da Klienten häufig in ihrer Geschichte mit solchen Gefühlsüberflutungen allein zurechtkommen mussten (es war oft niemand da, der sie darin liebevoll gesehen und körperlich in für sie beruhigender Weise gehalten hätte), macht es keinen Sinn, diese Erfahrung zu reinszenieren.

Aus früheren Arbeiten mit der Klientin wusste ich, dass dies in ihrer Geschichte gefehlt hat und sie häufigen Gefühlsüberflutungen ausgesetzt war, weshalb ich ihr in diesem Moment eine Figur des körperlichen Halts anbot. Da ich in ihrer Zustimmung zugleich ein Zögern wahrnahm, bat ich sie, dieses Angebot erst noch mal zu überprüfen.

THERAPEUT: »Aber prüfe es erst mal.«

KLIENTIN: »Ja, also, ja, es geht mir ein bisschen zu schnell gerade.«

Therapeut: »O.k. Gut. Aber wir haben die Idee als Möglichkeit im Hinterkopf.«

Klientin: »Ja, auf jeden Fall. Aber ich mag's nur nicht gleich wegmachen, sondern ich merke so, es ist nicht, dass ich mich jetzt an diesen Tränen weide, aber ich mag es einfach auch noch mal spüren …« *(deutet dabei mit beiden Händen auf den Brustkorb)*

Therapeut: »Könnte der Zeuge sagen: *Ich sehe, wie bewusst du dir bist, dass du dich nicht an den Tränen weidest, sondern es einfach da drin (deutet dabei auf diese Stelle seines Brustkorbs, auf die sie vorher gezeigt hat) noch mal spüren möchtest.*«?

Klientin: »Ja. Ja.« *(nickt)*

Klientin: »Und ich merk's auch in meinem Körper, weißt du, also in meinem Alltag, da, ich bin nicht so gut im wirklich Hinspüren *(berührt wieder mit den Fingern ihr Brustbein)*, was, … wo jetzt ein Schmerz sitzt, oder … Ja, und ich bin eigentlich ganz schnell und ganz gut dabei, es wieder wegzumachen.«?

Therapeut: »Könnte ein Zeuge sagen: *Ich sehe, wie bewusst dir dieses alte Muster ist, diese Gefühle ganz schnell wieder wegzumachen.*«?

Klientin: »Ja.« *(reibt sich die Wange)*

*Anmerkung:*
An diesem Punkt der Struktur wird deutlich, warum eine Halt gebende Figur für die Klientin nicht hilfreich war. Ihre Pilotin ist aktiv und sie ist sich ihres alten Musters bewusst, aus schmerzlichen Gefühlen schnell rauszugehen. (In ihren früheren Strukturen gab es diese Stimme der Schutzstrategie, die sagte: »Mach diese Gefühle weg, geh da raus …«) Dies war Teil der wahren Szene (s. Abschnitt 13.2) ihrer Geschichte, in der niemand für sie da war und sie das Muster des »Wegmachens« von Gefühlen als Schutz- bzw. Überlebensstrategie entwickelt hatte.

Stattdessen ist sie jetzt mit ihrem Bedürfnis in Berührung, diese Gefühle wahrnehmen und spüren zu können, was als Teil ihres wahren Selbst gesehen werden kann. Sich als Mensch ganzheitlich spüren zu können mit allen Gefühlen (»Werden, wer wir wirklich sind.«, Pesso A., 2000), die Bestandteil ihres Erlebens sind. Als Pesso-Therapeut überprüfe ich für mich in einem solchen Moment, was die Klientin im Kontakt braucht, um diesen Entwicklungsschritt für sich gehen zu können. Die nächstliegende Möglichkeit ist dabei eine Erlaubnis gebende Figur, die sie darin unterstützt, im Wahrnehmen und Spüren dieser Gefühle bleiben zu können (s. Abschnitt 12.4: Positive Fragmentfiguren).

THERAPEUT: »Es könnte eine andere Idee sein, ich spreche es einfach mal an, vielleicht eine Erlaubnis gebende Figur zu haben, die dich darin unterstützt, bei deinen Gefühlen bleiben zu können.«

KLIENTIN: »Ja, das ist gut. Ja, das ist gut.« *(nickt, greift zum Taschentuch, schaut in die Runde, atmet tief aus)*

THERAPEUT: »Dann wähle dafür jemanden aus.«

Klientin *(dreht sich zur Gruppenteilnehmerin, die links neben ihr sitzt, reibt sich mit dem Taschentuch die Augen):* »Würdest du das für mich machen?«

GRUPPENTEILNEHMERIN: »Ja gerne. Ich gehe für dich in die Rolle einer Erlaubnis gebenden Figur.« *(erhebt sich)*

ERLAUBNIS GEBENDE FIGUR: »Wo möchtest du mich haben?«

KLIENTIN: »Ja, vielleicht dort, wo der Zipfel von deiner Decke ist. Einfach mit zwei Kissen.«

*Diese Gruppenteilnehmerin in der Rolle der »Erlaubnis gebenden Figur« setzt sich auf ein Kissen links schräg vor die Klientin: »O. k.?«*

*Klientin sieht sie an, nickt, atmet tief.*

THERAPEUT: »Erleichterung?«

KLIENTIN *(nickt):* »Ja, merke ich gleich.« *(Macht dabei eine Handbewegung, als ob der Brustkorb sich öffnen könnte.)*

THERAPEUT: »So ein Öffnen?«

KLIENTIN: »Ja. Gleich so ein Bedürfnis merke ich so hier auch so reinzuatmen.«

THERAPEUT: »Könnte der Zeuge sagen: *Ich sehe, wie wohltuend und erleichternd es für dich ist, diese Öffnung in dir zu spüren.*«?

*Klientin nickt zustimmend.*

THERAPEUT: »Und sie *(deutet dabei auf die Erlaubnis gebende Figur)* könnte sagen: *Mit mir kannst du diesen Raum spüren in dir für dich und deine Gefühle.*«

KLIENTIN: »Ja.«

ERLAUBNIS GEBENDE FIGUR: »Mit mir kannst du diesen Raum spüren in dir für dich und deine Gefühle.«

Klientin *(nickt, sieht sie an, dabei zeigt ihr Gesicht fast eine Spur von Dankbarkeit)*

Therapeut: »Dankbarkeit?«

Klientin: »Ja.«

Therapeut: »Ist in deinem inneren Bild von ihr ein Aspekt einer guten mütterlichen Figur, mit dem das Kind sich wirklich spüren kann?«

Klientin *(zustimmend)*: »Hmhm.« *(Neben der Zustimmung ist auch etwas Zögerliches spürbar.)*

*Anmerkung:*
In der unmittelbar vorhergehenden Sequenz wird deutlich, wie der innere Prozess der Klientin für einen kurzen Moment ins Stocken gerät (neben der Zustimmung wird ein Zögern spürbar), weil ich in meiner Intervention nicht unmittelbar im Kontakt mit ihrem aktuellen Fühlen bleibe: Die Dankbarkeit hat damit zu tun, dass sie im Kontakt mit der Erlaubnis gebenden Figur in ihrem Körper den Raum für ihre Gefühle spüren kann.

Stattdessen bin ich innerlich zu sehr in Kontakt mit dem Anfangsthema ihrer Struktur (ihrer Verzweiflung darüber, dass sie ihren Kindern diesen liebevollen Halt nicht geben kann, weil er ihr in ihrer Geschichte selbst gefehlt hat) und spreche die guten Qualitäten einer mütterlichen Figur an, wie sie sie gebraucht hätte. Damit bin ich zu schnell, bin innerlich an einem Punkt der Struktur (sehe in der Rollenspielerin im Vorgriff auf das heilende Gegenbild bereits die guten Qualitäten einer idealen Mutter), an dem sie selbst noch nicht ist. Innerlich ist sie in Berührung mit einem Aspekt ihrer historischen Szene, in der es diese Erlaubnis nicht gab, was in ihrer nächsten Äußerung deutlich wird.

Gleichzeitig macht es aber auch klar, wie entscheidend die immer wieder erneute Abstimmung mit den Klienten in der Pesso-Therapie ist, die es leicht macht, solche »Fehler« zu korrigieren. Meine innere Wahrnehmung war richtig, was sich später im heilenden Gegenbild zeigt, aber besser wäre es gewesen, sie an dem Punkt im Hinterkopf zu behalten und in Berührung mit dem aktuellen emotionalen Prozess der Klientin zu bleiben. Dass sie selber dahin zurückkehrt, zeigt die nächste Sequenz.

Therapeut: »O. k. Sie bleibt in dieser Rolle, aber da ist ein Bewusstsein, dass dieser Aspekt da ist für dich. Und wie sehr dir das gefehlt hat möglicherweise in deiner Geschichte.«

Klientin: »Ja, auf jeden Fall. Also Erlaubnis war ja generell kein Thema. Thema waren Verbote. Also Erlaubnis, das war im Grunde nicht wirklich angesagt.«

Therapeut: »Das könnte eine innere Stimme der Wahrheit der Geschichte deiner historischen Szene sein, die sagt: *Erlaubnis ist da nicht angesagt. Da waren nur Verbote.*«

Klientin: »Ja.«

*Anmerkung:*
In diesem Moment ist die Klientin deutlich in Berührung mit der inneren Wahrheit (s. Abschnitt 13.2) ihrer Geschichte, in der es keine Erlaubnis für schmerzliche Gefühle gab, die direkt zur historischen Szene überleitet. Es kommt zu erinnerten Bildern, die mit diesem Aspekt ihrer Lerngeschichte unmittelbar verknüpft sind. Dies stellt den Übergang zur historischen Szene (s. Abschnitt 13.3) dar, die auf die Bühne der Struktur gebracht werden kann.

Klientin: »Also mein Bild ist, ähm, dass meine Eltern der Ansicht waren, also Kinder muss man begrenzen durch Strenge, durch Erziehungsmaßnahmen. Also die muss man immer irgendwo in einem ganz engen, begrenzten Rahmen halten, dass die nicht über die Stränge schlagen.«

Therapeut: »Da ist dieser Aspekt der Eltern deiner Geschichte in deinem inneren Bild da, die sagen: *Kinder muss man begrenzen.* Deren Botschaft ist: *Im Rahmen halten …*«

Klientin: »Ja, sonst tanzen die einem auf der Nase herum.«

Therapeut: »Die sagen: *Sonst tanzen die einem auf der Nase herum.*«

Klientin *(nickt zustimmend)*: »Ja.«

Therapeut: »Das ist die innere Wahrheit deiner Eltern über Erziehung, über den Bezug zu Kindern.«

Klientin: »Ja.«

Therapeut: »Wo tun wir diesen Aspekt hin dieser Eltern deiner Geschichte? Die können wir als Rollenspieler auf die Bühne der Struktur holen, oder wir können dein inneres Bild von ihnen als ›Film‹ in den Raum oder in die Luft tun.«

Klientin: »Ja, also eigentlich so ein bisschen weiter hinten, so in der Luft.« *(sieht herum, zeigt in den Raum)*

*Anmerkung:*

Erinnerungen an die historische Szene erscheinen wie Bilder, teilweise auch als bildhafte Szenen im inneren Auge und können auf unterschiedliche Weisen auf die Bühne der Struktur gebracht werden. Pesso ist in den letzten Jahren zunehmend dazu übergegangen (mitbedingt wohl auch durch die Übertragung des Verfahrens auf das Setting der Einzeltherapie, in der keine Rollenspieler zur Verfügung stehen), diese als sogenannte »Filme« in die Luft zu stellen, eine Möglichkeit, für die sich die Klientin in diesem Fall entscheidet.

Therapeut: »Ein bisschen weiter so dahinten in der Luft?« *(Folgt dabei dem Blick der Klientin und zeigt dorthin.)*

Klientin: »Ja, ungefähr da so auf der Höhe von dem Balken da.« *(Zeigt dabei die genaue Position.)*

Therapeut: »Dort ist jetzt dieser Aspekt der Eltern deiner Geschichte, die sagen: *Kinder muss man begrenzen, die muss man im Rahmen halten, sonst tanzen sie einem auf der Nase herum.*«

Klientin *(nickt zustimmend):* »Ja. Von daher ist Erlaubnis für mich, also, eine gute neue Lebensqualität.« *(Lehnt sich etwas zurück und stützt sich nach hinten mit einem Arm ab, die andere Hand klemmt sie zwischen die Oberschenkel.)*

Therapeut: »Soll sie *(deutet auf die Erlaubnis gebende Figur)* das sagen: *Mit mir kannst du diese gute, neue Lebensqualität für dich spüren.*«?

*Klientin nickt.*

*Anmerkung:*

Die letzte Sequenz macht deutlich, dass die Klientin einerseits klar in Berührung ist mit diesem unangenehmen Aspekt ihrer historischen Szene, aber andererseits auch mit der guten Qualität der Erlaubnis gebenden Figur, die ihr damals gefehlt hat. Dies bietet die Möglichkeit, den Kontakt mit dieser positiven Figur zu verstärken, weshalb ich ihr anbiete, diesen Aspekt der Interaktion erneut spüren zu können. In ihrem inneren Prozess unterstützt dies in einem ersten Schritt die spätere Öffnung für das heilende Gegenbild, in dem diese guten Qualitäten der Erlaubnis gebenden Figur ein wesentlicher Bestandteil der idealen Mutter werden, so wie sie sie als kleines Kind gebraucht hätte.

ERLAUBNIS GEBENDE FIGUR: »Mit mir kannst du diese gute, neue Lebensqualität für dich spüren.«

KLIENTIN *(nickt zustimmend, sieht Figur an):* »Hmhm.« *(atmet tief durch, denkt nach)*

KLIENTIN: »Ja, dieses schreiende Baby, was wir heute zum Thema haben *(schaut kurz an den Platz, wo dieses Baby symbolisiert liegt),* ich würde gerne mit dem noch was machen. Ich würde das irgendwie gerne *(seufzt),* ich weiß auch nicht, ich würde gerne einfach ein Stück weit dieses Baby versorgen, das ist mein Bild und ...«

THERAPEUT: »Eine Möglichkeit wäre, eine ideale Mutter hereinzuholen für dieses schreiende Baby, die es versorgt?«

KLIENTIN: »Und, äh, damit ein Stück weit frei werden.« *(Richtet sich wieder auf und faltet wieder beide Hände im Schoß.)*

THERAPEUT: »Ja, lass uns diese ideale Mutter hereinholen für dieses schreiende Baby.«

KLIENTIN *nickt. (Scheint dabei aber noch etwas zu überlegen.)*

*Anmerkung:*
In diesem Moment, in dem die Klientin deutlich in Berührung ist mit dem, was ihr in ihrer Geschichte gefehlt hat, taucht das Anfangsthema der Struktur wieder in ihr auf: »das schreiende Baby«. Der Kern dieses Themas, das unter mehreren Aspekten betrachtet werden kann, liegt darin, dass erst andere versorgt werden müssen, bevor sie für sich selbst etwas nehmen kann. Im Verständnis der Pesso-Therapie ein typisches »Holes-in-Roles«-Thema (s. Abschnitt 8.3).

Auf der unmittelbaren Ebene ihres eigenen Mutter-Seins ist sie mit ihrer Verzweiflung und ihren Schuldgefühlen in Berührung, dass sie damals ihr Kind nicht beruhigen konnte. Zugleich ist sie sich aber auch schon des eigenen Defizits ihrer frühen Geschichte bewusst, das mit dazu beitrug, dass sie nicht in der Lage war, ihrem eigenen Kind den Halt zu geben, der es beruhigt hätte.

Auf der mittelbaren Ebene ist sie innerlich schon in Kontakt mit ihrem eigenen »Holes-in-Roles«-Thema, das zu einem späteren Zeitpunkt ein wichtiger Zwischenschritt in ihrer Struktur wird, bevor sich die volle Öffnung für das heilende Gegenbild ihrer frühen Kindheit vollziehen kann. Die Komplexität dieser inneren Prozesse könnte ein Auslöser sein für ihr Zögern, auf meinen Vorschlag einzugehen.

Ein weiterer Aspekt, der dabei eine Rolle spielen könnte, ist ihre innere Identifikation mit dem schreienden Baby, in dem sie auch sich selbst wieder erlebte. Ihr anschließender Entschluss, dieses Baby mit Eltern zu versorgen, die es liebevoll halten und beruhigen, könnte damit zu tun haben.

Möglicherweise war auch mein Angebot, eine ideale Mutter für das Baby reinzuholen, zu schnell, und sie hätte sich selbst für diese Lösung entschieden, wenn ich das offen gelassen hätte. Unter anderem auch aus diesem Grund frage ich noch mal nach, was denn für sie stimmig wäre.

THERAPEUT: »Oder es kann auch sein, dass du Eltern hereinholen möchtest? Was wäre für dich stimmig?«

KLIENTIN: »Ja, ich glaube Eltern.« *(nickt)* »Eltern sind noch besser.«

THERAPEUT: »Dann lass uns ideale Eltern hereinholen für dieses schreiende Baby.«

KLIENTIN *nickt und stimmt zu.*

THERAPEUT: »Wir können das symbolisiert tun, oder wir können es mit Rollenspielern machen? Das ist beides möglich.«

KLIENTIN *nickt:* »Ja, vielleicht ist es mir doch mit Rollenspielern recht.«

THERAPEUT: »Gut. Ja. Dann die Figuren, die du auswählst … *(schaut in die Gruppe zu den Rollenspielern, die die Klientin auswählt)* »Ihr schaut die Klientin nur kurz an während der Rollenübernahme. Und danach schaut ihr nicht mehr zu ihr, sondern zu dem Baby und ihr setzt euch. Auf welche Seite? *(Zur Klientin gewandt, die andeutet, dass sie sich hinter das Baby setzen sollen, mit dem Gesicht zu ihr gewandt.)* Also, sie setzen sich nicht dahinter, sondern sie setzen sich seitlich so, dass du noch sehen kann, dass sie es versorgen, aber dass du nicht mehr im Sog dieses Bildes bist.«

*Klientin stimmt zu.*

*Anmerkung:*
Unter dem Gesichtspunkt der Entlastung platziere ich die Rollenspieler so, dass die Klientin sehen kann, dass diese das Baby in liebevoller Weise halten und versorgen. Zugleich platziere ich diese Rollenspieler mit dem Rücken so zu ihr, dass sie nicht mehr unmittelbar auf das Gesicht des Babys schauen kann, damit sie nicht mehr in den Sog dieses Bildes gerät. Damit wird für die Klientin auch klar sichtbar (und spürbar), dass sie sich darum nicht mehr kümmern muss. Nähere Ausführungen zu diesem Vorgehen finden sich in Abschnitt 8.3 (Therapeutische Arbeit mit Holes in Roles).

THERAPEUT: »Auf welcher Seite möchtest du sie haben?«
KLIENTIN *(deutet nach vorne rechts in den Raum):* »Da so.«
*Die von ihr gewählten Rollenspieler gehen dorthin.*
THERAPEUT: »Also auf dieser Seite. Die Mutter wo? Mehr bei dir?« *(Bezogen auf die weibliche Rollenspielerin, die sich näher zur Klientin stellt.)*
KLIENTIN: »Ja, die Mutter mehr bei mir.«
THERAPEUT: »Die Mutter setzt sich auf diese Seite und der Vater daneben *(als Anweisung für die Rollenspieler),* ja genau so.« *(Schaut noch mal überprüfend zur Klientin.)*
KLIENTIN *(sieht Therapeut an und nickt):* »Ja.«
THERAPEUT: »Und ihr nehmt dann dieses Baby auf euren Schoß, und die Richtung, in die ihr blickt, ist so, nicht zur Klientin.« *(Anweisung für die Rollenspieler)*
KLIENTIN: »Ja, o.k., ja. – Da würde ich den T. bitten.« *(deutet auf den männlichen Teilnehmer)*
THERAPEUT *(zu diesem Teilnehmer gewandt):* »Ihr müsst noch eure Rollen übernehmen … Ich übernehme die Rolle eines Vaters, so wie dieses schreiende Baby ihn gebraucht hätte.«
IDEALER VATER *(für das Baby):* »Ich übernehme die Rolle eines Vaters, wie dieses schreiende Baby ihn gebraucht hätte.«
KLIENTIN: *Deutet auf die weibliche Teilnehmerin.*
IDEALE MUTTER *(für das Baby):* »Ich gehe in die Rolle einer Mutter, so wie dieses schreiende Baby sie gebraucht hätte.«
KLIENTIN: »Darfst es dir ganz bequem machen.« *(Zur Mutter für das Baby gewandt.)*

THERAPEUT: »Hol ein großes Kissen *(zum männlichen Rollenspieler)*, diese dunklen, dann habt ihr beide nebeneinander darauf Platz.«

*Rollenspieler holt das Kissen, und beide platzieren sich, die weibliche Rollenspielerin auf der Seite zur Klientin hin.*

THERAPEUT: »Die Richtung in diese Diagonale. In die Richtung schaut ihr beide.«

*Die Rollenspieler korrigieren noch mal die Ausrichtung ihrer Blickrichtung, beide nehmen zusammen das kleine runde Kissen, das Baby symbolisiert in den Arm.*

THERAPEUT: »Und euer Blick bleibt bei dem Baby. Und ihr sagt: *Wenn wir damals da gewesen wären, hätten wir uns liebevoll um dich gekümmert und du hättest dich beruhigen können.*«

IDEALE ELTERN *(für das Baby) zusammen:* »Wenn wir damals da gewesen wären, hätten wir uns liebevoll um dich gekümmert und du hättest dich beruhigen können.«

KLIENTIN *nickt zustimmend, schaut die Szene an, verharrt kurz:* »O. k.« *(nickt noch einmal)*

THERAPEUT: »Wie ist das?«

KLIENTIN: »Vielleicht ein klein bisschen die Matratze … so ein klein bisschen drehen. *(macht Drehbewegung mit den Händen)* Ja, so.«

*Die Rollenspieler verändern dabei die Richtung des großen Kissens, auf dem sie sitzen, etwas nach links nach Anweisung des Therapeuten, ohne zur Klientin direkt zu schauen.*

ROLLENSPIELER *(ideale Eltern für das Baby):* »O. k.?«

KLIENTIN: »Ja, so ist es gut.« *(zufrieden nickend)*

THERAPEUT *(zu den Rollenspielern gewandt)*: »Das ist insofern ein ganz wichtiger Aspekt, dass sie sieht, dass das Baby versorgt ist, sie selbst aber nicht mehr in den Sog dieses Babys gerät.«

KLIENTIN: »Ja.«

THERAPEUT: »Also sie bieten quasi auch eine Art von Schutz. Nicht nur in der Art, wie sie für sie sorgen, sondern auch mit dem Körper einen Schutz für diesen Sog, der davon ausgeht.«

KLIENTIN: »Ja.« *(nickt zustimmend, stützt Kinn auf die rechte Hand, sieht Elternszene an)*

THERAPEUT: »Und ihr sagt noch mal: *Und wir hätten uns um dich gekümmert.*«

Rollenspieler *(ideale Eltern):* »Und wir hätten uns um dich gekümmert.«

Therapeut: »*Mit uns hättest du dich beruhigt fühlen können.*«

Ideale Eltern: »Mit uns hättest du dich beruhigt fühlen können.«

*Anmerkung:*

Mit der Formulierung im Konjunktiv »*Wir hätten uns um dich gekümmert …*« kreieren die Rollenspieler in sprachlich stimmiger Weise eine neue hypothetische Vergangenheit in diese Zeit, in der das Baby das gebraucht hätte. Damit transportieren wir diese Szene, die die Klientin natürlich im Hier und Jetzt wahrnimmt, in ihrer inneren Vorstellung quasi zurück in diese Zeit und ermöglichen ihr, diese als neue Geschichte in ihr Erleben aufzunehmen, was sie innerlich auch freier werden lässt, wie die anschließende Sequenz zeigt.

Klientin: »O. k.« *(sieht hin, Kinn auf die Hand gestützt, nickt zustimmend, sieht das Bild noch mal an, seufzt, atmet tief):* »Ja.«

Therapeut: »Entlastung?«

Klientin: »Hmhm, ja, und ein Stück frei einfach. Da kann ich mich jetzt im Grunde um mich selbst kümmern.«

Therapeut: »Könnte der Zeuge sagen: *Ich sehe, wie erleichternd es für dich ist, diese Freiheit zu spüren, dich um dich selbst kümmern zu können.«?*

Klientin: »Ja.«

Klientin *(lehnt sich zurück, nickt):* »Schön. Hmhm, gut für mich, ja.« *(lehnt sich zurück und stützt sich mit den Armen hinten ab, legt dann die rechte Hand wieder auf das aufgestellte Knie)* Sieht sich Szene noch mal an, dann zum Therapeuten: »Da ist trotzdem dieses Gefühl, ich habe den Faden verloren. Wie kommt das jetzt?« *(lächelt)*

Therapeut: »Könnte der Zeuge sagen: *Ich sehe, wie überrascht und ein bisschen irritiert du bist, das Gefühl zu haben, du hast den Faden verloren.*«?

Klientin: »Ja. Gerade habe ich mir gedacht, ich kann nicht schon fertig sein. Das kann's noch nicht gewesen sein.«

*Klientin lacht, Therapeut lacht.*

Klientin: »… also irgendwo … ehm.«

Therapeut: »Darf ich dir was sagen?«

Klientin: »Ja.«

Therapeut: »Es sind zwei Aspekte. Der eine Aspekt, dass dieser Sog dich so beschäftigt und gebunden hat, dass du überhaupt keine Zeit hattest, dich um dich selbst zu kümmern. In diesem Sog bist du so beschäftigt mit dieser Verzweiflung und der gemeinsamen Verzweiflung, dass du überhaupt nicht mehr für dich sorgen konntest, weil dieser Stress da war. Das ist das eine.«

Klientin *(nickt zustimmend):* »Hm.«

Therapeut: »Und der zweite Aspekt mag vielleicht sein, der hat, denke ich, etwas zu tun mit diesem alten System, wo dieses Kümmern für alles, was bedürftig ist, und diese Selbstaufgabe, die damit verbunden war, ein ganz wichtiger Inhalt und fast Lebenssinn deines Daseins war. Und wenn der plötzlich weg ist, entsteht so eine Leere: *Was jetzt?*«

Klientin *(richtet sich wieder auf, überkreuzt die Beine):* »Das ist richtig.«

Therapeut: »Und vielleicht kann sie *(deutet auf die Rollenspielerin der Erlaubnis gebenden Figur)* dir so ein Stück Unterstützung geben und Erlaubnis, dieses Gefühl, ich weiß nicht, ob von Leere oder Unsicherheit oder von Irritiertsein, erst mal wahrnehmen zu dürfen. Denkst du, das wäre gut?«

Klientin: »Ja, ich weiß gar nicht, was das jetzt ist. Also das ist …« *(bleibt innerlich hängen)*

Therapeut: »Sie könnte sagen: *Das darf sein, dass du jetzt gar nicht weißt, was das jetzt ist.*«

Klientin *(blickt kurz zu der Erlaubnis gebenden Figur):* »O. k.«

Therapeut: »*Mit mir kannst du spüren, dass es in Ordnung ist, das so zu fühlen.*«

*Klientin dreht sich zu der Erlaubnis gebenden Figur.*

Erlaubnis gebende Figur: »Mit mir darfst du spüren, dass es in Ordnung ist, das so zu fühlen.«

Klientin *(blickt sie an):* »Hmhm.« – *(atmet tief, nickt, setzt sich aufrecht hin, senkt die Augen)* – »o. k., also, da bin ich wirklich frei. Und jetzt merk ich, jetzt rührt sich so das in mir, ja praktisch ich als dieses schreiende Baby, also das ist jetzt ganz stark so da. Und auch irgendwo das Thema ›Einsamkeit‹ macht sich gerade so richtig breit.«

Therapeut: »Hmhm.« *(bestätigend)*

*Anmerkung:*
Es gibt noch eine weitere Möglichkeit, mit der das »Hängenbleiben« der Klientin zu tun haben könnte: das »Holes-in-Roles«-Thema ihrer eigenen Geschichte, das mit dem Versorgen des »schreienden Babys« nur mittelbar zu tun hatte. Im Kern dieses Themas steckt die Bedürftigkeit ihrer eigenen Eltern und deren Überforderung, was zu einem späteren Zeitpunkt der Struktur Thema wird. Durch die Unterstützung der Erlaubnis gebenden Figur kommt sie selbst wieder in Kontakt mit den damit verbundenen Gefühlen und dem Thema von Einsamkeit. Dieses erneute Fühlen stellt die assoziative Brücke dar zu den Erinnerungen ihrer historischen Szene, was die Struktur wieder ins Fließen kommen lässt.

Klientin: »Und ich denke da, ja halt, ich war halt kein Baby, das man stundenlang herumgetragen hat, und meine Mutter hat halt nicht versucht herauszufinden, was ich brauche. Sie war halt so, *ein Kind muss halt auch mal gescheit schreien, dann bekommt es eine kräftige Stimme. Und außerdem habe ich auch keine Zeit.*«

Therapeut: »Da ist dieser Aspekt deiner Mutter wieder da. Ist der immer noch da oben?« *(Therapeut deutet dorthin, wo die Klientin vorher diesen Aspekt ihrer Mutter in der Luft lokalisiert hatte.)*

Klientin: »Ja.«

Therapeut: »… die sagt: *Ein Kind muss halt auch mal gescheit schreien, dann kriegt es eine kräftige Stimme. Und außerdem habe ich keine Zeit.*«

Klientin: »Ja, und: *Ich schaffe das nicht.* Ja, so diese Überforderung auch. *Ich schaffe das nicht. Aber man verzärtelt ein Kind ja auch nicht. Also im Winter, man muss es rausstellen, dass es abhärtet, und ähm, also …*«

Therapeut: »Das ist einerseits dieser harte und rigide Aspekt der Mutter deiner Geschichte da …«

Klientin: »Ja.«

Therapeut: »… aber auch der überforderte Teil von ihr.«

Klientin *(nickt zustimmend):* »Ja.«

Therapeut: »Was passiert, wenn du mit diesem überforderten Teil von ihr in Berührung kommst? Was löst das aus in dir?«

Klientin *(kaut auf den Lippen):* »Ja, so ein bisschen so eine Art Mitgefühl. Weil ich einfach weiß, wie sich das anfühlt, wenn niemand da ist, der einen unterstützt. Also, sie war ja auch sehr allein.«

THERAPEUT: »Da ist diese Spur von Mitgefühl, aber noch was anderes. Was passiert in dir?«

KLIENTIN: »Also, ich sehe jetzt eher halt, sag ich mal, so eine Linie durch, so wie es ihr ergangen ist, ist es mir im Grunde auch wieder ergangen, und ich mag das aber durchbrechen. Ich mag nicht, dass das einfach sich jetzt so fortpflanzt.«

THERAPEUT: »Ja, einerseits fast eine Spur einer Erleichterung, diese Klarheit in dir zu haben, dass sich das fortpflanzt…«

KLIENTIN: »Ja.«

THERAPEUT: »… dass es dir so geht wie ihr. Aber auch so eine Entschiedenheit, das wirklich durchbrechen zu wollen.«

KLIENTIN: »Ja, also auch der Anspruch, also ich sage jetzt mal, du nennst es immer Omnipotenz, würde jetzt auch noch mit reinkommen: *Ich schaffe das allein!* Ja, also dieses Gefühl der Stärke, das hat sie auch gehabt. Also, sie hat zwar niemanden, aber sie braucht auch niemanden.«

THERAPEUT: »Als wenn sie sagen würde: ›Ich schaffe das allein, ich brauch auch niemanden.‹«

KLIENTIN: »Außer, außer uns Kindern.«

THERAPEUT: »Da ist wieder diese Verstrickung.«

KLIENTIN: »Genau, auch das zieht sich durch.«

THERAPEUT: »Und da ist auch diese Stimme der Strategie: *Ich schaffe das allein*, in deiner Mutter, die du auch gut kennst… *(Spielt dabei auf das diesbezügliche Thema früherer Strukturen an.)*

KLIENTIN *(berührt ihre Lippen mit den Fingern, nickt zustimmend)*: »Ja.«

THERAPEUT: »… sich keine Unterstützung zu holen…«

KLIENTIN: »Ja, dass man sich durchbeißen muss.«

THERAPEUT: »*Man muss sich durchbeißen*, könnte diese Stimme sagen. Und so eine Spur von etwas Schmerzlichem auch?«

KLIENTIN: »Ja schon. Also, weil ich das…, weil sich das nicht gut anfühlt.«

KLIENTIN: »Weil, ich beiße mich auch durch.«

THERAPEUT: »Es gibt zwei Aspekte, mit denen ich so im Moment in meinem inneren Bild in Berührung bin: Einerseits wieweit es ein guter Zwischenschritt sein könnte, das, was wir hier gemacht haben für dieses Baby, da einen ähnlichen Schritt zu machen für den Aspekt deiner Mutter, als du Baby warst. Dass wir ihr jemanden zur Seite holen, der ihr in dieser Überforderung hilft?«

KLIENTIN *(legt die ganze Hand an ihr Gesicht):* »Hmhm.« *(Später wird deutlich, dass ein Teil der Gruppe in ihr Blickfeld geraten ist, was mir in dem Moment noch nicht bewusst ist.)*

THERAPEUT: »Also, dass wir den überforderten Aspekt deiner Mutter hereinholen und ihr jemand zur Seite stellen, der sie liebevoll unterstützt hätte. Das könnte eine Möglichkeit sein. Aber prüfe es, ob das etwas anspricht in dir.«

KLIENTIN *(schüttelt den Kopf, Finger an den Lippen, schaut deutlich sichtbar zur Gruppe):* »Ich bin jetzt gerade ganz irritiert, weil ich das anschaue, die Hälfte der Gruppe pennt.« *(lacht verlegen, schüttelt den Kopf)* »Das macht mir was aus, merke ich.«

THERAPEUT *(dreht seinen Kopf kurz zur Gruppe, die weitgehend hinter ihm sitzt):* »Ja.« *(anerkennender Tonfall)*

KLIENTIN: »Also, das verstärkt das Gefühl des Einsamseins.«

*Anmerkung:*
In diesem Moment kommt es für die Klientin im Hier und Jetzt zu einer Reinszenierung des vertrauten Gefühls von Alleinsein und der damit verbundenen Einsamkeit, die kurz vorher Bestandteil der historischen Szene war. In ihrem inneren Bild wird die Gruppe (mehrere Teilnehmer, die auf Kissen oder Matten auf dem Boden sitzen, haben es sich relativ bequem gemacht, einige davon halten die Augen geschlossen[9]) in einer vergleichbar negativen Weise aufgeladen: Die Gruppe wirkt in dem Moment wie die überforderte Mutter, die keine Aufmerksamkeit und keine Anteilnahme für sie mehr hat.

Wenn es zu einer solchen negativen Aufladung eines oder mehrerer Gruppenteilnehmer kommt, die nicht in Rollen sind, muss dies ernst

9 Bei einer dreitägigen Wochenendgruppe kann nicht immer gewährleistet sein, dass alle Teilnehmer, die nicht in Rollen involviert sind, immer voll präsent sind. Normalerweise sind die Klienten, die Struktur machen, sich dessen bewusst und weisen dafür eine gewisse Toleranz auf. Ein Problem tritt jedoch auf, wenn es dabei, wie im vorliegenden Fall, zur Vermischung oder Überlagerung mit dem emotionalen Thema der Struktur kommt.

genommen und anerkannt werden. Dieser Aspekt gerät so stark in den Vordergrund der Wahrnehmung der Klientin, dass sie den vorher klaren inneren Bezug zu dem überforderten Aspekt der Mutter der historischen Szene verliert und deutliche Anzeichen von Unsicherheit und Irritation zeigt. Da die genaue emotionale Qualität der negativen Aufladung der Gruppe noch nicht klar ist, versuche ich mit den nächsten Schritten erst mal diesen inneren Klärungsprozess der Klientin zu unterstützen.

THERAPEUT: »Heißt das, die Hälfte der Gruppe kriegt so eine Ladung…«

KLIENTIN: »Ja.«

THERAPEUT: »Welche emotionale Qualität hat diese Ladung?«

KLIENTIN: »Desinteresse?«

THERAPEUT *nickt, überlegt kurz.*

THERAPEUT: »Das heißt, die kriegen möglicherweise eine Ladung dieses Aspektes deiner Mutter, die in deinem inneren Bild desinteressiert ist an dir als Baby, wenn du schreist.«

KLIENTIN *(zustimmendes Nicken):* »Hmhm.«

THERAPEUT: »Das heißt, wir haben nicht nur den Aspekt der Mutter, die da hart und rigide ist, und den Aspekt, der überfordert ist. Sondern wir haben auch einen Aspekt von ihr, in dem sie desinteressiert ist an dir als Baby. Die Ladung, die dann die Gruppe kriegt an dem Punkt.«

KLIENTIN *(schaut, nickt dann):* »Ich überlege jetzt gerade, ist es Desinteresse oder, vorher habe ich einen anderen Begriff dafür gehabt.« *(überlegt, schüttelt dann verneinend den Kopf).* »Hm … Kommt jetzt nicht mehr.«

THERAPEUT: »Nimm dir Zeit, das für dich zu klären.«

KLIENTIN *(schüttelt wieder den Kopf):* »Also das stimmt nicht ganz.«

THERAPEUT: »Sondern? Mit sich selber beschäftigt?«

KLIENTIN: »Auch.«

THERAPEUT: »Ja. Ein Stück auch überfordert mit … Zuviel?«

KLIENTIN: »Nee, das war es nicht. Das ist nicht mit dabei.«

THERAPEUT: »Mit sich selbst beschäftigt?«

KLIENTIN *(stimmt zu)*: »Ja.«

THERAPEUT: »Also eher der Aspekt deiner Mutter, die so mit sich und ihren Problemen beschäftigt ist, dass überhaupt nichts mehr an Ressourcen frei ist. Für dich als Kind?«

KLIENTIN *(reibt sich die Nase):* »Äh, ich bin jetzt ganz, ganz weg. Sag's mir noch mal.«

THERAPEUT: »Das heißt, da haben wir nicht so sehr den Aspekt deiner Mutter, die desinteressiert ist an dir, sondern die so mit sich selbst beschäftigt ist, dass da keine Ressourcen, kein Gefühl, keine Energie mehr da ist für dich …«

KLIENTIN: »Ja.« *(stützt Kopf auf die eine Handfläche)* »Hmhm.« *(dreht sich zu der Erlaubnis gebenden Figur nach links und sieht sie an)*

*Anmerkung:*
Die spontane Hinwendung der Klientin zur Erlaubnis gebenden Figur in diesem Moment ist vom inneren Verlauf der Struktur her in jedem Fall von Bedeutung. Es könnte sein, dass sie innerlich überprüft, ob diese für sie noch in guter Weise verfügbar ist (also nicht in den Sog der negativen Aufladung der Gruppe kam). Oder sie ist wieder in Berührung mit dem, was ihr in der Interaktion mit der realen Mutter in ihrer Geschichte gefehlt hat und die Klientin so am Beginn einer Öffnung steht, das jetzt bekommen zu wollen. Dies würde bedeuten, dass die Erlaubnis gebende Figur schon innerlich besetzt ist mit diesen guten Qualitäten einer idealen Mutter, mit der das im Kontakt möglich gewesen wäre. Die nächsten Interventionen dienen dazu, dies zu überprüfen und diesen Prozess schrittweise einzuleiten.

THERAPEUT: »Und wenn du dieses Bild kriegst, dass ein Teil der Gruppe so mit sich selber beschäftigt ist, dass da keine Energie mehr ist für dich, ja, …«

KLIENTIN: »Hmhm.« *(bestätigend)*

THERAPEUT: »… wie es bei deiner Mutter damals war, und dieses Gefühl von schmerzlicher Einsamkeit, des Alleinseins wieder aufsteigt, was brauchst du in dem Punkt von ihr (zur Erlaubnis gebenden Figur deutend)? Spür mal rein, ob sie da mit einbezogen ist? Ob du sie noch in für dich guter Weise spüren kannst.«

KLIENTIN *(schaut Erlaubnis gebende Figur an, schüttelt den Kopf):* »Nee, also sie ist da nicht mit einbezogen. Eher, also ich empfinde schon, dass sie bei mir ist.«

Therapeut: »Der Kontakt ist noch da.«

Klientin *(schaut Rollenspielerin an, stützt Kopf in die Hand):* »Ja.«

Therapeut *(zustimmend):* »Hmhm. Und sie könnte sagen: *Ich bin mit dir verbunden, wenn du diese schmerzvollen Gefühle von Einsamkeit spürst.* Passt das?«

*Klientin nickt.*

Erlaubnis gebende Figur: »Ich bin mit dir verbunden, wenn du diese schmerzvollen Gefühle von Einsamkeit spürst.«

Klientin *(nickt)*: »Hmhm …« *(stützt sich mit der anderen Hand auf dem Sitzkissen ab, reibt sich am Kinn)*

Therapeut: »Eine Spur Erleichterung?«

*Klientin schaut Rollenspielerin an, reibt sich weiter am Kinn mit dem Zeigefinger.*

Therapeut: »Spür mal an den Bewegungsimpuls rein da am Kinn! Spür das einfach mal, womit dich das in Berührung bringt.«

*Anmerkung:*

Auf der körperlichen Ebene wird in diesem Moment bei der Klientin etwas sichtbar, was die Pesso-Therapie als Selbst-Selbst-Interaktion deutet. Kinder, die mit wichtigen Bedürfnissen allein gelassen werden, versuchen sich häufig selbst das zu geben, was ihnen in der Interaktion mit ihren Eltern fehlt. In einem ersten Schritt ist es immer sinnvoll, das erst mal spürend ausprobieren zu lassen, um die genaue Bedeutung der Qualität dieser Selbst-Selbst-Interaktion zu klären, was ich der Klientin vorschlage.

Klientin *(nickt):* »Das ist wie ein Streicheln.«

Therapeut: »Streicheln?« *(nachfragend, weil die Klientin sehr leise sprach)*

Klientin: »Also, wie so ein bisschen über die Wange streicheln ist das … Also so ein bisschen wie Kraulen …«

Therapeut: »Ah, ja.«

Klientin: »Also, so etwas ganz Zärtliches hat das.«

Therapeut: »Zärtlich, Weiches?«

Klientin *(nickt, sie ist deutlich berührt)*

Therapeut: »Jedenfalls rührt dich das sehr an.«

Klientin *nickt.*

THERAPEUT: »Ich denke, in der Pesso-Arbeit versteht man das sehr oft als Selbst-Selbst-Interaktion …«

KLIENTIN *(nickt):* »Hmhm …«

THERAPEUT: »… dass der Körper das ausdrückt, was es damals eigentlich gebraucht hätte. Dass es damals möglicherweise eine Mutter gebraucht hätte, die nicht mit sich selber beschäftigt ist, sondern die in einer zärtlichen und liebevollen Weise für dich da ist. Und das ist, wie wenn in dem Moment, wo mit ihr (Erlaubnis gebende Figur) diese Möglichkeitssphäre da ist, dich zu spüren, auch diese Sehnsucht wieder aufsteigen kann. Nach dieser zärtlichen Mutter, so wie du sie damals gebraucht hättest. Und deine Hand das wie in einer Selbst-Selbst-Interaktion für dich tut.«

KLIENTIN *(nickt zustimmend):* »Ja, das ist schon so.«

THERAPEUT *(leise):* »Ja.«

*Klientin nickt, sieht Rollenspielerin (Erlaubnis gebende Figur) an.*

THERAPEUT: »Trauer und Sehnsucht?«

KLIENTIN *(mit Tränen in den Augen):* »Ja.« *(ihre Hand geht in Richtung ihres Halses)*

*Anmerkung:*

Die Klientin ist jetzt deutlich in Berührung mit ihrer Sehnsucht nach liebevollem und zärtlichem Kontakt, wie sie ihn damals als Kind gebraucht hätte. Spürbar wird auch, dass die Erlaubnis gebende Figur in Teilaspekten bereits die positive Ladung dieser idealen Mutter hat – die Klientin blickt in diesem Moment erneut zu ihr – und es an der Zeit ist, mit der Erweiterung ihrer Rolle den Übergang zum heilenden Gegenbild einzuleiten.

Gleichzeitig kommt sie auch in Kontakt mit Trauer, weil ihr bewusst ist, wie sehr ihr dieser zärtliche Kontakt als Kind gefehlt hat. Auf der körperlichen Ebene führt dies zu ihrem alten Schutzmuster, diese Gefühle unter Kontrolle zu halten. Dieses Muster wird sinnbildlich durch ihre Hand deutlich, die zum Hals geht. Oft signalisiert dies ein inneres Schutzmuster, diese zurückhalten zu wollen. Die nächsten Interventionen dienen dazu, diesen Prozess auch auf der körperlichen Ebene mit ihr zu explorieren bzw. zu klären.

Therapeut: »Was passiert in deinem Körper, wenn du das spürst?«

Klientin *(fasst sich an den Hals):* »Hm. Also im Moment habe ich einen total dicken Kloß.«

Therapeut: »Kloß?« *(nachfragend, weil Klientin sehr leise spricht)*

Klientin: »Mein Hals ist so, so dick.« *(symbolisiert dies mit ihren Händen)*

Therapeut: »Das heißt, irgendetwas von diesem Schmerz und dieser Trauer möchte aufsteigen und macht da zu.«

Klientin *(atmet tief):* »Ja, es kam von hier rauf.« *(zeigt vom Brustbein bis zum Hals)* »Nee, es kam von hier *(etwas tiefer, Zwerchfell),* da kam das rauf.«

Therapeut: »Und wo bleibt es stecken?«

Klientin: »Und hier *(zeigt an den Hals)* ist es hängen geblieben.«

*Klientin sieht kurz zur Erlaubnis gebenden Figur, dann zurück zum Therapeuten, atmet tief, verharrt, während ihr Gesicht zum Fenster geht.*

*Anmerkung:*

Die Klientin geht aus dem Kontakt und schaut zum Fenster hinaus, eine weitere Variante des alten Schutzmusters, das ihr in der nächsten Sequenz selbst deutlich wird. Möglicherweise hat dies auch damit zu tun, dass ich den Prozess auf der körperlichen Ebene länger fokussierte, als es für sie hilfreich war. Als Folge davon könnte sie sich sowohl von mir wie auch von der Erlaubnis gebenden Figur (sie schaut kurz zu uns beiden, bevor ihr Blick nach draußen geht) zu wenig in dem gesehen fühlen, was sie in diesem Moment im Kontakt brauchte.

Dies war möglicherweise der innere Auslöser für die Aktivierung dieses alten Schutzmusters. Auf der einen Seite macht dies deutlich, wie fragil der innere Prozess der Klienten ist und welche große Bedeutung einem exakten Microtracking (die richtige und zeitnah stimmige Begleitung desselben durch Zeugenbotschaften, Stimmen usw.) zukommt, um diesen »in Fluss« zu halten.

Auf der anderen Seite zeigt der weitere Verlauf aber auch, dass es immer wieder Möglichkeiten gibt, in diesen inneren Prozess wieder zurückzukommen, was ich durch meine nächste Frage einleite, mit der ich ihre bewusste Wahrnehmung (Teilaspekt ihres Piloten) dafür aktiviere.

Therapeut: »Was passiert in dir?«

Klientin: »Hm, ich bin so ein bisschen am Abdriften, also, ich hole mich jetzt gerade auch wieder zurück, indem ich mir sag: *Ich mag jetzt was arbeiten und nicht zum Fenster hinausschauen.*«

*Klientin berührt ihre Lippen mit dem Zeigefinger.*

Therapeut: »Ja. Könnte der Zeuge sagen: *Ich sehe, wie entschieden du bist, jetzt was zu arbeiten und nicht zum Fenster rauszuschauen?* Möglicherweise ein altes Schutzmuster des Weggehens von den Gefühlen?«

Klientin: »Ja.«

Klientin: »Also, ich mag jetzt auch nicht mit diesem Kloß hier sitzen bleiben. Ich mag jetzt da was tun …«

Therapeut: »Spür rein, was das sein könnte.«

Klientin: »… dass das wieder durchlässig wird und ich mag das hier jetzt wieder lieber offen haben.« *(deutet auf den Brustkorb mit beiden Händen)*

Therapeut: »Ja. Spür mal zu ihr *(der Erlaubnis gebenden Figur),* ob da irgendetwas ist, was du von ihr brauchst im Moment, um diesen für dich guten Weg weitergehen zu können, um das öffnen zu können.«

*Anmerkung:*

Mit dieser Intervention, mit der ich die Beziehung und mögliche Interaktion zur Erlaubnis gebenden Figur ins Spiel bringe (zu der sie in den letzten Sequenzen immer wieder mal Blickkontakt aufgenommen hatte), aktiviere ich die bewusste Wahrnehmung und die Eigenverantwortlichkeit der Klientin (beides Teilaspekte ihres Piloten) für das, was sie im Kontakt bräuchte, um den nächsten Schritt tun zu können.

Klientin: »Also, mein erstes Bild war *(sieht kurz die Rollenspielerin an, dann Blick zurück zum Therapeuten),* dass sie in irgendeiner Weise meinen Kopf hält …«

Therapeut *(zustimmend):* »Hm.«

Klientin: »… und mein Gesicht streichelt.«

Therapeut: »Ja, das kann sie machen.«

Klientin *(sieht wieder kurz die Erlaubnis gebende Figur an):* »Also das war irgendwie, jetzt denk ich mir fast: Das geht viel zu schnell.« *(lacht schüchtern)*

THERAPEUT: »Könnte der Zeuge sagen: *Ich sehe diese Unsicherheit, ja vielleicht sogar Verlegenheit, bei dem Gedanken, es könnte zu schnell gehen.«?*

KLIENTIN *nickt bestätigend.*

KLIENTIN: »Aber das ist einfach da, das ist wirklich da.«

THERAPEUT: »Fast eine Spur von Freude, dass es wirklich da ist?

*(Klientin nickt)*

THERAPEUT: »Wir können es ein Stück ausprobieren, es einen Schritt weit gestalten, und dann können wir überprüfen, ob das stimmig ist oder ob es zu schnell geht.«

KLIENTIN: »Also, weil ich das so, das stimmt, das ist wirklich so etwas ganz Weiches, und das habe ich gar nicht so oft.« *(berührt ihr Kinn mit der Hand)* »… und das auch auszusprechen, dass das Bedürfnis da ist …«

THERAPEUT: »Eine Spur von Scham?«

KLIENTIN: »… das traue ich mich normal auch nicht.« *(lacht)*

THERAPEUT: »Ah, das ist es; könnte der Zeuge sagen: *Ich sehe, wie stolz du bist, dass du dich traust, das wirklich auszusprechen.«*?

*Klientin nickt zustimmend, fasst sich ans Kinn.*

THERAPEUT: »Ja. Und auch berührt sein?«

KLIENTIN *(nickt):* »Ja.« *(reibt sich die Augen mit der rechten Hand, auf die vorher der Kopf gestützt war; wischt sich die Tränen weg)*

THERAPEUT: »Und sie *(Erlaubnis gebende Figur)* könnte sagen: *Mit mir kannst du spüren, dass es in Ordnung ist, das auszusprechen.«*

ERLAUBNIS GEBENDE FIGUR: »Und mit mir kannst du spüren, dass es in Ordnung ist, das auszusprechen.«

KLIENTIN *(nickt, sieht Rollenspielerin an, dann den Therapeuten):* »Weiß jetzt nicht, wie wir das gestalten können.«

THERAPEUT *(aufmunternd):* »Hmhm.«

KLIENTIN: »Aber ich mag ganz, total entspannt sein.«

THERAPEUT: »Ja.«

KLIENTIN: »Ich mag mich nicht halten müssen.« *(sucht nach Taschentuch)*

THERAPEUT: »Ja. Es kann sein, dass wir eine Erweiterungsfigur zusätzlich brauchen, aber wir können mal beginnen.«

Klientin *(nimmt sich ein Taschentuch):* »Ja.«

Therapeut: »Magst du sie hinter dir spüren oder neben dir? Weil das kann auch …«

Klientin *(überlegt kurz):* »Vielleicht hinter mir, weil ich merke so, ich halte mich total stark so im Rücken« *(fasst sich an den Rücken, bewegt den Rücken von der Hüfte aus)* »und da im Bauch vielleicht.« *(putzt sich die Nase)*

Therapeut: »Wir können mit dem Schritt mal beginnen.«

Klientin: »Ja.« *(schnäuzt sich)*

Therapeut: »… dass du *(an die Erlaubnis gebende Figur)* dich hinter sie setzt, … langsam.« *(Zur Erlaubnis gebenden Figur, die Anstalten macht, sehr schnell zu reagieren.)*

Erlaubnis gebende Figur: »Soll ich meine Position noch nicht verändern?«

Therapeut: »Langsam! Das prüfen wir gerade noch. – Sollen wir ihre Rolle schon erweitern? Also wir haben ja von Anfang die Idee dieser Qualität …«

Klientin: »Ja.«

Therapeut: »In die einer idealen Mutter für dich?«

Klientin *(zustimmend, sieht die Erlaubnis gebende Figur an, dann wieder Blick zum Therapeuten):* »Hmhm …« *(wirkt dabei etwas zögerlich)*

Therapeut: »Irgendetwas passiert in dir?«

Klientin: »Also ich habe jetzt kein Problem, ihre Rolle in die Rolle einer idealen Mutter, wie ich sie gebraucht hätte, zu erweitern.«

Therapeut: »Hm?« *(abwarten, innerlich überlegend)*

Klientin: »Aber mir ist ganz wichtig, dass ich den Asp …, den Erlaubnis gebenden Aspekt als Qualität … dass der mir nicht verloren geht dabei.«

Therapeut: »Ja, das ist ganz wichtig.«

Therapeut: »Also der ist ganz wichtig. Ja. Es gibt, deswegen war ich so beschäftigt, es gibt die Möglichkeit …«

Klientin *(zustimmend):* »Hmhm …«

Therapeut: »… dass wir ihre Rolle *(Erlaubnis gebende Figur)* in die einer idealen Mutter erweitern und sie dabei diese gute Qualität *(Erlaubnis gebend)* in diese Rolle der idealen Mutter mitnimmt, sodass du sicher sein kannst, dass sie diesen weiter in sich trägt.«

KLIENTIN: »Ach so.« *(stützt ihr Kinn auf die Hand, überlegend)*

KLIENTIN: »Ja, ich möchte, dass sie *(Erlaubnis gebende Figur)* in die Rolle geht.« Klientin blickt die Rollenspielerin an, die in der Rolle der Erlaubnis gebenden Figur ist.

THERAPEUT: »O. k. *Ich erweitere meine Rolle in die einer idealen Mutter, wie du sie gebraucht hättest ...*«

ROLLENSPIELERIN *(Erlaubnis gebende Figur):* »Ich erweitere meine Rolle in die einer idealen Mutter, wie du sie gebraucht hättest.«

THERAPEUT: »... *die auch die gute Qualität des Erlaubnisgebens in sich trägt.*«

ROLLENSPIELERIN *(ideale Mutter):* »... die auch die gute Qualität des Erlaubnisgebens in sich trägt.«

KLIENTIN: »Ja *(nickt),* ja, das stimmt so.«

THERAPEUT: »Dann setzt du dich erst mal hinter sie.« *(als Anweisung zur Rollenspielerin)*

*Rollenspielerin steht auf und setzt sich hinter die Klientin auf das Kissen, nimmt sie zwischen ihre Beine.*

THERAPEUT *zur Rollenspielerin der idealen Mutter:* »Sorg du gut für deinen Rücken erst mal, dass du da entspannt in einer guten Weise sein kannst.«

ROLLENSPIELERIN *(ideale Mutter stopft Kissen hinter ihren Rücken):* »Hmhm, ja.«

THERAPEUT *zur Rollenspielerin:* »Fühlst du dich körperlich wohl und stabil, dass du ohne Anstrengung sitzen kannst?«

ROLLENSPIELERIN *der idealen Mutter:* »Ja.«

*Anmerkung:*

Insbesondere beim Aufbau des heilenden Gegenbildes tragen die Rollenspieler große Verantwortung, gut für sich zu sorgen, auch auf körperlicher Ebene. Der Wunsch der Klientin war, dass die ideale Mutter sich hinter sie setzt, weshalb ich die Rollenspielerin noch mal frage, ob sie sich körperlich wohlfühlt und anstrengungsfrei sitzen kann. Nur dann kann die Klientin, die sich zu diesem Zeitpunkt in ihrem inneren Erleben als Kind fühlt (sie nimmt die folgende Erfahrung in ihren geistigen Körper auf – s. Abschnitt 11.4), die Erfahrung aufnehmen, von einer idealen Mutter gehalten und gestützt zu werden, die gut für sich selbst sorgt. Dies kann die Rollenspielerin in guter Weise nur dann geben, wenn sie selbst bequem sitzt und dafür keine übermäßige Anstrengung aufbringen muss. Die Klientin würde es sofort spüren, wenn der Körper der Rollenspielerin nicht entspannt ist, und sie könnte wieder nicht loslassen, müsste sich selbst halten, so wie das in ihrer Geschichte mit der realen Mutter der Fall war, die sie nicht belasten durfte.

Therapeut *zur Klientin:* »Dann nimm dir Zeit – langsam, spür mal, wie du da reingehen magst.«

*Klientin lehnt sich versuchsweise zurück an die Rollenspielerin (ideale Mutter), streckt ein Bein aus und reibt mit der einen Hacke am Boden. Sie schließt die Augen. Rollenspielerin legt einen Arm um ihre Schulter.*

Klientin: »Ah, ich bin total angespannt.«

Therapeut: »Ja, dann spür rein, was du brauchst, damit das weggehen kann.«

*Klientin signalisiert der Rollenspielerin, dass deren Arm für sie sich nicht bequem anfühlt.*

Rollenspielerin: »Ich mach meinen Arm mal so …« *(versucht, wie sie ihren Arm um die Klientin legen kann, damit diese sich körperlich gut fühlt)*

*Klientin, deren Körper sich entspannt, nickt zustimmend.*

Therapeut: »Ja, gut.« *(zur Rollenspielerin)*

*Klientin richtet sich halb auf.*

*Rollenspielerin der idealen Mutter tendiert nach links, um sich ein Kissen zu holen.*

Therapeut: »Bleib du, bleib du!« *(Steht auf, holt ein großes Kissen und legt es zur Stütze unter das rechte Bein der idealen Mutter, damit diese die Klientin mit ihrem Körper anstrengungsfrei abstützen kann.)* »So, o.k.?«

Klientin *lehnt sich an Mutter-Figur, schließt die Augen, nickt:* »Ja, so …«

Therapeut: »Runde Kissen?« *(Reagiert dabei auf den suchenden Blick der Rollenspielerin der idealen Mutter, die Ausschau hält nach Kissen unter ihren Arm, in dem sie die Klientin hält.)*

Rollenspielerin *(ideale Mutter):* »Da hinten die roten …«

Therapeut: »Ja, ich glaube, die sind ein bisschen besser.« *(nimmt eckige Kissen)* »Aber wir können das mal ausprobieren.« *(Drapiert mehrere Kissen einerseits als Unterstützung unter den Arm der Rollenspielerin der idealen Mutter und für das zweite Bein, das angewinkelt steht.)*

THERAPEUT: »Gut?«

ROLLENSPIELERIN *(ideale Mutter):* »Ja, so.«

THERAPEUT *zur Klientin:* »Brauchst du noch etwas für die Beine?«

KLIENTIN: »Im Moment ist es o. k.«

THERAPEUT: »Spür noch mal in deinen ganzen Körper rein, ob sich die Spannung, die vorher da war, aufgelöst hat.«

KLIENTIN: »Es ist gut, dass der Kopf da liegt, es ist gut, dass der Arm hier rübergeht so ein Stück, weil das gibt auch Geborgenheit. Es ist schön, den Atem zu spüren.« *(lacht leise ein bisschen)*

THERAPEUT *zur Klientin:* »Was bedeutet das, diesen Atem zu spüren?«

*Klientin lacht leise.*

THERAPEUT: »Es scheint etwas Wichtiges zu sein.«

KLIENTIN *(überlegt, lächelt, schaut nach links):* »Das ist so ganz nahe. Da zu sein, so die Art der Berührung zu spüren … Das ist, sag ich mal, fast wie Hautkontakt.«

THERAPEUT: »Ah, ja. Kann sie das sagen: *Wenn ich damals da gewesen wäre als die Mutter, so wie du sie gebraucht hättest, hättest du spüren können, dass du ganz nah bei mir sein kannst, so wie jetzt.«?*

*Klientin stimmt zu.*

IDEALE MUTTER: »Wenn ich damals da gewesen wäre als die Mutter, so wie du sie gebraucht hättest, hättest du spüren können, dass du ganz nah bei mir sein kannst, so wie jetzt.«

KLIENTIN *(zustimmend):* »Hhmhm …«

THERAPEUT: »Dann war so diese Idee dieses zärtlichen Streichelns. Über die Wange, das Kinn …«

KLIENTIN: »Hmhm.«

THERAPEUT: »Über die Wange, das Kinn?«

KLIENTIN: »Das Kinn, ja.«

THERAPEUT: »Mal so probieren?«

*Klientin nickt.*

*Ideale Mutter streichelt behutsam über ihr Kinn.*

KLIENTIN: »Hmmmm, ist das schön …« *(lächelt zufrieden)*

THERAPEUT: »*Wenn ich damals da gewesen wäre, dann hätte ich dich so zärtlich gestreichelt, so wie jetzt.«* *(zur Rollenspielerin der idealen Mutter gewandt)*

IDEALE MUTTER: »Wenn ich damals da gewesen wäre, dann hätte ich dich so zärtlich gestreichelt, so wie jetzt.«

*Klientin lächelt zufrieden.*

*Anmerkung:*

Mit dieser Szene öffnet sich in der Struktur das sogenannte heilende Gegenbild, mit dem die Klientin auf symbolisch körperliche Weise im Kontakt mit der idealen Mutter das in sich aufnimmt, was sie damals als Kind gebraucht hätte: einen ruhigen körperlichen Halt, und zwar genau so, wie sie ihn damals gebraucht hätte, in dem sie selbst hätte loslassen können, und das zärtliche Streicheln an ihrem Kinn, mit der diese ideale Mutter ihr ihre Liebe zeigt.

Während die Klientin sich auf der Ebene ihrer Pilotin durchaus bewusst ist, dass sie als erwachsene Frau sich in der Struktur befindet (auf dieser Zeit- und Bewusstseinsebene ist es weiter möglich, mit ihr direkt zu sprechen über das, was sie braucht), nimmt sie die symbolisch körperliche Erfahrung mit dieser idealen Mutter in das Erleben des Kindes von damals in sich auf. Sie spürt das in ihrer inneren Vorstellung ihres Körpers als Kind (in ihrem geistigen Körper – s. Abschnitt 11.4) und beginnt damit, innerlich eine neue Erfahrung in der Geschichte ihrer Kindheit zu kreieren.

Um diesen Transfer in diese frühe Zeit einzuleiten und zu unterstützen, wird dies mit dem einleitenden Satz der idealen Mutter eröffnet: »Wenn ich damals da gewesen wäre, dann hätte ich dich so gestreichelt, so wie jetzt.« Dieser Satz hilft der Klientin, die damit verbundene Erfahrung in diese frühe Zeit zu integrieren. Der Konjunktiv der Aussage betont dabei die symbolische Qualität der Interaktion.

THERAPEUT: »Passt das so, wie sie das tut?«

*Klientin nickt, lächelt, seufzt tief, hat die Augen geschlossen.*

THERAPEUT: *»Mit mir hättest du das spüren können, so wie jetzt.«* *(zur Rollenspielerin der idealen Mutter gewandt)*

IDEALE MUTTER: »Mit mir hättest du das spüren können, so wie jetzt.«

KLIENTIN *(atmet tief, seufzt mehrmals, öffnet die Augen, dann mit*

*Tränen in der Stimme):* »So eine starke Sehnsucht nach so einer Berührung.«

THERAPEUT: »Ja. Und sie könnte sagen: *Wenn ich damals da gewesen wäre, dann wäre diese Sehnsucht nie so schmerzlich geworden in deinem Leben.*«

IDEALE MUTTER: »Wenn ich damals da gewesen wäre, dann wäre diese Sehnsucht nie so schmerzlich in deinem Leben geworden.«

THERAPEUT: »*Mit mir hättest du spüren können, dass es das gibt.*«

IDEALE MUTTER: »Mit mir hättest du spüren können, dass es das gibt.«

THERAPEUT: »*Diese zärtliche und liebevolle Verbindung von mir zu dir.*«

IDEALE MUTTER: »Diese zärtliche und liebevolle Verbindung von mir zu dir.«

*Klientin streckt beide Beine von sich, entspannt sich zunehmend.*

THERAPEUT: »Rundes Kissen. Wir brauchen jetzt ein Kissen unters Bein.« *(Reagiert damit auf die Veränderung in der Körperhaltung der Klientin, die ihre Beine ausstreckt und Unterstützung unterm Knie braucht, damit die Beine weiter entspannt liegen können.)*

*Gruppenteilnehmer steht auf, holt rundes Kissen und eine Decke und schiebt sie der Klientin unter die Waden, stützt sie damit ab.*

THERAPEUT: »Passt das?«

KLIENTIN: »Ja, danke.« *(Wirkt dabei sehr ruhig, als wenn sie diese Erfahrung still in sich aufnehmen wollte.)*

THERAPEUT: »In welchem Alter nimmst du das in dich auf?«

KLIENTIN: »Noch ganz klein.«

*Anmerkung:*

Während die Klientin das weiter still in sich aufnimmt, zeigt ihr Gesicht eine deutliche Veränderung, wie wenn Trauer in ihr aufkäme. Dies kann damit zu tun haben, dass sie gleichzeitig, während sie diese frühe Erfahrung in das Erleben des Kindes von damals aufnimmt, in ihrem erwachsenen Bewusstsein spürt, wie sehr ihr das damals gefehlt hat. Dies stellt in der Regel kein Problem dar, sofern das Spüren der Trauer nicht so stark wird, dass es das innere Erleben des heilenden Gegenbildes und die Verankerung (im geistigen Körper) verhindert. Manchmal hat es aber auch mit anderen Aspekten zu tun, die ins Bewusstsein treten, was der weitere Verlauf deutlich macht.

Therapeut: »Was passiert in dir?

Klientin: »Manchmal ist es so, dass die B. (ihre zweite Tochter) mein Gesicht so streichelt …« *(Tränen in der Stimme)*

Therapeut: »Hmmhmm …« *(verständnisvoll, Anteil nehmend)*

Klientin: »… wenn ich sie am Abend ins Bett bringe und ich streichle ihr Gesicht und dann streichelt sie mein Gesicht.« *(schluchzt, sieht an die Decke, dann zurück zum Therapeuten)*

Therapeut: »Ja. Das rührt dich tief an, wenn du an den Moment denkst, wenn B. …«

Klientin: »Ja, schon. Weil ich irgendwo so das Gefühl hab, sie spürt diese Sehnsucht halt stark in mir.«

Therapeut: »Ja. – Aber ich denke, da ist beides in ihr. Ein Teil davon ist deine Sehnsucht, die sie spürt. Aber ein Teil ist auch ihre Dankbarkeit für deine Zärtlichkeit, und sie gibt dir etwas zurück von dem, was sie bekommt.«

Klientin: »Ja, sie hat ganz viel Zärtlichkeit.«

Therapeut: »Und dieser Teil ist auch in Ordnung. Kinder haben eine tiefe Dankbarkeit, wenn sie Zärtlichkeit bekommen, und wollen auch etwas zurückgeben, und wenn sie genügend bekommen, ist dieses Zurückgeben sehr in Ordnung.«

*Klientin stimmt zu.*

Therapeut: »Es ist nur schwierig, wenn sie nichts bekommen und es dann sozusagen ihrerseits tun, um die Eltern zu versorgen.«

Klientin: »Nee, das ist bei ihr nicht so. Davon bekommt sie genügend.«

Therapeut: »Ja. Fast so eine Erleichterung …« *(Klientin lacht erleichtert, Therapeut lacht auch)* »… wenn du spürst, dass sie genügend von dir bekommt und dass es in Ordnung ist.«

Klientin: »Ja. Ich erinnere mich jetzt, dass die letzte und vorletzte Woche die S. (die andere Tochter, die am Beginn der Struktur Thema war), die ja sehr spröde ist, also dieses Zärtliche bis jetzt fast gar nicht äußern konnte … Und die es manchmal so genommen hat meine Zärtlichkeit mit so einem Grummeln: Wenn du mich schon unbedingt streicheln musst, dann erledige es schnell! – Also so auf die Art.«

*Therapeut lächelt (humorvoll, Anteil nehmend).*

Klientin *(lächelt auch):* »… und die das manchmal hinterher so *(weg-*

*wischende Handbewegung)* weggewischt hat. *(lacht)* Schon als sie ganz klein war, hat sie mich dann so ganz provozierend angesehen, wenn ich ihr ein Bussi auf die Stirn gegeben habe oder so auf den Kopf. Da hat sie sich hingestellt, so ganz provozierend, und dann hat sie das Bussi wieder weggewischt *(lacht erheitert)*. Und wie sie in den letzten zwei Wochen, da saß ich mal auf dem Teppich und habe eine Zeitschrift durchgeblättert, da hat sie sich so von hinten an mich drangesetzt – so *(breitet die Arme aus)* – und hat mich so ganz umfasst und hat ihren Kopf, also hat sich so ganz *(macht eine Handbewegung, die über einen imaginären Kopf streicht)* so auf mich draufgelehnt. Das war ein ganz ein zärtlicher Moment. Und da war ich so berührt, also, dass sie so herkommt jetzt. Wo sie in der Pubertät ist und eigentlich, wo das eigentlich ja andersherum geht, dass sie jetzt so herkommt und, äh, so die Nähe und den Körperkontakt so sucht und das dann auch so nehmen kann. Und wo sie dann so zu mir gesagt hat: *Du bist so…* Gott, die sagt so: *Du bist vielleicht weich, sogar am Rücken*!« *(kichert, lacht)*

*Therapeut und Rollenspielerin/ideale Mutter lachen auch.*

*Anmerkung:*

Dieser Prozess verdeutlicht etwas, was normalerweise erst bei der abschließenden Verankerung des heilenden Gegenbildes erfolgt: der Transferschritt. Die Klientin ist an diesem Punkt, an dem sie die ersten Schritte der für sie heilenden Erfahrung mit der idealen Mutter in sich aufgenommen hat, bereits damit beschäftigt. Im ersten Drittel der Struktur war sie vor allem mit dem Thema der Verstrickung mit ihren Töchtern in Kontakt und mit ihren Schuldgefühlen, aufgrund ihrer eigenen ungestillten Bedürftigkeit nicht genug geben zu können. Die wohltuende Erfahrung, von der idealen Mutter als Kind liebevoll versorgt und gehalten zu werden, die sie jetzt in sich trägt, öffnet ihre Wahrnehmung für bereits vorhandene »gesunde« Aspekte in ihr wie auch in ihren Töchtern. Dies zeigt sich deutlich in der nachfolgenden Sequenz. Anmerken möchte ich dabei aber noch, dass dieser implizite Transferschritt einen sehr reifen und differenzierten Prozess darstellt, der für die erhebliche Vorerfahrung der Klientin mit Pesso-Therapie spricht.

Klientin: »Und das war irgendwie halt so ein Moment, da war, also, das war wirklich Nähe und nicht Verstrickung, sondern wirklich so ganz, ganz nah und ganz sachte war das.«

Therapeut: »Ja, berührt, bewegt, aber auch fast ein Stück Freude, dass sie dieses Weichsein in dir mehr spüren und nehmen kann.«

Klientin *(nickend):* »Und sie in sich auch das Weichsein ein bisschen entwickeln kann.«

Therapeut: »Ja.«

Klientin: »Also das ist …«

Therapeut: »Da ist auch so ein Stolz auf deine und ihre Entwicklung.«

Klientin: »Ja, schon.«

Therapeut: »Passt das im Moment noch von ihrer Seite?« *(Bezogen auf die Rollenspielerin der idealen Mutter, die sie wieder angefangen hat zu streicheln.)*

Klientin: »Ja, schon.« *(nickt zustimmend)* »Ja, das passt total, ich glaube, da könnte ich mich stundenlang so streicheln lassen … Wahrscheinlich am besten von beiden Seiten. Aber ich glaube, ich brauch auch noch einen Vater. Der das auch, der vielleicht …«

Therapeut: »Ja, ich denke, das ist der nächste Schritt. Magst du den auf der anderen Seite haben?«

Klientin *(fasst die eine Hand der Mutter an, die die Wangen jetzt auf beiden Seiten streichelt):* »Ja, das passt wunderbar. Das ist das Gleiche, das, wo ich nicht genug kriege.«

Therapeut: »Könnte sie *(bezogen auf die ideale Mutter)* sagen: »*Wenn ich damals da gewesen wäre, hättest du mit mir davon genug bekommen.«? (Klientin nickt zustimmend)*

Ideale Mutter: »Wenn ich damals da gewesen wäre, hättest du mit mir davon genug bekommen.«

Therapeut: »Brauchst du den idealen Vater auf der anderen Seite?«

Klientin: »Ja.«

Therapeut: »Da müssen wir sehen, wie wir das in einer guten Weise machen können. Wähle erst mal einen Rollenspieler aus für die Rolle des idealen Vaters. Und dann sehen wir, wie das geht.«

Klientin: »Da würde ich den P. bitten.«

Gruppenteilnehmer, *den sie gewählt hat, steht auf:* »Ich gehe für dich in die Rolle eines idealen Vaters.«

Therapeut: »… *so wie du ihn gebraucht hättest, als du noch ganz klein warst.*«

Rollenspieler *(idealer Vater):* »… so wie du ihn gebraucht hättest, als du noch ganz klein warst.«

*Rollenspieler idealer Vater setzt sich auf die Kissen (die ein Gruppenteilnehmer ihm auf Anweisung des Therapeuten bringt) rechts neben Klientin und idealer Mutter, die dafür ihre eigene Körperposition kurz verändern müssen.*

Klientin *(macht es sich wieder bequem, legt sich die Decke unter die Beine und lehnt sich zurück an Mutter):* »Genau wieder so rein.«

Therapeut *stimmt zu*: »Hmhm.«

Therapeut *hilft dem Rollenspieler des idealen Vaters seine Kissen besser zu drapieren:* »So ist es leichter, wenn du es hierher tust.«

*Klientin seufzt entspannt, nimmt Hand der idealen Mutter und legt sie sich wieder an die Wange.*

Therapeut: »Gut so?«

Klientin: »Ja, unbedingt.« *(kreuzt die Hände übereinander auf dem Bauch)*

Therapeut *(zur idealen Mutter):* »Jetzt denke ich, braucht es einen Arm, dass sie die Verbindung zwischen euch beiden spüren kann.«

*Idealer Vater legt Arm um die ideale Mutter.*

Therapeut: »Ja.«

Klientin *(wohlig mit geschlossenen Augen):* »Hmhm.«

*Idealer Vater legt die andere Hand auf den Oberarm der Klientin.*

Klientin *(zum idealen Vater):* »Ich möchte, dass du mich auch so ein bisschen streichelst.« *(strahlt mit geschlossenen Augen)*

*Idealer Vater streichelt ihr ebenfalls die Wange.*

Therapeut: »Ist das stimmig für dich, wie er es jetzt tut?«

*Klientin nickt, zufrieden lächelnd.*

Therapeut: »Und er könnte sagen: *Wenn ich damals da gewesen wäre als dein idealer Vater, als du so klein warst …*«

Idealer Vater: »Wenn ich damals da gewesen wäre als dein idealer Vater, als du so klein warst …«

Therapeut: »… *dann hättest du so wie jetzt meine zärtliche Liebe zu dir spüren können.*«

Idealer Vater: »… dann hättest du so wie jetzt meine zärtliche Liebe zu dir spüren können.«

Therapeut: »*Die zärtliche Liebe eines Vaters zu seinem ganz, ganz kleinen Mädchen.*«

Idealer Vater: »Die zärtliche Liebe eines Vaters zu seinem ganz kleinen Mädchen.«

*Klientin schluckt und fängt an zu weinen.*

Therapeut: »Passt das?«

Klientin *zustimmend:* »Hmhm.« Sie schlägt die Augen auf und sieht abwechselnd den idealen Vater und die ideale Mutter an.

Therapeut: »Könnte der Zeuge sagen: *Ich sehe, wie wohlig es ist, diesen liebevollen Blick dieser Eltern in dich aufzunehmen.*«?

Klientin: »Ja. Wobei schon viel Schmerz und Traurigkeit auch da ist.«

Therapeut: »Das ist o. k. Das kommt von dem, wie sehr das damals gefehlt hat. Häufig wenn wir erstmals das in uns aufnehmen, was wir damals gebraucht hätten, kommt auch ein Teil des Schmerzes und der Trauer wieder hoch.«

Klientin: »... weil da auch so Bilder aufgetaucht sind von meinem Vater, eigentlich so, wie er jetzt aussieht als alter Mann.«

Therapeut: »Hm.«

Klientin: »... und dass es für ihn so schwer ist, äh, Zärtlichkeit auszudrücken. Ganz schwer.«

Therapeut: »Ja. – Das könnte ein weiteres Thema sein, Mitgefühl mit ihm, dass er das so wenig kann. Bin mir unsicher, ob wir das hier jetzt noch hereinnehmen sollen oder ob wir erst mal nur bei dir bleiben. Wenn das zu sehr das überlagert, ja, dass du ganz schwer das nur aufnehmen kannst in einer nährenden Weise, weil dieses Bild seiner Unfähigkeit, das nehmen zu können, zu sehr in den Vordergrund rückt, dann bräuchten wir vielleicht eine Symbolisierung für ihn als Junge mit einem zärtlichen Vater. Können wir tun.«

Klientin *(nickt):* »Er braucht zärtliche Eltern.«

Therapeut: »Ja, dann geben wir ihm zärtliche Eltern.«

Klientin: »Ja.«

Therapeut: »Ja. Wir können das tun, indem wir das alles mit Rollenspielern machen *(blickt kurz in die Runde der Gruppe),* ja, wir haben ja genug Leute. Also wir können den Vater als kleinen Jungen reinholen ...«

Klientin: »O. k.«

*Anmerkung:*
Es passiert immer wieder in Strukturen, dass die Öffnung der Klienten für das, was sie als Kinder gebraucht hätten, unterbrochen wird durch Mitgefühl mit bedürftigen Aspekten der realen Eltern. Wenn sie innerlich mit der Sehnsucht ihrer Kindheit in Berührung kommen nach dem, was sie damals gebraucht hätten, ist dies oft assoziativ verknüpft mit inneren Bildern dieser Aspekte ihrer Eltern. Dies löst nicht nur genau das tiefe Mitgefühl aus, das sie damals als Kinder schon gespürt haben, sondern meist auch ein inneres Reaktionsmuster, das zu dieser Zeit ihrer Kindheit entstanden ist: Sie verzichten auf die eigene Bedürfnisbefriedigung, um diese Eltern, die selbst zu wenig bekommen haben – und in ihrem inneren Bild auch nicht in der Lage sind, das zu geben, was das Kind braucht –, nicht damit zu belasten oder zu überfordern.

In einer gewissen Weise »versorgen« sie damit schon als kleine Kinder ihre Eltern mit ihrem Bedürfnisverzicht und dem damit einhergehenden Mitgefühl, das denen als Kinder gefehlt hat. Pesso spricht hier von »Holes in Roles« (s. Abschnitt 8.3), von den Löchern im Rollengefüge der Eltern, denen in ihrer eigenen Geschichte z. B. liebevolle Eltern gefehlt haben. Wenn sich dieses Thema im Prozess einer Struktur zeigt, kann es damit gelöst werden, indem dafür eine zweite Bühne eröffnet wird. Auf die holen wir diese Eltern als Kinder und geben ihnen ideale Eltern, mit denen sie das bekommen hätten, was ihnen in ihrer Geschichte gefehlt hat. Die Klienten erleben dies als große Entlastung und können dann meistens mit ihrer eigenen Öffnung wieder weitergehen: sich dem wieder zuwenden, was sie als Kinder von ihren Eltern gebraucht hätten.

Im unserem Fall eröffnet die Klientin eine Bühne für ihren realen Vater als kleinen Jungen. Diese Bühne kann mit Rollenspielern eröffnet werden, wenn genügend Gruppenteilnehmer dafür zur Verfügung stehen. Andernfalls wäre es genauso gut möglich, diese Figuren mit Symbolen darzustellen.

THERAPEUT: »Wähle jemanden aus.«

KLIENTIN: »Den L.« *(Ihr Blick geht zu diesem Gruppenteilnehmer.)*

THERAPEUT *(zu diesem Gruppenteilnehmer)*: *»Ich gehe in die Rolle deines Vaters als ein kleiner Junge.* Und nachdem du die Rolle übernommen hast, schau bitte nicht mehr zu ihr!«

Rollenspieler *(Vater als kleiner Junge):* »Ich gehe in die Rolle deines realen Vaters als ein kleiner Junge.«

Klientin *(lächelnd und zustimmend):* »Hmhm.«

*Anmerkung:*

Wenn eine »Holes-in-Roles«-Bühne eröffnet wird, um die realen Eltern der Klienten als Kinder mit dem zu versorgen, was denen damals gefehlt hat, sind einige wichtige Regeln zu beachten. Wenn dabei mit Rollenspielern gearbeitet wird, dürfen diese nach der Rollenübernahme nicht mehr zur Klientin blicken, ihre Gesichter sollen von ihr abgewandt sein. Dies hat folgenden Hintergrund: Im Moment der Rollenübernahme »lädt« die Klientin diesen Gruppenteilnehmer mit dem inneren Bild auf, das sie in sich trägt: Er ist dann dieser reale Vater als Kind, der mit idealen Eltern versorgt werden soll. Blickt dieser weiter zu ihr, dann fühlt sie sich von seiner »Bedürftigkeit« angesprochen, ist weiter im Sog dieses Aspekts ihrer inneren Geschichte (der Blick in die Augen und den Gesichtsausdruck dieser Eltern hat ja dieses tiefe Mitgefühl und die Bereitschaft zur Aufgabe der eigenen Bedürfnisse in ihr ausgelöst).

Wird mit Symbolisierungen gearbeitet (z. B. könnte ein Kissen oder ein anderer Gegenstand auf der Bühne der Struktur den realen Vater als Kind symbolisieren), so sind diese so zu platzieren, dass sie in der Wahrnehmung der Klientin nicht zu ihr schauen. Die Rollenspieler der idealen Eltern für dieses Kind sprechen dann nicht zur Klientin, sondern zu diesem Kind, zu dem sie in der Regel auch ständig zugewandt bleiben.

Therapeut: »Und wir holen ideale Eltern für ihn rein. Und wo sollen wir die Szene hintun, damit du nicht wieder in den Sog seiner Bedürftigkeit kommst?«

Klientin: »Dort drüben.« *(zeigt nach schräg links in den Raum)*

*Der Gruppenteilnehmer in der Rolle des realen Vaters als kleines Kind setzt sich dorthin, das Gesicht von der Klientin abgewandt.*

Therapeut: »Ja. Dann wähle Rollenspieler für seine idealen und zärtlichen Eltern aus.«

Klientin: »Die E. und den R.!«

Rollenspielerin *der idealen Mutter für den Vater als Kind:* »Ich gehe für dich in die Rolle einer …«

Therapeut: »Nee: *Ich übernehme die Rolle einer idealen, zärtlichen Mutter, so wie dein Vater sie als kleiner Junge gebraucht hätte.*«

*Klientin atmet tief ein und aus.*

Rollenspielerin *der idealen Mutter für den Vater als Kind:* »Ich übernehme die Rolle einer idealen, zärtlichen Mutter, so wie dein Vater sie als kleiner Junge gebraucht hätte.«

Therapeut: »O. k.« *(auf den männlichen Rollenspieler zeigend)*

Rollenspieler *des idealen Vaters für den Vater als Kind:* »Und ich übernehme die Rolle eines idealen, zärtlichen Vaters, so wie dein Vater ihn als kleiner Junge gebraucht hätte.«

*Beide gehen zu dem Rollenspieler des realen Vaters als Kind und setzen sich zu ihm und legen in liebevoll zärtlicher Weise den Arm um ihn.*

Therapeut *(zu diesen Rollenspielern gewandt):* »Bleibt mit ihm in dieser liebevollen Verbundenheit, während ihr sagt: *Wenn wir damals da gewesen wären, hättest du mit uns liebevolle und zärtliche Eltern erlebt.*«

Ideale Eltern *für den realen Vater als kleinen Jungen:* »Wenn wir damals da gewesen wären, hättest du mit uns liebevolle und zärtliche Eltern erlebt.«

Klientin *(sieht hin und lächelt, lacht glücklich. Zeigt zu ihnen mit der Hand):* »Kannst du das mit der Kamera?« *(Zu dem Gruppenteilnehmer, der die Kamera bedient, signalisiert ihm damit, dass er diese Szene mit ins Bild nehmen soll.)*

Klientin *(wendet sich wieder ihren idealen Eltern zu, nimmt deren Hände an ihre Wangen, räkelt sich wohlig):* »Das ist so schön. – Ah, gut.« Ihr Oberkörper kommt wieder zur Ruhe, sie legt ihre Hände verschränkt auf den Bauch wie vorher. Die beiden streicheln weiter ihre Wangen.

Klientin: »Die sollen es mit ihm genauso machen.« *(zu den idealen Eltern für ihren realen Vater als Kind)*

*Diese Rollenspieler streicheln den Kopf des Vaters als kleinen Jungen, der auf ihrem Schoß liegt, und sehen auf sein Gesicht herab.*

Therapeut *(zu ihnen gewandt):* »Und ihr könntet zu ihm sagen: *»Wenn wir damals da gewesen wären als deine idealen Eltern, dann hättest du unsere zärtliche Liebe spüren können.*«

Ideale Eltern *für den Vater als Kind:* »Wenn wir damals da gewesen wären als deine idealen Eltern, dann hättest du unsere zärtliche Liebe spüren können.«

KLIENTIN: »Total genial!« *(lehnt sich erneut genussvoll in den Arm ihrer idealen Mutter zurück)*

THERAPEUT: »Ja. – Und ihr könntet noch sagen: *Mit uns wären nie diese Härte und diese Abwehr deiner weichen Seiten in dein Leben gekommen.*«

IDEALE ELTERN *des Vaters:* »Mit uns wären nie diese Härte und diese Abwehr deiner weichen Seiten in dein Leben gekommen.«

KLIENTIN: »Hmhm, ja, das, das ist schön. Da kann ich auch loslassen.« *(atmet tief)*

THERAPEUT: »Ja.«

THERAPEUT: »Spür noch mal rein, wie es für dich jetzt ist.«

KLIENTIN *(winkelt die Beine etwas an):* »Sehr schön ist das.«

THERAPEUT: »Ja. Magst du noch etwas um deine Füße haben?« *(Nimmt einen Bewegungsimpuls in ihren Füßen damit auf, die nach vorne zu rutschen scheinen.)*

KLIENTIN *(setzt sich etwas aufrechter):* »Dass ich nicht so abknicke. Ich rutsche so arg weg.«

THERAPEUT *(hilft ihr mit den Kissen unter ihren Beinen):* »Kann das sein, dass du noch eine Decke um die Füße haben magst?«

KLIENTIN *(schaut erst skeptisch, dann):* »Ja, warum nicht?«

THERAPEUT: »Ja. – Bringt eine Decke und wickelt sie ihr um die Beine.«

*Gruppenteilnehmer arrangieren das für sie.*

KLIENTIN: »Ah, schön. Schön!«

THERAPEUT: »Und diese Decke ist eine Erweiterung dieser Eltern, die dich ganz einhüllen in dieser schützenden Wärme und liebevollen Zärtlichkeit.«

*Klientin schluckt sichtlich berührt.*

*Anmerkung:*

Im heilenden Gegenbild ist es ganz entscheidend, dass die Klienten körperlich völlig entspannt die Erfahrung mit den idealen Eltern in sich aufnehmen können, was Voraussetzung ist für eine stimmige und tiefe Verankerung. Deshalb ist es wichtig, auf jeden Aspekt des körperlichen Bildes zu achten. Im konkreten Fall zeigte sich eine Tendenz im Unterkörper der Klientin, nach vorne abzurutschen, weshalb ich ihr ein Kissen unter die Knie und im zweiten Schritt eine Decke anbot um ihre Füße. Das Einhüllen dieser Füße symbolisiert in einem solchen Fall einen weiteren Aspekt der idealen Eltern, weshalb diese Decke als Teilaspekt dieser idealen Eltern definiert wird: mit der sie die Klientin als Kind umhüllen mit ihrer Liebe und Wärme.

THERAPEUT: »Und sie *(ideale Eltern)* könnten sagen: *Wenn wir damals da gewesen wären als deine idealen Eltern, als du so klein warst …*«

IDEALE ELTERN: »Wenn wir damals da gewesen wären als deine idealen Eltern, als du so klein warst …«

THERAPEUT: »… *dann hätten wir dich ganz eingehüllt mit unserer zärtlichen Liebe und Wärme.*«

IDEALE ELTERN: »… dann hätten wir dich ganz eingehüllt mit unserer zärtlichen Liebe und Wärme.«

*Klientin sieht nach oben und beide glücklich lächelnd an. Schließt dann die Augen wieder. Seufzt wohlig.*

THERAPEUT: »*Und wir wären auch in deiner ganzen weiteren Entwicklung so für dich da gewesen, so wie jetzt.*«

IDEALE ELTERN: »… und wir wären auch in deiner ganzen weiteren Entwicklung so für dich da gewesen, so wie jetzt.«

*Anmerkung:*
Dieser spezielle Satz – in deiner ganzen weiteren Entwicklung – hilft der Klientin die damit verbundene Erfahrung nicht nur für diesen Moment des Kindseins aufzunehmen und zu verankern, den sie gerade innerlich erlebt. In ihrer Vorstellung kreieren wir damit die gleiche Erfahrung auch für ihre weitere Entwicklung als Kind.

THERAPEUT: »Ist das stimmig?«

KLIENTIN *(nickt zustimmend)*: »Hmhm.« – *(nimmt die Hand der idealen Mutter)* »Ich mag jetzt mal ausprobieren mit der Innenfläche, wie das ist *(legt sich die Hand mit der Innenfläche an die Wange)*. Also irgendwie die Hände beide so …«

KLIENTIN *(legt beide Handinnenflächen, auch die des idealen Vaters, an ihre Wangen)*: »… so zu spüren.«

THERAPEUT: »Ja, aber ganz behutsam.« *(zum Rollenspieler des idealen Vaters)*

Klientin: »Drückt hier unten lieber nicht.« *(zum idealen Vater sprechend)*

Therapeut: »Kein Druck, sondern weichen Halt. So wie in einem … ganz liebevollen weichen Halt gebt, in dem sie sein kann.«

*Idealer Vater probiert verschiedene Positionen seiner Hand an ihren Wangen und Kiefern, immer wieder mit Blick zur Klientin, ob das für sie passt. Legt dann die rechte Hand auf die linke Wange der Klientin. Die ideale Mutter hat ihre linke Hand auf deren rechten Wange, die Unterarme der idealen Eltern sind dabei unter ihrem Kinn gekreuzt. Sie hüllen damit ihr Gesicht von beiden Seiten her ein.*

Klientin: »O. k., ja genau. Dass das Kinn frei ist.«

*Klientin berührt mit der Hand seinen Ellenbogen, streichelt ihn. Die andere Hand liegt auf dem Knie der idealen Mutter.*

Klientin *(zustimmend):* »Hmhm … Brauch auch noch eine Hand auf dem Kopf.« *(lacht)*

Therapeut: »Ja.«

*Idealer Vater legt ihr seine linke Hand auf den Kopf und nimmt dabei seinen Arm von der Schulter der idealen Mutter weg. Die ideale Mutter ihre rechte Hand auf die Stirn.*

*Klientin lacht.*

Therapeut *(zum idealen Vater):* »Lass deinen Arm um E. (ideale Mutter) herum, damit sie weiter eure gute Verbundenheit als Elternpaar spüren kann. (Reagiert damit darauf, dass der ideale Vater seinen Arm von der Schulter der idealen Mutter genommen hatte, um eine weitere Hand für die Klientin frei zu haben.)

*Anmerkung:*

Bei idealen Eltern ist es wichtig, dass die Verbundenheit zwischen beiden auch auf der körperlichen Ebene immer sichtbar und spürbar erhalten bleibt. Dies spielt unter mehreren Aspekten eine wichtige Rolle: Einerseits dokumentiert dies die liebevolle Verbundenheit zwischen ihnen als Mann und Frau (als heilende Gegenerfahrung zur Geschichte der realen Eltern, bei denen das meist nicht der Fall war). Andererseits symbolisiert dies auch, dass diese beiden füreinander da sind, gut füreinander sorgen und nichts vom Kind brauchen, was insbesondere bei dieser Klientin von entscheidender Bedeutung war. Letztlich entsteht in der Klientin durch diesen Anblick und das damit verbundene

Erleben eine innere Kategorie von Liebe und Hingabe, so wie sie sie in ihrer realen Geschichte nicht erlebt hat.

THERAPEUT *(zur Klientin):* »Beide Hände am Kopf, ist das gut so?«

KLIENTIN: »Ja, das ist gut.«

THERAPEUT: »Dann spüre rein, welche Bedeutung diese Hände um den Kopf haben. Ich denke, es sind zwei Aspekte, die Hände auf der Stirn und die am Kopf.«

KLIENTIN: »Also die auf der Stirn, die ist nicht so wichtig, sondern lieber wieder auf die Wange.«

*Ideale Mutter legt ihre Hand wieder auf die Wange der Klientin.*

KLIENTIN: »... *(unverständlich)* und auf die Wange, die ist wichtig. So. Und auf dem Kopf. So ist es gut.« *Seufzt tief, schließt die Augen.* »Also, ich fühl mich ganz ... fühle mich sehr beschützt. Sehr geborgen.«

THERAPEUT: »Ja. – Und jetzt können sie das auch sagen: *Mit uns hättest du dich so beschützt und geborgen fühlen können.*«

IDEALE ELTERN: »Mit uns hättest du dich so beschützt und geborgen fühlen können.«

THERAPEUT: »*So wie jetzt.*«

IDEALE ELTERN: »So wie jetzt.«

*Anmerkung:*
Es ist immer wieder wichtig, die Stimmigkeit des Körperkontakts zwischen den Rollenspielern und der Klientin zu überprüfen. Auch darin wird das Grundprinzip der Pesso-Therapie deutlich, dass die Klientin im Zentrum der Therapie steht und die idealen Eltern ihr nur das geben, was sie braucht (sie bilden immer wieder die Passform für die Form der Bedürfnisse, die die Klientin spürt).

Im zweiten Schritt geht es dann darum, die Bedeutung dieser Interaktion in Worte zu fassen, wodurch die symbolische Bedeutung von Sprache genutzt wird, um die damit verbundene körperliche Erfahrung auch auf dieser Ebene zusätzlich zu verankern. Dies spricht auf neurologischer Ebene nicht nur die Repräsentanz der körperlichen Erfahrung an, sondern auch die der damit verbundenen sprachlichen Bedeutung.

Die sprachliche Bedeutung wird dabei von der Klientin wörtlich übernommen. Dadurch ist sichergestellt, dass ihre sprachliche Kodierung verwendet wird, also sich das abspeichert, was sie als innere sprachliche Kodierung ihres körperlichen Erlebens dieser Interaktion in sich trägt. Die Sätze werden in diesem Fall von den idealen Eltern gesprochen. Sie begleiten damit die Interaktion mit der Klientin als Kind in verbal stimmiger Weise.

Der Zeuge bleibt in dieser Phase des heilenden Gegenbilds meist relativ stumm. Er aktiviert ja den Piloten der Klientin und damit ihr erwachsenes Bewusstsein. Die Interaktion mit diesen idealen Eltern findet im inneren Erleben des Kindes von damals statt, weshalb sie auch auf verbaler Ebene die Hauptinteraktionspartner bleiben.

Therapeut: »Es fühlt sich an, als ob das jetzt wirklich stimmig für dich wäre, sodass wir das langsam abschließen und verankern können?«

*Klientin nickt zustimmend.*

*Anmerkung:*

Damit neigt sich der Prozess der Struktur seinem Ende entgegen, das mit der tiefen Verankerung der damit verbundenen Erfahrung auf neurologischer Ebene beginnt und am Schluss mit dem Entrollen der gesamten Szene endet.

Therapeut: »Ja, dann mach ein inneres Bild in dir, von dem wie sich das jetzt anfühlt mit ihnen. Und dass sie auch in deiner ganzen weiteren Entwicklung so für dich da sein werden, wenn du es brauchst. Du irgendwann diese Erfahrung ihres liebevollen Haltes und Schutzes als inneres Bild in deinem Herzen trägst. An das du dich erinnern und es wieder herholen kannst. – Und ich denke, wir sind so langsam an einem guten Punkt, wo wir es in einer guten Weise abrunden könnten. Dann nimm dir Zeit, jetzt noch mal eine Minute, das jetzt tief in dich aufzunehmen. Und noch mal reinzuspüren, ob alles passt. Und wenn das dann passt, gibst du mir ein Signal, dann würde ich außen herum mit dem Entrollen beginnen.«

Klientin *(ist ganz in sich versunken, mit geschlossenen Augen, nimmt sich Zeit, atmet, flüstert dann ganz leise):* »Ja, es passt.«

Therapeut: »Dann beginne ich mit dem Entrollen: Wir hatten da oben diese Stimme, die immer so viel Macht hatte, die mit diesem alten Schuldthema verknüpft war, die geht aus ihrer Rolle. Wir hatten eine Stimme der inneren Wahrheit deines Seins und eine Stimme der inneren Wahrheit der Eltern deiner Geschichte. Da oben in der Luft waren diese Eltern deiner Geschichte, die rigide und mit Strenge da waren, aber auch dieser Aspekt deiner Mutter, die in dieser Überforderung da war, aber auch so sehr mit sich beschäftigt war, dass für dich kein Platz war. All diese Aspekte gehen aus ihren Rollen. Dann haben wir hier mit dem roten Kissen dieses schreiende Baby, das geht aus der Rolle. Und ihr geht aus der Rolle dieser idealen Eltern dieses Babys, so wie es sie gebraucht hätte.« *(Gemurmel, jeweils während die Gruppenteilnehmer ihre Rollen ablegen und wieder an ihren Platz in der Runde zurückgehen.)*

*Klientin öffnet die Augen, richtet sich auf, sieht zum Therapeuten.*

Therapeut: »Ja? Langsam!« *(Will damit das Entrollen der idealen Eltern in dem Schlussbild der Klientin einleiten.)*

Klientin: »Ich habe jetzt ein anderes Schlussbild!«

Therapeut: »Ja, dann lass mal hören!!!«

Klientin: »Äh, ich möchte mich gerne mit den idealen Eltern auf eine Matratze legen.«

Therapeut: »Ja, gerne. Wo? Da?«

Klientin: »Ja, das möchte ich gerne.«

Therapeut: »O. k., dann machen wir das. Das ist sehr in Ordnung.«

*Klientin strahlt.*

Therapeut *(zur Gruppe außenrum gewandt):* »Helft mir mal schnell, das zu arrangieren. Wir brauchen zwei Matten nebeneinander, Kissen, evtl. Decken ...«

*Allgemeines Aufstehen (der sitzenden Gruppenteilnehmer, die nicht in Rollen sind), Umräumen, Geraschel, während das arrangiert wird.*

*Anmerkung:*

Auch dieser Punkt macht deutlich, dass diese Klientin schon einiges an Erfahrung in Pesso-Therapie aufweist. Sie spürt offensichtlich vor der abschließenden Verankerung in ihrem Körper, dass es noch einen weiteren Aspekt gibt, den sie in das Schlussbild mit aufnehmen möchte. In erster Linie hat dies mit dem frühen Alter zu tun, mit dem sie innerlich in Berührung ist. Dafür passt für sie die halb sitzende, halb liegende Position nicht mehr, sie möchte wie ein ganz kleines Kind zwischen diesen Eltern liegen.

THERAPEUT *(zur Klientin)*: »Wie möchtest du bei ihnen liegen?«

KLIENTIN: »Also irgendwie so, wie das innere Bild, wie ich das gehabt habe, also so in der Mitte und die Eltern um mich rum, und dann möchte ich eine Decke drauf. Das ist irgendwie, weiß auch nicht, das Bild.«

THERAPEUT: »Das ist völlig in Ordnung. Ich denke, es passt besser für diese ganze frühe Zeit, ja.«

*Rollenspieler und Klientin legen sich hin, ordnen Kissen und Decke so lange, bis es für die Klientin passt. Am Schluss liegen sie eng aneinander, die Klientin an sie gekuschelt wie ein ganz kleines Kind.*

*Therapeut deckt ihre Körper noch mit einer weiteren Decke ab.*

KLIENTIN *(seufzt glücklich)*: »Ah, so.«

THERAPEUT: »Passt das so vom Körper her? Vom Verbundensein?«

KLIENTIN: »Ja.«

THERAPEUT: »Magst du noch einen Satz abschließend hören, um das zu verankern?«

KLIENTIN: »Ja, wenn du einen hast.« *(kichert)*

THERAPEUT: »Ja, spür erst mal in dich rein, wie sich das in dir anfühlt in der Vorstellung, wie ein kleines Baby zu sein zwischen diesen Eltern.«

KLIENTIN: »Hmhm, das ist total schön.«

THERAPEUT: »Ja. – Und sie können sagen: *Wenn wir damals da gewesen wären, als du so klein warst, dann hätten wir so eine schützende, liebevolle Hülle um dich gebildet.*«

IDEALE ELTERN: »Wenn wir damals da gewesen wären, als du so klein warst, dann hätten wir so eine schützende, liebevolle Hülle um dich gebildet.«

THERAPEUT: »Und du hättest alle Zeit der Welt gehabt, das in dich aufnehmen zu können, so wie jetzt.«

IDEALE ELTERN: »Und du hättest alle Zeit der Welt gehabt, das in dich aufnehmen zu können, so wie jetzt.«

THERAPEUT: »*Mit uns hättest du dich so sicher, entspannt und geborgen fühlen können.*«

Ideale Eltern: »Mit uns hättest du dich so sicher, entspannt und geborgen fühlen können.«

Therapeut: »Passt das?«

Klientin *(zustimmend):* »Hmhm.« *(sich wohlig zwischen ihnen räkelnd)*

Therapeut: »Ja. – Dann nimm dir noch einige Minuten.«

*Längere Pause. Klientin liegt geborgen zwischen den Eltern mit geschlossenen Augen.*

Klientin: »Jetzt ist es wirklich gut.«

Therapeut: »Sollen sie vor dem Rausgehen aus ihren Rollen dich vielleicht noch so einhüllen mit den Decken, so wie Eltern das mit einem kleinen Baby machen, das sie ins Bett bringen?«

Klientin *(stimmt zu):* »Hmhm, ja, gerne.«

*Anmerkung:*
Wenn das Schlussbild mit einer sehr frühen und körperlich eher regressiven Position abschließt – die Klientin liegt wie ein kleines Baby zwischen den idealen Eltern –, ist es oft sinnvoll, dass die Klientin am Ende der Struktur nach dem Entrollen der Rollenspieler, die danach auf ihren Platz zurückgehen, in dieser körperlichen Position verbleiben kann. Dies unterstützt auch die tiefe innere Verankerung dieser körperlich-emotionalen Erfahrung nach Abschluss der Struktur. Sie muss selbst nicht an ihren Platz zurückgehen, den sie vor Beginn der Struktur in der Gruppe innehatte, sondern kann einfach in Ruhe liegen bleiben, während die Gruppe ihre gefühlsmäßigen Erfahrungen während der Struktur miteinander teilt. Um diesen Übergang fließender zu gestalten, nutze ich gerne das Ritual, dass die idealen Eltern, während sie noch in ihren Rollen sind, das »Baby« mit Decken einhüllen, als wenn sie es ins Bett bringen würden.

Therapeut: »Dann bleibt ihr noch in den Rollen der idealen Eltern, setzt euch neben sie in liebevoll miteinander verbundener Weise, damit sie das noch mal sehen kann.«

Klientin: »Ja, das ist gut.«

Therapeut: »Ja, also dann macht das jetzt, ganz behutsam, so wie Eltern so ein kleines Baby ganz behutsam einbetten. – Bleibt in den Rollen noch, geht ganz behutsam aus dem Kontakt zu ihr. Und bettet sie dann liebevoll hin, so wie man das mit einem kleinen Kind macht, und setzt euch ihr zur Seite, sodass sie euch noch mal sehen kann.«

*Rollenspieler richten sich auf, streichen ihr noch einmal über die Wange und Schulter, hüllen sie liebevoll mit Decken ein und setzen sich neben sie, der ideale Vater den Arm um die ideale Mutter gelegt, den Blick zur Klientin, die vor ihnen liegt.*

THERAPEUT *(zur Klientin gewandt):* »Ja. Und du könntest dabei in die Vorstellung gehen, dass es Abend ist und sie dich liebevoll zu Bett bringen. Passt das?«

KLIENTIN: »Ja.«

KLIENTIN: »Könnt ihr meinen Kopf streicheln?«

*Ideale Eltern streicheln ihren Kopf.*

THERAPEUT *(zu den idealen Eltern):* »Und dann könnt ihr sagen: *Wenn wir damals da gewesen wären, dann hätten wir dich jeden Abend so liebevoll ins Bett gebracht, als du so klein warst.*«

IDEALE ELTERN: »Wenn wir damals da gewesen wären, dann hätten wir dich jeden Abend so liebevoll ins Bett gebracht, als du so klein warst.«

*Klientin sieht idealen Eltern berührt und lächelnd ins Gesicht.*

THERAPEUT: »Passt das?«

KLIENTIN *(stimmt zu):* »Hm.«

THERAPEUT *(zur Klientin):* »Bereit fürs Entrollen?«

*Klientin nickt.*

THERAPEUT *(zu den idealen Eltern):* »Ja. Dann bleibt im Kontakt, und erst am Ende des Entrollens geht ihr aus dem Körperkontakt zu ihr und zueinander.«

THERAPEUT *(zur Klientin gewandt):* »Und du bleibst in deinem inneren Bild und nimmst dir weiter Zeit, das in dir zu verankern.«

IDEALE MUTTER: »Ich verlasse die Rolle der Mutter, so wie du sie gebraucht hättest, und bin wieder H.«

IDEALER VATER: »Ich verlasse die Rolle des Vaters, so wie du ihn gebraucht hättest, und bin wieder P.«

*Beide gehen aus dem Kontakt und stehen auf. Klientin kuschelt sich in die Kissen und bleibt unter der Decke liegen.*

*Anmerkung:*
Am Ende der Struktur gehen die Rollenspieler nach dem Entrollen wieder auf den Platz in der Runde, den sie vorher innehatten, und es folgt die sogenannte Runde des Teilens. Sie dient dem emotionalen Austausch (keinerlei Fragen, Interpretationen oder gar Bewertungen zum vorhergehenden Geschehen) der Gruppe untereinander, in der jedes Gruppenmitglied mitteilen kann, was die Struktur in ihm hochgebracht hat. Dies können Erinnerungen der eigenen Geschichte sein, Teile von Gefühlen wie Trauer, Berührtsein, eigene Sehnsucht, mit der sie in Kontakt kamen usw. Die Klientin, die Struktur gemacht hat, wird dabei nicht direkt angesprochen, damit sie in ihrer inneren Verankerung noch bleiben kann.

# 15. Der sichere Rahmen einer Gruppe

In den nachfolgenden Abschnitten wird eine Reihe von inhaltlichen, organisatorischen und methodischen Fragen zum Aufbau und der Durchführung von Gruppen angesprochen und an praktischen Beispielen erläutert.

## 15.1 Aufbau einer Gruppe

Der Aufbau einer neuen Gruppe in Pesso-Therapie ist bisweilen kein einfaches Unternehmen, weil die meisten Klienten (und hier insbesondere die Männer) erhebliche Befürchtungen und Ängste haben, sich in einer Gruppe zu öffnen. Die Gruppe wird als sozialer Raum wesentlich stärker aufgeladen mit den Ängsten und Schamgefühlen der eigenen Geschichte, und der Schritt dazu ist erheblich größer als der in die Einzeltherapie. Meist bedarf es einer gewissen Phase der Motivation und der Vorerfahrung mit diesem Verfahren in der Einzeltherapie, bis die Klienten bereit sind, den Schritt in eine Gruppe zu tun. In den nächsten Abschnitten werde ich die wichtigsten Rahmenbedingungen erläutern, die aus meiner Erfahrung beim Aufbau und der Durchführung einer Gruppe zu beachten sind.

- Gruppengröße:
  Die Größe einer Gruppe sollte mit 8 Teilnehmern angesetzt werden, was in der Regel einen Therapieraum von mindestens 20 qm erfordert. Bei größeren Gruppenräumen sind auch mehr Teilnehmer möglich, was bei einer fortlaufenden Gruppe (die Zusammensetzung der Gruppe bleibt über einen längeren Zeitraum weitgehend konstant) den Vorteil hat, immer noch ausreichend Rollenspieler zur Verfügung zu haben, wenn ein oder zwei Teilnehmer fehlen. Die Teilnehmerzahl sollte jedoch nach oben begrenzt bleiben (aus meiner Erfahrung max. 10 Teilnehmer bei einer fortlaufenden Gruppe am Abend), weil eine zu große Teilnehmerzahl es schwer macht, eine

vertrauensvolle Öffnung und emotionale Bindung zueinander herzustellen. Hinzu kommt, dass bei zu großen Gruppen der Einzelne in einer wöchentlich oder vierzehntägig stattfindenden Gruppe zu selten die Möglichkeit hat, an einem persönlichen Thema zu arbeiten.

In Wochenendgruppen nehme ich nur so viele Teilnehmer auf, wie ich Strukturen anbieten kann. Das Miterleben der Strukturen der anderen bringt in jedem Gruppenmitglied so tiefe emotionale Prozesse in Gang, dass ich persönlich es niemanden zumuten möchte, nach einem Strukturwochenende heimfahren zu müssen, ohne selbst die Möglichkeit gehabt zu haben, daran arbeiten zu können. Deshalb beschränke ich z. B. dreitägige Strukturwochenenden (Beginn meist Freitag um 10 bis Sonntag 14 Uhr) auf 10 Teilnehmer. In diesem Rahmen finden dann meist keine Übungsformate mehr statt, sondern jedes Gruppenmitglied kann ein persönliches Thema im Rahmen einer *Struktur* bearbeiten.

Eine Ausnahme bilden Wochenendgruppen zur Einführung in die Pesso-Therapie, die den Klienten die Möglichkeit bieten, sowohl auf theoretischer wie auch praktischer Ebene mit diesem Verfahren erstmals in Berührung zu kommen. Neben einer kurz gehaltenen theoretischen Einführung liegt der Schwerpunkt dabei auf spezifischen Übungen zur Pesso-Therapie, die in relativ kurzer Zeit einen innerlich spürbaren Zugang zu den Grundprinzipien (Möglichkeitssphäre, Zugang über den Körper, Grundentwicklungsbedürfnisse usw.) dieses Verfahrens ermöglichen. Darüber hinaus biete ich dabei ab dem zweiten Tag meist zwei oder drei Strukturen an, damit auch der gesamte therapeutische Prozess erfahrbar wird. In solche Wochenendgruppen nehme ich bei ausreichender Größe des Gruppenraums bis zu 14 Teilnehmer auf, da jeder über die Übungen die Möglichkeit zur praktischen Selbsterfahrung hat.

- Geschlechterverteilung:
Ein weiteres wichtiges Merkmal ist eine ausgewogene Geschlechterverteilung (im Idealfall 1:1), um genügend weibliche wie auch männliche Rollenspieler zur Verfügung zu haben. Manchmal ist dieses Kriterium schwer herstellbar, sodass es bei einer geringeren Anzahl von männlichen Gruppenmitgliedern notwendig wird, die Funktion von männlichen Rollenspielern partiell auch durch Symbolisierung

mit Stühlen oder Kissen vorzunehmen. In der Regel ist dies durchaus praktizierbar, vor allem dann, wenn die Teilnehmer eine gewisse Fähigkeit zur Symbolisierung aufweisen, die durch den spezifischen Prozess der Pesso-Therapie bei den Klienten auch unterstützt wird. Von einer Pesso-Kollegin, die in einem Zentrum arbeitet, in dem nur Klientinnen zur Verfügung stehen, weiß ich, dass sie seit Jahren fortlaufende Gruppen nur mit weiblichen Teilnehmerinnen durchführt. In ihren Gruppen arbeitet sie prinzipiell damit, die Funktion männlicher Rollenspieler zu symbolisieren, und macht damit sehr gute Erfahrungen.

## 15.2 Gruppenregeln

Gruppen brauchen einen vertrauensvollen und sicheren Rahmen für alle Teilnehmer, der gewährleistet, dass innerhalb wie auch außerhalb der Gruppe in sorgsamer Weise miteinander umgegangen wird. Diese Regeln müssen bereits am Beginn einer Gruppe (speziell bei Einführungsgruppen) klar benannt und in ihrem Hintergrund erklärt werden. In einem expliziten rituellen Schritt ist es auch absolut notwendig, dass für die gesamte Gruppe spürbar wird, dass alle Teilnehmer bereit sind, sich an diese Regeln zu halten. Nur so kann miteinander ein zunehmender Prozess des Vertrauens entstehen, in dem jedes Gruppenmitglied bereit ist, sich der damit verbundenen tiefen emotionalen Erfahrung zu öffnen und die anderen daran teilnehmen zu lassen. An oberster Stelle steht dabei das Gebot der Schweigepflicht.

- *Schweigepflicht nach außen*
  Die Schweigepflicht über alle persönlichen Details, die im Rahmen der Gruppe zum Thema werden, muss unbedingt gewährleistet sein. Sie stellt den schützenden Rahmen um den Prozess des Gruppengeschehens dar und ist äußere Voraussetzung für eine vertrauensvolle Öffnung innerhalb der Gruppe. Aus diesen Gründen empfehle ich den Mitgliedern der Gruppen von Anfang an, behutsam zu sein mit Kontakten oder Treffen außerhalb der Gruppe, weil dies u.a. auch die Gefahr in sich birgt, dass diese Regel dabei leichter verletzt wird.

Zudem achte ich bei der Zusammenstellung meiner Gruppen immer darauf, dass keine Teilnehmer plötzlich aufeinandertreffen, die sich aus sozialen oder beruflichen Bezügen kennen. Trotz großer Sorgfalt bei der Belegung neuer Gruppen kann ich nie ganz ausschließen, dass im Rahmen eines Einführungswochenendes zwei Teilnehmer plötzlich unerwartete berufliche Bezüge entdecken. Wenn so etwas passiert, muss es offen zwischen den beiden in der Gruppe thematisiert und auf realistischer Ebene überprüft werden, ob sie damit umgehen können und wollen. Auch in dem Zusammenhang spielt die Sicherheit eine entscheidende Rolle, wieweit sie der Schweigepflicht, die am Beginn vereinbart wurde, vertrauen.

- *Geschlossenheit der Gruppe*
Pesso-Therapie führt durch seinen körperorientierten Zugang meist relativ schnell zu einer großen emotionalen Öffnung des Einzelnen in der Gruppe. Dies reduziert die Wirksamkeit vertrauter alter Schutzmuster und geht beim Einzelnen mit einer erheblichen Verletzlichkeit einher. Deshalb bedarf es unbedingt einer vertrauensvollen und geschützten Atmosphäre auch innerhalb der Gruppe. Dies wird einerseits durch die Schweigepflicht gewährleistet, die in ihrer Bedeutung oben dargestellt wurde, und andererseits durch die Geschlossenheit der Gruppe über den gesamten zeitlichen Verlauf des therapeutischen Prozesses. Konkret bedeutet dies für die fortlaufenden Abendgruppen, die ich in meiner Praxis durchführe, dass sich jedes Mitglied der Gruppe zu Beginn für einen längeren Zeitraum verpflichtet, an der Gruppe teilzunehmen, und während dieses vereinbarten Zeitraums kein neues Gruppenmitglied hinzukommt.

Bei fortlaufenden Wochenendgruppen ist in der Regel eine verbindliche Teilnahme nur für das jeweils vereinbarte Wochenende gewährleistet, da nicht alle Teilnehmer zu den weiter geplanten Terminen (meist zwei bis drei Wochenenden pro Jahr) immer Zeit haben. Insoweit muss meist eine gewisse Fluktuation der Teilnehmer in Kauf genommen werden, wobei ich darauf achte, dass nach Möglichkeit jemand, der einmal aussetzt, beim nächsten Mal wieder in seine vertraute Gruppe zurückkommen kann. Generell lässt sich sagen: Je länger der Zeitraum einer verbindlichen Teilnahme aller Gruppenmitglieder ist, desto mehr fördert dies die emotionale und vertrauensvolle Öffnung des Einzelnen in der Gruppe und das unterstützende Zusammenwachsen der Gruppe insgesamt.

- *Absolute Selbstbestimmung jedes Gruppenmitglieds*
  Wesentlicher Bestandteil der Pesso-Therapie und ihres Konzeptes der Möglichkeitssphäre sind die Unterstützung der Selbststeuerung und die Wahrung der Autonomie jedes Gruppenmitglieds. Dies bedeutet konkret, dass die Teilnehmer jeden Schritt ihres therapeutischen Prozesses für sich selbst prüfen und unter Wahrung ihrer Autonomie entscheiden, ob sie ihn gehen möchten. Der Therapeut ist der Begleiter ihres Weges, zeigt ihnen bei Bedarf die Möglichkeiten auf, die sie gehen können, wird aber in jedem Fall mit einem damit verbundenen Zögern oder auch einem »Nein« zu einem konkreten Schritt achtungs- und respektvoll umgehen und mit dem arbeitenden Gruppenmitglied Alternativen überlegen, die es in guter Weise gehen kann, um den therapeutischen Prozess konstruktiv abschließen zu können. Dasselbe gilt für die Gruppenmitglieder, die dabei als Rollenspieler involviert sind: Sie entscheiden sich klar dafür, ob sie bereit sind, die Rolle, für die sie das arbeitende Gruppenmitglied auswählt, zu übernehmen, und sind auch während des weiter laufenden Prozesses zu keinem Schritt gezwungen, der sie in innere Bedrängnis bringen würde.
- *Achtungsvolle Kommunikation zwischen den Gruppenmitgliedern*
  Ein weiterer wichtiger Bestandteil dieser Möglichkeitssphäre ist die Art des Umgangs der Gruppenmitglieder miteinander. Hierzu zählt selbstverständlich die oben genannte Schweigepflicht, die den Schutzraum um die Gruppe herum gewährleistet, aber auch die klare Vereinbarung, dass außerhalb der Gruppe, aber auch in Gruppenpausen nicht über den therapeutischen Prozess eines anderen Gruppenmitglieds zwischen den Mitgliedern der Gruppe gesprochen wird. Weiter gehört dazu, dass auch nicht in scherzhafter oder ironischer Weise Randbemerkungen fallen, was manche Klienten bisweilen benutzen, um z. B. einen angestauten Affekt, der während der therapeutischen Arbeit eines anderen Gruppenmitgliedes zustande kam, bei sich zu entlasten. Um dies nach Möglichkeit zu verhindern, aber in erster Linie auch, um ein sich wechselseitiges emotionales Öffnen und Zusammenwachsen der Gruppe zu unterstützen, wird nach jeder therapeutischen Arbeit des Einzelnen in der

Gruppe am Schluss eine »Runde des gegenseitigen Mitteilens« ermöglicht.

Dafür gelten folgende Regeln: keinerlei theoretische Gedanken, Interpretationen, Fragen oder Ratschläge zum gerade bearbeiteten Thema, geschweige denn an das Gruppenmitglied, das gerade gearbeitet hat. Mitgeteilt werden kann von jedem Gruppenmitglied, was es in ihm persönlich oder emotional ausgelöst hat (Erinnerungen der eigenen Geschichte usw.), aber immer aus dem Fokus der eigenen Betroffenheit heraus. Dieses Teilen geschieht mit der Gruppe, das Gruppenmitglied, das die therapeutische Sitzung gerade hinter sich hat, wird nicht direkt angesprochen, sodass es in seinem inneren Prozess in Ruhe verbleiben kann. Wenn es wichtige Fragen aus der Gruppe gibt zu einem Punkt der persönlichen Betroffenheit oder zum therapeutischen Prozess selbst, dann können die im Anschluss nach der Runde des Mitteilens (oft ist es gut, dies erst nach einer kurzen Pause zu tun) geklärt werden.

## 15.3 Die Übernahme von Rollen und der Kontrakt dazu

Rollenspieler kommen in mehreren Phasen einer Struktur zum Einsatz: Der gesamte therapeutische Prozess wird, wie schon früher dargestellt, vom Zeugen begleitet, der in positiv neutraler Weise unter Anleitung des Pesso-Therapeuten die Gefühle des Klienten in ihren inhaltlichem Kontext benennt. Dies dient in erster Linie der Aktivierung des wahrnehmenden und fühlenden Bewusstseins des Klienten (Aktivierung des Piloten) für den in ihm gerade ablaufenden inneren Prozess

Dieser Zeuge (oder für eine weibliche Teilnehmerin auch als Zeugin) kann von Anfang an mit einem Rollenspieler (oder Rollenspielerin) besetzt werden, wenn der Klient für sich dies als hilfreich erlebt und dafür eine Bereitschaft signalisiert. In diesem Fall wählt der Klient ein Mitglied der Gruppe für diese Rolle aus und fragt nach dessen Bereitschaft, sie zu übernehmen. Die Aufgabe dieses Gruppenmitglieds ist es, in diesem Moment für sich innerlich zu überprüfen, ob bei ihm die innere Bereitschaft gegeben ist, diese Rolle des Zeugen für den Klienten zu übernehmen. In der Regel ist dies kein Problem, aber manchmal ist ein Teilnehmer der Gruppe durch eine vorangegangene Struktur eines anderen Teilnehmers in einem eigenen Thema und innerlich noch zu sehr emotional aufgewühlt.

In diesem Fall kann es für dieses Gruppenmitglied sinnvoll sein, die Übernahme dieser Rolle abzulehnen (meist wird dies kurz begründet), weil er die Konzentration und Aufmerksamkeit dafür jetzt nicht aufbringen kann. Die Entscheidung, diese Rolle dann nicht zu übernehmen, bedeutet keine Ablehnung des Klienten, der gerade arbeitet, und signalisiert auch keine mangelnde Bereitschaft, ihn dabei zu unterstützen. Sie ist Teil des Kontrakts der Gruppenteilnehmer, gut für sich zu sorgen, weil wir nur dann etwas geben können, wenn es uns innerlich dabei gut geht.

Ist die Übernahme der Rolle für das gewählte Gruppenmitglied kein Problem, so steht es in der Regel auf und übernimmt in ritueller Weise diese Rolle mit dem Satz: »Ich spiele für dich die Rolle des Zeugen.« Dieser rituelle Akt macht deutlich, dass er nicht als reale Person der Zeuge für den Klienten sein wird, sondern für den Verlauf der Struktur in diese Rolle geht und am Ende des therapeutischen Prozesses diese Rolle wieder abgibt. Er wird sie in »spielerischer« Weise so übernehmen und ausfüllen (wie ein Schauspieler seine Rolle auf der Bühne), sodass der Klient dies als stimmige Akkommodation erlebt: für sein Bedürfnis in seinen Gefühlen in guter Weise gesehen zu werden. Zu dieser Akkommodation gehört auch, dass er den Platz im Raum einnimmt, den der Klient ihm dafür zuweist, meist in einiger Entfernung vor ihm, sodass er das Gesicht des Klienten sehen kann und in die Haltung geht, die für den Klienten passend ist (stehend oder sitzend auf einem Stuhl oder Kissen am Boden).

Für den Klienten, der gerade arbeitet, signalisiert diese rituelle Rollenübernahme Folgendes: Dieser Gruppenteilnehmer geht für mich für den Verlauf der Struktur in die Rolle des Zeugen, den ich jetzt brauche, er steht mir dafür zur Verfügung, und er wird am Schluss des Prozesses diese Rolle wieder verlassen. Dies bedeutet, dass er nach der Struktur nicht mehr mein Zeuge ist und ich danach auch nicht mehr erwarte, dass er mir ständige Aufmerksamkeit entgegenbringt. Nach der Rückgabe der Rolle ist er wieder nur Gruppenmitglied wie jeder andere hier auch.

Diese Grundprinzipien gelten auch für alle weiteren Rollen, die ein

Klient im Rahmen seiner Struktur mit Gruppenteilnehmern besetzt. So zum Beispiel für positive Fragmentfiguren im Hier und Jetzt: validierende, Halt gebende oder unterstützende Figuren, die oft schon relativ bald am Beginn einer Struktur wichtig werden können, wie die verschiedenen Fallbeispiele gezeigt haben. Insbesondere wenn Rollenspieler auf den Wunsch des Klienten hin in unmittelbaren körperlichen Kontakt mit ihm treten, ist es ihre Verantwortung, dies in sehr achtsamer Weise zu handhaben: Zuallererst bedeutet dies, dass sie keinen körperlichen Kontakt von sich aus herstellen, bevor der Klient ihnen dies nicht klar signalisiert hat. Zudem tun sie dies nur in der Art und Weise, wie dieser das wünscht.

Als Therapeut sichere ich die richtige Art des Abstands wie auch jedes körperlichen Kontakts immer wieder ab, indem ich beim Klienten rückfrage, ob dies für ihn passend und stimmig ist. Wenn nicht, wird der Rollenspieler angewiesen, das so zu verändern, bis es für den Klienten passt (eine stimmige Akkommodation darstellt). Die bereits mehrfach genannten Übungsformate im Rahmen eines Einführungswochenendes oder am Beginn einer fortlaufenden Gruppe haben u. a. auch die Bedeutung, die Gruppenmitglieder für stimmige Akkommodationen zu sensibilisieren und in ihrer eigenen Achtsamkeit zu trainieren: nur das zu geben, was gewünscht wird, und nicht den anderen mit ihren eigenen »Versorgungsbedürfnissen« zuzudecken.

Dabei ist es wichtig, dass die Rollenspieler auch körperlich gut für sich sorgen: Als unterstützende oder Halt gebende Figur längere Zeit hinter einem Klienten zu stehen oder zu sitzen, kann auf Dauer körperlich sehr anstrengend sein. Ihre Verantwortung ist es, dies in körperlich möglichst unangestrengter Weise zu tun. Dazu müssen sie eine bequeme sitzende Position einnehmen, die sie in entspannter Weise über längere Zeit halten können. Bei stehender Grundhaltung brauchen sie u. U. hinter sich einen Stuhl, auf dem sie sich abstützen können, oder einen weiteren Teilnehmer, der sie von hinten unterstützt, damit sie anstrengungsfrei stehen können. Wenn dies nicht der Fall ist und sie anfangen, sich körperlich zu verkrampfen, oder vor Anstrengung ihre Arme oder Beine zu zittern anfangen, spürt der Klient dies sofort.

Dies signalisiert eine negative Erlebnisqualität, die wie folgt umschrieben werden kann: »Dem ist das zu viel, der kann mir nicht Halt geben …«, es kommt zur Reaktivierung vertrauter Aspekte der historischen Szene. Womöglich hatte der Klient Eltern, denen er zu viel war oder die selber emotional zu labil waren, um dem Klienten als Kind wirklichen Halt zu geben. Der Rollenspieler wird sofort mit dieser negativen Ladung dieses Aspekts der realen Eltern »aufgeladen« und verliert damit seine positive Bedeutung, mit der er in die Rolle gewählt wurde. Während Strukturen versuche ich zwar immer auch ein Auge auf die Rollenspieler zu haben, aber mein Hauptfokus liegt beim Klienten, und deshalb ist es für mich auch entlastend zu wissen, dass die Teilnehmer der Gruppe selbst für sich sorgen.

Es gibt noch einen weiteren Punkt, den ich abschließend ansprechen möchte. Besonders in der historischen Szene werden oft auch negative Aspekte der realen Eltern als Rollen auf die Bühne der Struktur gebracht. Wenn ein Gruppenteilnehmer zum Beispiel in seiner eigenen Geschichte einen gewalttätigen Vater erlebt hat, von dem er oft verprügelt wurde, dann kann es für ihn zu viel sein, in der Struktur einer anderen Teilnehmerin der Gruppe eine vergleichbare Rolle zu übernehmen. Falls eine Klientin ihn dafür auswählt, ist es seine Verantwortung, in sich zu prüfen, ob ihm das nicht zu viel wird, und in diesem Fall die Übernahme der Rolle abzulehnen. Meist reicht es dabei aus, kurz mitzuteilen, dass ihm das aufgrund seiner eigenen Geschichte zu nahegeht und er deshalb diese Rolle nicht übernehmen möchte.

Möglich ist aber auch, dass ein Gruppenmitglied, das sich bereits in einer Rolle befindet, im Verlauf der Struktur spürt, dass das Thema ihm selbst so nahegeht, dass es von seinen eigenen Gefühlen überschwemmt wird und es die Rolle nicht mehr weiter in guter Weise ausfüllen kann. Dies ist im Übrigen auch einer der wenigen Fälle, in denen ein Gruppenmitglied während einer Struktur sich aktiv zu Wort melden kann, was ansonsten nicht möglich ist. In diesem Fall liegt es in seiner Verantwortung, dem Pesso-Therapeuten zu signalisieren, dass es aus der Rolle gehen möchte, weil die bei ihm aufbrechenden Gefühle eine weitere Übernahme der Rolle verhindern.

In einem solchen Fall bespreche ich zuerst kurz mit dem Klienten, was dies in ihm auslöst. Erst danach geht dieser Rollenspieler aus seiner Rolle und zurück auf seinen Platz. Der Klient wählt jemand anderen für diese Rolle, und die Struktur nimmt ihren Verlauf. In »erfahrenen« Gruppen, denen das vertraut ist, geht dann meist ein anderes Gruppenmitglied zu dem Teilnehmer, der seine Rolle verlassen hat, und gibt ihm

Halt oder setzt sich neben ihn, wenn dieser Unterstützung oder Nähe in seiner Gefühlsüberflutung haben möchte. Damit bleibt er in seinem inneren Prozess nicht allein und kann auch im Kontakt spüren, dass diese Gefühle sein dürfen.

Die zahlreichen Beispiele machen deutlich, wie wichtig es ist, dass die Gruppenteilnehmer auch als Rollenspieler gut für sich sorgen und welche unterschiedlichen Aspekte dabei eine Rolle spielen können. Bereits im Rahmen eines Einführungswochenendes nutze ich die Demonstration und Durchführung der Übungsformate, die sehr körperorientiert sind, um die Teilnehmer dafür zu sensibilisieren: Möglichkeiten, wie sie ihre Haltung verändern können, um entspannter zu sitzen, wie sie ein Kissen benutzen können, um ihren Unterarm abzustützen usw. Aber auch im weiteren Verlauf ist es wichtig, diese Aspekte immer wieder anzusprechen, damit die Gruppenmitglieder dies nicht als Versagen oder Schwäche erleben, sondern als positive Verpflichtung sich selber gegenüber und gegenüber dem Klienten, der gerade arbeitet.

## 15.4 Das Grundprinzip der Akkommodation

Dieses Grundprinzip wurde im letzten Punkt und mehrfach auch an verschiedenen Stellen des Buchs bereits angesprochen. Letztlich bedeutet es, dass jede Interaktion in der Pesso-Therapie so beschaffen sein soll, dass sie für den Klienten eine stimmige Passform für die Form seines Bedürfnisses darstellt, das in diesem Moment des therapeutischen Prozesses in ihm ist. Wenn er z. B. von heftigen Gefühlen überflutet wird und im Zusammenhang damit die Bauchdecke anfängt zu zittern oder sich zusammenzukrampfen, dann spreche ich diese Wahrnehmung erst mal mit dem Klienten an. Ich teile ihm mit, dass es aus meiner Erfahrung hilfreich sein könnte, eine Kontaktfigur reinzuholen. Diese könnte ihm genau da, wo sich diese körperliche Erregung befindet, Halt geben und ihm damit helfen, mit diesen Gefühlen leichter umgehen zu können.

Stimmt der Klient diesem Vorschlag zu, dann wählt er einen Rollenspieler dafür aus und zeigt ihm nach Übernahme der Rolle den Platz, wo er ihn haben möchte und welche Form von Kontakt oder Halt er dafür braucht. Das bedeutet, dass der Rollenspieler, bevor er aktiv Kontakt macht, so lange abwartet, bis der Klient ihm sagt, wie dieser Kontakt genau beschaffen sein soll. In diesem Beispiel könnte es sein, das der Klient den Rollenspieler links neben sich sitzend haben will und dessen linke Hand genau dort auf seiner Bauchdecke spüren möchte, wo diese sich zusammenkrampft. Der Rollenspieler setzt sich also in diese Position und wartet ab, bis der Klient seine Hand nimmt und sie dort hinlegt. Im letzten Schritt wird dann noch mal überprüft, ob der Druck, mit der die Hand aufliegt, so stimmt (leichter oder etwas fester), bis der Klient dies als stimmige Akkommodation für sein Bedürfnis nach Halt erlebt.

Ein weiterer wichtiger Aspekt betrifft die Dauer, für die der Klient diesen Kontakt braucht. In diesem konkreten Beispiel meist nur so lange, wie die heftigen Gefühle in ihm sind. Sind diese abgeklungen, dann wird der Kontakt der Hand auf dem Bauch häufig eher als störend erlebt, der Rollenspieler nimmt sie wieder weg. Er bleibt aber neben dem Klienten sitzen und steht weiter in dieser Rolle zur Verfügung, wenn dies oder ein ähnlicher Halt zu einem späteren Zeitpunkt der Struktur als Passform wieder gebraucht wird.

Stimmige Akkommodation bezieht sich jedoch nicht nur auf den unmittelbaren körperlichen Kontakt, sondern ist auch für viele andere Aspekte von Bedeutung. So zum Beispiel für die spezifische Form des Gesichtsausdrucks: Eine Teilnehmerin in der Rolle einer Erlaubnis gebenden Figur sollte den Satz »Du darfst diese Wut in dir spüren, die ist berechtigt!« in einer Entschiedenheit und Klarheit aussprechen, die zugleich frei ist von jedem Anspruch, sodass der Klient die Freiheit in sich spürt, das nehmen zu können und nicht einer Erwartung entsprechen zu müssen. Dies sind Feinheiten, für die oft eine Rücksprache mit dem Klienten und eine anschließende Korrektur erforderlich sind, bis der Ausdruck des Rollenspielers für ihn passend ist. Auch das vorherige Training der Teilnehmer in sogenannten Übungsgruppen trägt dazu bei, dass sie ein Gespür und eine Sensibilität für stimmige Akkommodation entwickeln. Damit möchte ich zum nächsten Abschnitt überleiten.

## 15.5 Die Übungsformate in der Pesso-Therapie

Die Pesso-Therapie hat ihren Ursprung im Bereich des modernen Ausdruckstanzes, in dem es ganz wesentlich um körperliche Ausdrucksformen und die Begegnung im Raum ging. Dieser Tatsache haben wir es zu verdanken, dass der Einbeziehung des Körpers und der Interaktion in dieser Therapieform eine so große Bedeutung zukommt. Auch der Schwerpunkt des Verfahrens, der in seiner Entwicklung hauptsächlich im gruppentherapeutischen Setting lag, dürfte darauf zurückgehen. Eine weitere Besonderheit, die auch mit dem Ursprung des Verfahrens zu tun haben dürfte, liegt in den Übungsformaten.

Für interessierte Klienten, die diese Therapieform kennenlernen wollen, stellen sie eine hervorragende Möglichkeit dar, wichtige theoretische wie auch methodische Grundprinzipien dieser therapeutischen Methode praktisch kennenzulernen, ohne sich bereits auf einen langfristigen Therapiekontrakt einlassen zu müssen. Gleichzeitig werden sie durch die Übungen sensibilisiert für ihre Körperwahrnehmung und den damit verbundenen Ausdruck und für das oben dargestellte Grundprinzip von Akkommodation im Rahmen körperlicher Interaktion, wie sie diese in sicherer Weise in der Gruppe aufbauen, handhaben und wie sie als Rollenspieler in der Unterstützung vom Klienten in der zentralen Position zusammen arbeiten können. All diese Faktoren spielen auch für den sicheren Rahmen einer Gruppe eine wichtige Rolle.

Die detaillierte Beschreibung dieser Übungen steht in Form eines ausführlichen Übungshandbuches nur den Ausbildungsteilnehmern als Lehrmaterial zur Verfügung. An dieser Stelle werde ich beispielhaft nur einige Übungsformate kurz darstellen, die u. a. Bestandteil sind meiner Einführungswochenenden in Pesso-Therapie verwende.

- *Übung zum Grundbedürfnis Platz im Raum*
  Im Rahmen dieser Übung, mit der ich meist beginne, können die Teilnehmer die Bedeutung des Platzes erfahren, den sie sich spontan bei Beginn im Gruppenraum gewählt haben. Ausgehend von diesem Platz bekommen sie die Aufgabe, ein anderes Gruppenmitglied, das einen Platz innehat, der zum eigenen in erheblichem Kontrast steht, um einen Tausch zu bitten. Bevor sie jedoch ihren eigenen Platz verlassen, sollen sie sich Zeit nehmen, in ihrer inneren und äußeren Wahrnehmung die Rahmenbedingungen ihres ursprüng-

lichen Platzes in ihrer Körperempfindung zu spüren, um dann in der kontrastierenden Erfahrung des neuen Platzes die Unterschiede deutlicher wahrnehmen zu können. Diese Übung aktiviert die innere wie auch äußere Wahrnehmungs- und Empfindungsfähigkeit und sensibilisiert die Gruppenteilnehmer für die in ihrem »Körpergedächtnis« gespeicherte Bedeutung, die mit diesem Platz verbunden ist: Eine Wand im Rücken z. B. kann positive Bedeutung haben, weil sie als Schutz von hinten erlebt wird oder als Unterstützung im Sinne eines guten Halts. Rechts und links relativ nahe jemand bei sich sitzen zu haben, kann als Wärme auf beiden Körperseiten wahrgenommen werden und hat somit positive Bedeutung im Sinne von Geborgenheit oder auch Verbundenheit. Ein anderes Gruppenmitglied erlebt dies u. U. als unangenehm, fühlt sich von den Seiten her zu stark eingeengt, was sich beispielsweise in Form von Anspannung in den Armen oder in den Schultern niederschlagen kann. Im Raum so zu sitzen, dass die Tür im Blick ist, kann als angenehm erlebt werden, weil dies die Bedeutung von Kontrolle in sich birgt, frühzeitig zu sehen, falls jemand den Raum betritt. Dies kann assoziativ in der Lerngeschichte des Menschen damit verbunden sein, dass die Grenzen seines Raums nicht geschützt waren und er selbst darüber ständig Kontrolle halten musste. All diese Empfindungen, die in einer bestimmten Situation aus unserem »Körpergedächtnis« aufsteigen, haben Bedeutung, die meist mit unserer Lerngeschichte verknüpft ist, und prägen damit auch die Wahrnehmung unseres inneren wie äußeren Seins. Pesso hat für dieses Phänomen den Satz geprägt: »Wir sehen die Welt durch die Brille unserer Geschichte.«

- *Übung zum Form-Passform-Modell bzw. zum Grundprinzip der Akkommodation*
  Dies ist die erste Übung, in der es um den unmittelbaren Kontakt zum Körper geht und die es den Gruppenmitgliedern ermöglicht, in mehreren Schritten das Grundprinzip der Akkommodation körperlich zu spüren und zu erfahren. In einem ersten Schritt bilden sie dafür eine Passform für verschiedene Gegenstände im Raum, um dadurch das Grundprinzip der Anpassung ihrer Hand an eine gegebene äußere Form zu spüren und zu erfassen. In einem zweiten Schritt kann dasselbe Grundprinzip in Form einer Selbst-Selbst-

Interaktion mit bestimmten eigenen Körperteilen erfahren werden (z. B. Bilden einer Passform für das eigene Knie, den Ellbogen etc.), und erst im dritten Schritt erfolgt die Akkommodation im Rahmen von Zweierübungen. An diesem Punkt erkläre und definiere ich den Begriff der zentralen Person, unter deren Anleitung die weitere Übung verbleibt. Sie gibt vor, für welchen Teil ihres Körpers der zweite Übungsteilnehmer, der die Rolle der akkommodierenden Figur übernimmt, mit seiner Hand eine Passform bilden soll und die rückmeldet, wann diese für sie zufriedenstellend gegeben ist. Auch die emotionale Bedeutung, die diese Passform für die zentrale Person hat, kann hier erstmals angesprochen werden.

- *Übung zur positiven Akkommodation*
Dieses Übungsformat führt die Teilnehmer weg von der puren körperlichen Akkommodation im Sinne einer reinen körperlich strukturellen Anpassung an eine gegebene äußere Form hin zur mehr symbolischen Akkommodation für ein bestehendes inneres Bedürfnis, das mit einer spezifischen Bedeutung verbunden ist. Als beispielhaft sei hier das Grundbedürfnis nach Unterstützung kurz dargestellt: Im Abschnitt zu den grundlegenden Entwicklungsbedürfnissen war erwähnt worden, dass dies in der Regel viel mit der Körperrückseite zu tun hat. Symbolisiert wird Unterstützung auf körperlicher Ebene in dieser Übung durch eine Hand auf dem Rücken, wobei auch hier die Leitung und Steuerung der Übung völlig in der Regie der zentralen Person bleibt. Die akkommodierende Figur führt nur die Anweisung der zentralen Person aus und gibt dabei genau die Form des Kontakts (was schrittweise exploriert wird), die von der zentralen Person als zufriedenstellende Erfahrung im Sinne einer körperlich symbolisierten positiven Unterstützung erlebt wird. Wann dies gegeben ist, spürt die zentrale Person über ihre Körperempfindung (wie z. B. ein angenehmes Gefühl von Wärme dort am Rücken, wo die Hand aufliegt, evtl. begleitet durch einen inneren Impuls, den Oberkörper dadurch aufrichten zu können usw.) und die damit einhergehende Bedeutung. Manchmal öffnet sich darüber auch spontan ein Satz, den die zentrale Person von der akkommodierenden Figur hören möchte: »Ich bin bei dir und unterstütze dich.«

- *Übung zur negativen Akkommodation*
  Der Name dieser Übung ist ein bisschen irreführend, weil es dabei eigentlich auch um eine grundlegende Akkommodationsübung geht mit dem Schwerpunkt, eine Passform für Gefühle wie Wut, Ärger, Hass, Abscheu zu geben. Darüber, dass diese Gefühle im allgemeinen Sprachgebrauch als eher negative Gefühle bezeichnet werden und in der Regel im Kontext mit negativen Partialrollen (den sog. Fragmentfiguren) im Rahmen der historischen Szene auftreten, kam wohl auch der Begriff der negativen Akkommodation zustande. Der Gruppenteilnehmer, der die Rolle der akkommodierenden Figur dabei übernimmt, zeigt in spielerischer Weise genau den körperlichen und mimischen Ausdruck, den die zentrale Person sehen möchte, um sich in ihrem Affekt als befriedigt zu erleben. Auch diese Übung erfolgt unter Anleitung der zentralen Person, mit einer wesentlichen Ausnahme: Die akkommodierende Figur sorgt für einen für sie ausreichenden körperlichen Abstand zur zentralen Person, der groß genug ist, dass absolut sicher ist, dass deren körperliche Aktion (z. B. ein wütendes Treten mit dem Fuß o. Ä.) sie in keinem Fall physisch berührt. Auch hier gilt das Grundprinzip, dass die Passform im Wesentlichen in symbolisch körperlicher Weise erfolgt und niemals zugelassen wird dass einem Gruppenmitglied körperlicher Schmerz zugefügt wird oder es gar eine Verletzung davonträgt. Die Gruppenteilnehmer haben anfangs meist große Schwierigkeiten und auch Hemmungen, solche negativen Gefühle auszudrücken, weshalb dieses Übungsformat schrittweise aufgebaut werden muss und es gut ist, den spielerischen Charakter der Übung zu betonen.
- *Übung zum Konstrukt idealer Eltern*
  Weitere wichtige Übungsformate sind mehr körperbezogen, wie z. B. die zu den unterschiedlichen Bewegungssystemen (willentliches, reflexives bzw. emotionales Bewegungssystem), welche die Wahrnehmungs- und Empfindungsfähigkeit der Gruppenteilnehmer sensibilisieren. Für den Aufbau der heilenden Gegenszene in Strukturen ist die Übung zu den »idealen Eltern« von Bedeutung, wodurch die Gruppenteilnehmer dieses für sie neue ideale Konstrukt kennenlernen. Dabei wählen sie im Rahmen dieses Übungsformats zwei Rollenspieler aus (einen Mann und eine Frau), die für sie in die Rolle idealer Eltern gehen. Diese werden mit genau den Eigenschaften

ausgestattet (demonstrieren auf »spielerische« Weise z. B. eine liebevolle körperliche Verbundenheit), die der Klient damals von solchen Eltern gebraucht hätte. Mit ihnen kann der Klient dann wie in einer zeitlich begrenzten Momentaufnahme spüren, wie es sich angefühlt hätte, wenn in dem von ihm gewählten Alter seiner Kindheit ideale Eltern da gewesen wären, die ihm genau das gegeben hätten, was ihm damals gefehlt hat. Weiter von Bedeutung sind die wichtigen Übungsformate zur »Begrenzung« und »Limitierung«, die technisch bei den Gruppenteilnehmern sehr viel Übung und konkrete Erfahrung erfordern, um eine sichere und passende Akkommodation bieten zu können.

# 16. Einzeltherapie

Als ich vor über 10 Jahren Pesso-Therapie kennenlernte, war es in erster Linie ein psychotherapeutisches Verfahren zur Anwendung in der Gruppe. Dies hat auch mit seinem historischen Ursprung zu tun. Während unserer Weiterbildung kamen immer wieder Fragen auf nach den Anwendungsmöglichkeiten des Verfahrens in der Einzeltherapie, die Al Pesso sehr offen aufgriff und immer wieder Möglichkeiten dazu aufzeigte. Der Transfer auf die Einzelarbeit besteht in erster Linie darin, statt Rollenspieler die Figuren mit Symbolisierungen auf die Bühne der Struktur zu bringen. In der Mitschrift der Struktur in Kapitel 14, aber auch im Rahmen der Fallbeispiele in diesem Buch, wurden konkrete Beispiele dazu bereits dargestellt. Die Klienten bekommen dabei die Möglichkeit, beliebige Gegenstände im Therapieraum (bunte Kissen oder Decken, Tücher, Vasen usw.), die frei bewegbar sind, in die Rolle dieser Figuren gehen zu lassen. Anschließend können sie diese dann dort auf die Bühne der Struktur bringen, wo diese Figuren sich in ihrem inneren Bild befinden, bzw. wo sie diese mit ihrem geistigen Auge sehen. Dazu müssen allerdings auf Seiten des Klienten wie auch bezüglich des therapeutischen Settings bestimmte Voraussetzungen gegeben sein.

Klienten müssen bereit und in der Lage sein, menschliche Figuren auf der Bühne der Struktur symbolisieren zu können. Das bedeutet konkret, dass sie den Zeugen mit einem Stuhl im Einzeltherapieraum symbolisieren, eine validierende Figur z. B. symbolisiert mit einem bunten Kissen (auf einem weiteren Stuhl) auf die Bühne der Struktur bringen usw. Als Pesso-Therapeut »leihe« ich dann dieser Figur meine Stimme, deute auf sie, wenn sie aktiv wird und spreche stellvertretend für diese genau die Worte, die der Klient in dem Zusammenhang hören möchte.

Als konkretes Beispiel für eine validierende Figur sei hier der Auszug aus der Struktur einer Einzeltherapiesitzung mit einem Mann im Alter von Mitte 40 dargestellt:

Auf der Bühne der Struktur befindet sich bereits die Zeugenfigur schräg rechts vor ihm, symbolisiert durch einen Stuhl, während er darüber berichtet, wie angespannt und unter Druck er sich fühlt, wenn er seinem Chef die Ergebnisse seiner Arbeit darstellen soll. Um diese Situation, die er mit seinem inneren Auge (während er darüber berichtet) wieder vor sich sieht, konkreter werden zu lassen, biete ich ihm an, diesen Aspekt des Chefs, dem gegenüber er sich so unter Druck fühlt, symbolisiert auf die Bühne der Struktur zu bringen. Er wählt dafür mehrere schwarze runde Kissen, die er in Form eines »Turms« ca. 2 m direkt vor sich auf einen Stuhl legt. Als er sich wieder in seinen Stuhl setzt und auf die Kissen blickt, die diesen Aspekt seines Chefs symbolisieren, zeigt sein Gesicht deutliche Anspannung, sein Blick geht nach unten und seine Kinnbacken verkrampfen sich. Er nickt heftig und wirkt deutlich erleichtert, als der Zeuge die Wut benennt, die er fühlt, wenn er seinen Chef vor sich sieht.

Die dabei so deutlich auftretende Erleichterung weist für mich darauf hin, dass wütende Gefühle bei dem Klienten tabuisiert sind und er sie in seinem Ausdruck eher unterdrückt, was mir aus früheren Sitzungen mit ihm auch bekannt ist. Deshalb frage ich ihn, ob es für ihn gut wäre, eine validierende Figur für seine Wut auf die Bühne der Struktur zu holen, was von ihm bejaht wird. Er wählt dafür ein großes grünes Kissen, das er auf einen weiteren Stuhl links neben sich stellt. Ich weise mit meiner Hand auf dieses Symbol und spreche stellvertretend für die validierende Figur: »Ich erkenne deine Wut an.« Der Klient nimmt diesen Satz auf, während er zu dem Stuhl mit dem grünen Kissen blickt und wirkt erneut erleichtert mit deutlichen Anzeichen von Zufriedenheit, was zum Angebot einer erneuten Zeugenbotschaft durch mich führt: »Könnte der Zeuge sagen: Ich sehe, wie befriedigend es für dich ist, dass deine Wut auf deinen Chef anerkannt wird?« Der Klient stimmt dem zu und ich lasse den Zeugen in der Symbolisierung durch den Stuhl schräg rechts vor ihm diesen Satz sagen. Er blickt zum Zeugen, nickt erneut und dann geht sein Blick zur Symbolisierung seines Chefs zurück. Plötzlich bekommen seine Augen einen fast trotzigen Ausdruck und er meint: »Der sieht sowieso nie, was ich wirklich leiste …«

Mit diesem Moment befindet sich der Klient in seinem inneren Erleben in der Szene seiner inneren Wahrheit, die den Übergang zur historischen Szene bildet, in der später der Aspekt seines Vaters auftaucht, der ihn nie anerkannt hat in dem, was er als Junge geleistet hat. Er holt diesen Aspekt seines Vaters auf die Bühne der Struktur und taucht damit in die Erinnerung und die Gefühle des 8-jährigen Jungen ein, der sich immer mehr verletzt und wütend innerlich zurückzog. Als wir die validierende Figur in diese historische Szene »implantieren« und sie anerkennt, wie sehr ihn das damals verletzt hat, werden für den Klienten Trauer und Sehnsucht von damals wieder spürbar.

Dies öffnet den nächsten Schritt für das heilende Gegenbild mit einem idealen Vater für den 8-jährigen Jungen, der ihn gesehen und anerkannt hätte mit dem, was er kann und leistet. Der Klient symbolisiert diesen mit einem großen braunen Sitzsack, den er direkt vor sich stellt. Ich weise mit der Hand auf diesen Sitzsack, während ich folgenden Satz sage: »Wenn ich damals da gewesen wäre als der ideale Vater, wie du ihn gebraucht hättest im Alter von 8 Jahren, hätte ich gesagt: Ich sehe, was du kannst und leistest und ich bin stolz auf dich.« Der Klient blickt dabei zum Sitzsack, der seinen idealen Vater symbolisiert, und zeigt tiefe Gefühle von Freude und Befriedigung, während er diese neue Erfahrung mit einem Vater aufnimmt, der ihn als Junge anerkennt in dem, was er kann. Da die Einzelstunde sich dem Ende zuneigt (50 Minuten), lasse ich ihn dieses heilende Gegenbild als Erfahrung einer neuen Geschichte für ihn als 8-jährigen Jungen tief in sich aufnehmen und verankern.

Dieses Fallbeispiel macht deutlich, dass Klienten auf symbolisierte Rollenspieler genauso reagieren wie auf reale Rollenspieler. Voraussetzung ist, dass sie innerlich bereit sind, den Symbolen die emotionale Aufladung zu geben, die die Figuren in sich tragen, die sie in ihrem inneren Bild sehen, ähnlich wie den Rollenspielern in der Gruppe. Genauso wie im Prinzip fast jeder Teilnehmer einer Gruppe spielerisch für den Klienten eine bestimmte Rolle übernehmen kann, können auch Symbole fast beliebig dafür verwendet werden. Beachtet werden sollte dabei jedoch eine stimmige Größenrelation zu den bereits auf der Bühne der Struktur vorhandenen anderen Symbolisierungen.

Um dies deutlich zu machen, kehre ich nochmal kurz zum obigen Fallbeispiel zurück. Gehen wir zu dem Moment der Struktur, als der Zeuge bereits als Stuhl rechts vor ihm stand. Würde der Klient z. B. den Aspekt seines Chefs, von dem er sich so unter Druck gesetzt fühlt, mit einem kleinen flachen Kissen auf dem Boden symbolisieren, dann bestände ein erheblicher Größenunterschied zur Zeugenfigur. Ich würde dies ansprechen und den Klienten bitten, die Symbolisierung nochmal zu überprüfen. Manchmal bleiben Klienten bei dieser Wahl und dann ist dies in Ordnung, häufig fällt ihnen der Größenunterschied aber dann selbst auf und sie korrigieren die Wahl oder Platzierung des Symbols (indem sie es z.B. auch auf einen Stuhl setzen).

Ein weiteres wichtiges Thema ist die Platzierung der Symbole im Raum. Vor allem in der historischen Szene tendieren Klienten dazu, negative Aspekte von Figuren ihrer Geschichte so weit wie möglich von sich weg auf die Bühne der Struktur zu bringen. Dies hat oft mit ihrem intuitiven Bedürfnis nach Schutz zu tun und entspricht nicht den tatsächlich erlebten Erfahrungen ihrer Geschichte. Realisiert der Pesso-Therapeut dies nicht, geht dabei ein wichtiger erlebter Aspekt der historischen Szene verloren und kann damit auch emotional nicht bearbeitet werden. Oft ist es in solchen Fällen zuerst auch notwendig, eine Figur des Schutzes hereinzuholen, wie sie damals gefehlt hat, bevor der negative Aspekt einer bedrohlichen Figur auf der Bühne der Struktur stimmig platziert werden kann. Hierzu erneut ein Fallbeispiel mit dem Auszug einer Struktur einer Einzeltherapie mit einer Klientin Anfang 30:

> Ausgehend von einer schwierigen Situation ihrer Ehe, in der sie ihrem Mann gegenüber völlig zumacht, wenn er ärgerlich und verbal laut wird, haben wir neben dem Zeugen auch eine validierende Figur auf der Bühne der Struktur, die anerkennt, wie bedroht sie sich fühlt, wenn ihr Mann auf sie wütend wird. Im weiteren Verlauf erinnert sie den Vater ihrer Kindheit, der häufig unkontrollierte Wutanfälle zeigte. Als ich sie bitte, diesen negativen Aspekt ihres Vaters auf die Bühne der Struktur zu bringen, nimmt sie ein schwarzes Kissen, legt es in die hinterste Ecke des Raums und setzt sich wieder auf ihren Stuhl, der weit davon entfernt ist. Sie blickt kurz zu dem Kissen und zeigt keinerlei sichtbare Ausdrucksreaktion. Daraufhin frage ich nach, was es in ihr auslösen würde, diesen Aspekt von ihm nochmal vor sich zu sehen und sie meint: »Nichts, der ist weit weg, das ist lange vorbei ...«
>
> Ich thematisiere daraufhin die Platzierung des Kissens im Raum und signalisiere mein Verständnis, dass sie ihn gerne weit weg haben möchte,

um sich davor geschützt zu fühlen, was von ihr bejaht wird. Daraufhin schlage ich ihr vor, zuerst eine schützende Figur auf die Bühne der Struktur zu holen, weil in der historischen Szene (im erinnerten Wiedererleben des Kindes von damals) dieser Schutz vor dem bedrohlichen Aspekt des Vaters gefehlt hat. Sie holt dafür ein großes aufrecht stehendes rechteckiges Schaumstoffteil (gut geeignet sind dafür mit Stoff überzogene quadratische Schaumstoffelemente, die dick genug sind, damit sie aufrecht stabil stehen), das sie wie eine Schutzwand quer vor sich stellt in einem Abstand von einem Meter. Als sie sich zurück in ihren Sessel setzt und auf diese Schutzwand blickt, zeigt sie deutliche Anzeichen von Erleichterung und meint: »Das Kissen für meinen Vater gehört direkt dahinter.« Ich platziere das Kissen für die Symbolisierung des bedrohlichen Aspekts des Vaters direkt hinter diese Schutzwand, zeige auf sie und lasse die Figur des Schutzes sagen: »Wenn ich damals da gewesen wäre, hätte ich dich vor seiner unkontrollierten Wut geschützt und mit mir hättest du dich nie und nimmer so bedroht fühlen müssen.«

Dieses Beispiel macht deutlich, wie wichtig auch die richtige Platzierung der Symbole im Raum ist, damit sich im Äußeren (auf der Bühne der Struktur) in stimmiger Weise abbildet, was die Klienten in ihren inneren Bildern sehen. Die Klienten hätte die Bedrohung, die sie in der historischen Szene tatsächlich erlebte und die Notwendigkeit von Schutz mit hoher Wahrscheinlichkeit nicht gefühlt, wenn das Kissen in der äußersten Ecke des Raums verblieben wäre. Der bedrohliche Aspekt des Vaters ihrer Geschichte war in ihrem inneren Erleben von damals nicht so weit weg, sondern relativ nahe vor ihr.

Etwas schwieriger gestaltet sich der Einsatz von Rollenspielern durch Symbolisierungen, wenn es um die Notwendigkeit von unmittelbarem körperlichen Kontakt geht. Aber auch da gibt es Lösungen, die es Klienten ermöglicht, in einer Interaktion Körperempfindungen in sich aufzunehmen, die sie in symbolisierter Weise mit einem Gegenüber erleben. Eine Halt gebende oder unterstützende Figur kann durch die Lehne des Stuhls dargestellt werden, auf dem sie sitzen. Eine gute begrenzende Figur kann durch einen mannshohen stabilen Schaumstoffblock symbolisiert werden, der an der Wand des Therapieraums steht und damit »sicheren und kraftvollen« Widerstand bietet.

Für die Symbolisierung von idealen Eltern eignen sich große mit Styropor gefüllte Sitzsäcke, die sich unterschiedlich formen lassen; in ihrem Schoß können Klienten sitzen oder liegen und so in körperlich symbolisierter Weise die Erfahrung in sich aufnehmen, von diesen idealen Eltern liebevoll gehalten zu werden. Decken oder Kissen können in die Erweiterung dieser Figuren gehen und deren schützende, Halt gebende oder liebevoll begrenzende Eigenschaften symbolisieren. Hierzu ein weiteres Fallbeispiel einer Sitzung einer Einzeltherapie mit einer Klientin Anfang 40; auszugsweise wird das letzte Drittel der Therapiestunde dargestellt:

> Auf der Bühne der Struktur findet sich bereits die historische Szene mit dem bedürftigen Aspekt des Vaters ihrer Geschichte (symbolisiert durch ein buntes Kissen), mit dem die Klientin bereits im Alter von 9 Jahren in tiefem Mitgefühl verbunden war. Etwas links dahinter mit einem dunkelroten Kissen der harte Aspekt der Mutter ihrer Geschichte, die den Vater ablehnte und mit der die Klientin als Kind schon um den Vater konkurrierte. Tief in sich trug sie die Grundüberzeugung, letztlich für ihn die bessere Partnerin zu sein. Der therapeutische Prozess hat sich bereits bis zum Beginn des heilenden Gegenbildes entwickelt mit einer Mutter, wie sie sie im Alter von 9 Jahren gebraucht hätte, die sie mit einem großen hellen Sitzsack relativ nahe links vor sich auf die Bühne der Struktur gebracht hat. Die Qualitäten dieser idealen Mutter hatte sie folgendermaßen entwickelt: Eine kraftvolle, weiblich in sich ruhende Frau, die auch über emotional weiche und liebevolle Seiten verfügt.
>
> Im nächsten Schritt setzt diese ideale Mutter dem Impuls der Neunjährigen, sich um den Vater zu kümmern, Grenzen, indem sie folgenden Satz sagt: »Wenn ich damals da gewesen wäre als deine ideale Mutter, hätte ich gesagt: Das ist mein Mann und ich kümmere mich um ihn und nicht du!« Als die Klientin das hört, zeigt ihr Gesicht einen fast trotzigen Ausdruck und in ihrem Becken wird ein Impuls deutlich, die Oberschenkel zu öffnen. Gleichzeitig schaut sie zu mir und meint mit einem Grinsen im Gesicht: »Das kann die nie!« Daraufhin frage ich sie, ob sie ausprobieren möchte, das auszutesten, woraufhin sie nickt. Ich hole eine Decke, die in die Symbolisierung der Erweiterung der idealen Mutter geht (die als Sitzsack neben ihr steht) und zwar in deren kraftvolle Arme. Ich lege diese Decke mehrmals der Länge nach zusammen, bis daraus

ein ca. 30 cm breites langes Band wird, das wir mehrfach um ihre Oberschenkel kurz oberhalb der Knie schlagen, bis diese fest umschlungen sind, sodass sie ihre Oberschenkel nicht mehr öffnen kann (die Enden der Decke liegen dabei zwischen dem Sitzpolster unter ihren Oberschenkeln und sind damit durch ihr Körpergewicht fixiert).

Im nächsten Schritt sagt dann ihre ideale Mutter zu ihr (ich leihe dafür dem Sitzsack, der sie symbolisiert, meine Stimme): »Du kannst mit all deiner Kraft versuchen, dein Becken zu öffnen und ich werde es nicht zulassen.« Während die Klientin zur idealen Mutter schaut, atmet sie tief ein und versucht mit all ihrer Kraft ihre Oberschenkel zu öffnen, wobei sie einen wütenden lauten Ton ausstößt, der nach mehrfachen ergebnislosen Versuchen nachlässt und in ein tiefes erleichterndes Seufzen übergeht. Daraufhin sagt die ideale Mutter noch einen weiteren Satz: »Ich anerkenne deinen Wunsch, dass es deinem Vater gut geht, aber ich hätte nicht zugelassen, dass du dich um ihn kümmerst, ich hätte das getan.« Worauf die Klientin erneut tief erleichtert und mit fast dankbarem Ausdruck im Gesicht zustimmend nickt.

Ergänzend zu diesem Beispiel sei noch angemerkt, dass diese Klientin sich bereits in einem fortgeschrittenen Stadium ihrer Einzeltherapie befand und auch über Erfahrungen mit Pesso-Therapie in der Gruppe verfügte. Insgesamt lässt sich sagen, dass die Übertragung des Verfahrens auf die Einzelarbeit einfacher ist, wenn Klienten die Pesso-Therapie vorher schon in der Gruppe mit realen Rollenspielern erlebt haben. Dies hat mit mehreren Aspekten zu tun. Es ist einfacher, körperliches Erleben in einer Interaktion auf die Ebene der reinen Symbolisierung zu übertragen, wenn sie dies als zwischenmenschliche Erfahrung bereits in sich tragen. Auch die Glaubwürdigkeit, dass eine reale Person bereit ist, dies für sie zu tun (ihnen Halt oder Unterstützung zu geben, in der Rolle einer Zeugenfigur für sie da zu sein usw.) wird durch das vorherige Erleben in der Gruppe erhöht. Es fällt ihnen auch leichter, den Raum des Therapiezimmers als Bühne der Struktur in ihrer räumlichen Dimension zu erfassen und zu nutzen, wenn sie dies vorher mit echten Rollenspielern erlebt haben. Hinzu kommt das Miterleben der Strukturen anderer Gruppenteilnehmer, das beispielgebende, modellhafte, aber auch entlastende Qualität hat.

Natürlich gibt es auch Grenzen der Anwendung dieses Verfahrens in der Einzeltherapie. Ein konkretes Beispiel hatte ich im Abschnitt 10.4.1 (Gute Begrenzung als Erfahrung im Hier und Jetzt) dargestellt. Um den Kontext dazu noch mal in Erinnerung zu rufen: In diesem Fallbeispiel ging es um einen Klienten mit einer erheblichen Grundüberzeugung von Omnipotenz. Er konnte sich nicht vorstellen, dass es für ihn ein gutes menschliches Gegenüber geben könne, das in der Lage ist, ihn in seiner Kraft zu begrenzen. In der frühen Lerngeschichte ist dies oft verbunden mit der Erfahrung schwacher oder auch emotional distanzierter Eltern, wodurch dem Kind das Erleben fehlt, dass diese kraftvoll genug sind, um ihm gute körperliche Grenzen zu bieten. Die auch dann noch bereit sind, ihm einen sicheren und liebevollen Halt zu geben, wenn es wütend, zornig oder verzweifelt ist und es dabei in diesen Gefühlen auch annehmen. Wenn diese Erfahrung von guter Begrenzung in der Interaktion fehlt, bleibt auch das sog. »Ego-Wrapping« aus, d. h. die Integration dieses Aspekts des kraftvollen genetischen Potentials des Kindes in sein Ich, durch die sichere Umhüllung des kindlichen Körpers mit dem der Eltern. In der weiteren Entwicklung kommt es dann fast immer zur Selbstlimitierung dieser Kräfte bzw. der damit verbundenen Gefühle und der tiefen Grundüberzeugung, dass diese so übermächtig sind (omnipotent), dass niemand damit umgehen kann.

Hier bedarf es der Erfahrung von sicherer Begrenzung durch menschliche Rollenspieler, oft auch einer Limitierung der Kraft im gesamten Körper, die nur mit einer größeren Zahl von Gruppenteilnehmern machbar ist. Je stärker die innere Grundüberzeugung der Omnipotenz ist, desto notwendiger ist eine Begrenzungs- oder Limitierungserfahrung mit realen Rollenspielern, damit dies spürbar und glaubhaft erlebt werden kann. In diesen Fällen braucht es Interaktion mit realen Menschen, damit die zugrunde liegende Omnipotenz »schrumpfen« kann. In solchen Fällen stößt das Setting der Einzeltherapie sehr klar an seine Grenzen, zumindest, was die Möglichkeit unmittelbarer körperlicher Limitierung anbelangt.

Grenzen der einzeltherapeutischen Behandlung treten aber auch auf, wenn ich es mit Klienten zu tun haben, die erhebliche Defizite in ihrer frühen Entwicklung aufweisen (erstes oder zweites Lebensjahr). In Kapitel 7 hatte ich aufgezeigt, dass die Grundbedürfnisse beim Säugling bzw. Kleinkind zuerst auf der unmittelbaren körperlichen Ebene

Befriedigung finden müssen. Sie brauchen das Erleben, körperlich genährt, gehalten oder unterstützt zu werden im unmittelbaren Kontakt so lange, bis sie in ihrer Entwicklung in der Lage sind, mit zeitlich befristetem Bedürfnisverzicht umgehen zu können, ohne von heftigen Gefühlen (und dem damit einhergehenden körperlichen Erregungspotential) überflutet zu werden.

Weisen Klienten auf dieser frühen Entwicklungsstufe Defizite in den Grundbedürfnisse auf der realen körperlichen Interaktionsebene mit ihren Eltern auf, so brauchen sie in einem ersten Schritt diese unmittelbare körperliche Ebene des Spürens und Erlebens, die symbolische körperliche Erfahrung zwischenmenschlichen Kontakts mit idealen Eltern, die sie halten, nähren oder schützen, was in der Einzeltherapie so nicht realisiert werden kann. An mehreren Stellen dieses Buches hatte ich auf die Gefahren hingewiesen, die daraus resultieren, wenn ich als Einzeltherapeut diese Rollen übernehmen würde.

Das beginnt mit der Förderung der unkritischen Idealisierung meiner Person (»Ich bin der, der dich versteht, dir all das gibt, was du brauchst!«). Geht weiter über die Verführung des Klienten, in die Abhängigkeit eines Kindes zu gehen, für das ich da bin, für das ich sorge und geht letztlich fließend in den Missbrauch der Menschen über, die sich mir anvertrauen. Al Pesso nimmt in der Weiterbildung hierzu einen sehr klaren Standpunkt ein und warnt immer wieder, als Pesso-Therapeut in diesbezügliche Rollen in der Einzelarbeit zu gehen. Letztlich nähren wir mit einem solchen Vorgehen als Psychotherapeuten unsere eigene Bedürftigkeit, aber nicht das Wohl der Klienten. Je dichter wir in einer Psychotherapie am und mit dem Körper von Klienten arbeiten, desto klarer müssen wir diesen Punkt im Auge behalten. Die konsequente Arbeit mit Symbolisierung und das Bewusstsein der Grenzen der Pesso-Therapie im Einzelsetting schützen vor dieser Gefahr.

Wer sich noch eingehender mit der Umsetzung von Pesso-Therapie im Setting der Einzeltherapie beschäftigen möchte, sei auf den diesbezüglichen Artikel meines Pesso-Kollegen Kniep verwiesen (Kniep U., 2005).

# 17. Pesso-Therapie in der Behandlung von Paaren

Ein weiteres sehr spannendes Gebiet ist die Anwendung von Pesso-Therapie in der Behandlung von Paaren. Zugleich stellt dies aber auch für den Pesso-Therapeuten eine große Herausforderung dar, da er bei konsequenter Umsetzung mit jedem der Partner parallel eine eigene Struktur entwickeln muss und dabei gleichzeitig auf die Balance im Paarsystem zu achten hat. Im praktischen Vorgehen bedeutet dies, dass er als Erstes im Gespräch mit dem Paar ein gemeinsames Thema entwickelt, das für deren Beziehung oder Kommunikation von wesentlicher Bedeutung ist. Ich hatte an einigen Stellen dieses Buchs (u. a. in Abschnitt 6.3) darauf hingewiesen, wie Partnerbeziehungen mit der unrealistischen Hoffnung auf Erfüllung alter ungestillter Sehnsüchte der Kindheit überfrachtet werden.

Ein anderes Problem kann darin liegen, dass die Partnerin oder der Partner nicht als reale Person wahrgenommen wird, die wohlwollend gegenübersteht, sondern bei kleinsten Enttäuschungen die negative Ladung von Aspekten der realen Eltern der eigenen Kindheit bekommt, die damals tatsächlich enttäuscht oder verletzt haben. Sich wechselseitig verletzende Debatten, stundenlange Machtkämpfe und tief verletzter innerer Rückzug können die Folgen sein, die ein Paarsystem schwer belasten.

Eine weitere Variante kann darin bestehen, dass Menschen schon längst die innere Hoffnung aufgegeben haben, in einer Zweierbeziehung, die mit Nähe und Bindung einhergeht, ein wirklich zufriedenstellendes Beziehungsgeschehen leben zu können. Möglicherweise haben sie die Hoffnung darauf schon sehr früh in ihrer Geschichte in die Welt der Fantasie oder ihrer Träume (Bank der Hoffnung) deponiert. In solchen Fällen sind sie innerlich zutiefst davon überzeugt, dass die reale Partnerin oder der reale Partner nicht in der Lage ist, sie zu verstehen, geschweige denn ihnen das zu geben, was sie brauchen.

Voraussetzung für die Behandlung einer diesbezüglichen Paarproblematik mit Pesso-Therapie ist die Bereitschaft des Paares, seine diesbezüglichen Muster jeweils auf dem Hintergrund der eigenen frühen Lerngeschichte in der Ursprungsfamilie anzuschauen. Nur dann wird es möglich, nachdem der gemeinsame Fokus gefunden ist (das Thema, an dem das Paar arbeiten will), für jeden der Partner schrittweise eine Struktur zu machen. Dazu bedarf es im Therapieraum zweier getrennter Bühnen mit jeweils einer Zeugenfigur für jeden der beiden Partner und natürlich auch klar voneinander unterscheidbaren wahren Szenen, historischen Szenen bis hin zu den heilenden Gegenbildern, die sowohl räumlich wie auch vom inhaltlichen Kontext her eindeutig unterscheidbar sein müssen.

Dies stellt hohe Anforderungen an das räumliche Vorstellungsvermögen des Pesso-Therapeuten wie auch seine Differenzierungs- und Abstraktionsfähigkeit. Er muss in der Lage sein, während des therapeutischen Prozesses einen Gesamtüberblick über beide laufenden Strukturen zu behalten. Zudem braucht er ein sehr feines Gespür für das Paarsystem, weil die Strukturen der beiden Partner meist nicht nacheinander, sondern parallel zueinander entwickelt werden. Dabei muss er entscheiden, wann es notwendig und für die Balance des Paarsystems sinnvoll ist, die schrittweise Entwicklung der Struktur des einen Partners erst mal so stehen zu lassen, um mit der Partnerin weiter zu gehen. Und wann er wieder zum Partner zurückkehren sollte, um dort die Strukturarbeit wieder aufzugreifen. So z. B. könnte er ausgehend von dem gemeinsamen Fokus des Paares erst mal die »wahre Szene« des Partners auf die Bühne seiner Struktur bringen (mit den damit verbundenen Stimmen und positiven Fragmentfiguren), dann nach Absprache mit ihm seine Struktur an diesem Punkt erst mal stehen lassen, um die seiner Partnerin so weit zu entwickeln. Im nächsten Schritt kehrt er dann nach Absprache mit dieser wieder zu ihrem Partner zurück und entwickelt seine Struktur weiter über die diesbezügliche historische Szene bis zum »heilenden Gegenbild« für ihn usw.

Wenn dieses Vorgehen in guter Weise gelingt, dann hat die damit verbundene Erfahrung für das Paar sehr entlastende und auch bereichernde Qualität. Sie entwickeln nicht nur ein tiefes Verständnis für die jeweiligen Defizite der Partner auf dem Hintergrund des Miterlebens der jeweiligen frühen Lerngeschichte des anderen, sondern sie erleben auch die wohltuende Ruhe und tiefe Entspannung des Menschen, der ihnen so nahe ist, wenn er im heilenden Gegenbild von den idealen Eltern das bekommt, was ihm so lange gefehlt hat. Die Verankerung dieses heilenden Gegenbildes im stimmigen zeitlichen Kontext mit idealen Eltern und die damit einhergehenden wohltuenden Gefühle von Ruhe und tiefer Befriedigung eröffnen meist im Anschluss auch eine neue Perspektive auf das aktuelle Beziehungsgeschehen in der Partnerschaft.

Der Partner oder die Partnerin können sich daraufhin eher als das wahrnehmen, was sie wirklich sind: ein Mensch, der mir nahesteht, mit dem ich mich liebevoll verbunden fühle und der auch die prinzipielle Bereitschaft in sich trägt, bestehende Probleme in konstruktiver Weise mit mir lösen zu wollen. Die Mitschrift der Struktur eines Paares mit Pesso-Therapie findet sich in einem Artikel, den ich zusammen mit meiner Kollegin Barbara Fischer-Bartelmann veröffentlicht habe (Schrenker L., Fischer-Bartelmann B., 2004).

# 18. Was hat mir die Pesso-Therapie gebracht – Erfahrungsberichte von Klienten

Am Ende dieses Buches möchte ich die Menschen sprechen lassen, die Pesso-Therapie für sich erfahren und erlebt haben. Dazu habe ich über meine Mailingliste die Teilnehmerinnen und Teilnehmer der Gruppen, die ich in den letzten Jahren durchgeführt habe, angeschrieben und sie gebeten, mir für dieses Buch mitzuteilen, wie sie die therapeutische Arbeit erlebt haben und was sich in ihrem realen Leben aufgrund dieser Erfahrung verändert hat. Sofern sie Vorerfahrungen mit anderen Therapieformen hatten, bat ich sie, die wichtigsten Unterschiede, die sie mit dieser speziellen Therapieform verbinden, dabei zu berücksichtigen. Auf diese Weise möchte ich mich bei ihnen allen noch mal herzlich bedanken für das Vertrauen und ihre Bereitschaft, dass sie diesen Weg mit mir gemeinsam gegangen sind und damit auch ganz wesentlich zu diesem Buch beigetragen haben. Sie alle haben es mir ermöglicht, dass ich mit ihnen gemeinsam lernen konnte und heute über dieses Wissen und die praktische Erfahrung in der Arbeit mit Pesso-Therapie verfüge.

Die Rückmeldungen, die ich erhalten habe, finden sich auf den nächsten Seiten. Sie sind zum Schutz der Personen mit anderen Vornamen versehen, in der Klammer daneben ist das tatsächliche Alter (in Jahren) angegeben.

## Maximilian (38)

*Vor Beginn meiner Therapie habe ich mir keinerlei Gedanken über eine mögliche Therapieform gemacht. Sicherlich auch aus dem Grund, weil ich für mich der Meinung war, dass es eher in eine Richtung geht, so nach dem Motto: »Man redet über die Probleme und findet – lediglich im Gespräch – Möglichkeiten zur Verhaltensänderung und verbessert somit die belastenden körperlichen Symptome.«*

*Auch wenn ich wegen mangelnder Kenntnis anderer Therapieformen keinerlei Vergleichsmöglichkeiten habe, möchte ich versuchen deutlich zu machen, warum ich die Therapie in Form von Pesso als ausgesprochen gut erachte.*

*In den Vorgesprächen zu meiner Therapie erfuhr ich, dass die Pesso-Therapie immer wieder mal Bestandteil der Sitzungen sein wird. Mir war zwar zu dem Zeitpunkt noch nicht ganz klar, was Pesso-Therapie genau ist, doch wusste ich bereits, dass die Anwendung in Gruppen erfolgt, sodass es mich schon etwas verwundert hat, wie das dann wohl in einer Einzelsitzung aussehen sollte.*

*Ich begann auf jeden Fall schon mal, mich näher mit Pesso zu beschäftigen, und habe auf der Internetseite der Praxis eine Menge zu dem Thema gefunden. Da ging es um Passformen für Grundbedürfnisse, Struktur, Antidot, Microtracking, Reinszenierung durch Rollenspieler, akkommodierende Figuren, die das geben, was man braucht, Zeuge usw. Wenn ich ehrlich bin, verstanden habe ich zu dem Zeitpunkt noch nicht alles. Und dann war da noch das komplette Transkript einer Struktur. Das hat mich zwar einerseits sehr berührt, aber gleichzeitig auch abgeschreckt. Eine derartige Gruppenarbeit konnte ich mir im Leben nicht vorstellen. Aber es sollte anders kommen …*

*Obwohl ich aufgrund der inzwischen gewonnenen Informationen mit einem »Zeugen« oder »anerkennenden Figuren« schon etwas anfangen konnte, war ich doch sehr irritiert, als diese plötzlich Bestandteil einer Einzelsitzung wurden. Irgendwie war manches für mich schwer vorstellbar und auch ein wenig belustigend zugleich. Pesso war ab diesem Zeitpunkt häufiger Bestandteil der Einzelsitzungen, und ich empfand es mit zunehmender Therapiedauer mehr und mehr in Ordnung, mit diesen Symbolen zu arbeiten.*

*Nach einigen Sitzungen war es mir ein Bedürfnis, das o.g. Transkript der Struktur ein zweites Mal zu lesen. Es hat mich wieder sehr berührt, aber in Bezug auf die dort beschriebene Gruppenarbeit nicht mehr abgeschreckt. Und diesmal war mir alles wesentlich verständlicher.*

*Irgendwann in einer Einzelsitzung, es waren bereits Zeugen, anerkennende Figuren und ideale Personen in Form von Gegenständen in der Szene, habe ich plötzlich gespürt (leider noch nicht so intensiv, wie ich es mir selber gewünscht hätte), wie ich trotz der »nur« vorhandenen Gegenstände in einer negativen Szene meiner Kindheit war und diese sich im weiteren Verlauf in ein positives Gegenbild umkehrte. Das Erstaunliche in den Wochen danach war, dass ich jedes Mal, wenn ich an »diese Szene« aus meiner Kindheit dachte, nicht wie sonst das negative Bild gesehen habe, sondern als Erstes das positive Gegenbild aus der Struktur. Ab diesem Zeitpunkt faszinierte mich diese Therapieform. Wie muss es erst sein, wenn in Gruppensitzungen die Gegenstände durch echte Rollenspieler ersetzt werden?*

*Mir war schon irgendwie bewusst, dass die Gruppenarbeit mit Pesso noch intensiver und effektiver für meine Problematik sein wird. Aber das Bewusstsein über den richtigen Weg hat nicht viel Sinn, wenn man vor lauter »Schiss« diesen Weg nicht geht. Irgendwann habe ich dann doch die Chance genutzt und einen freien Platz in einer bestehenden Gruppe besetzt.*

*Meine erste Struktur in der Gruppe führte leider nicht zu dem Ergebnis, so wie ich es mir vorgestellt hatte. Aber das ist wahrscheinlich auch genau das Problem gewesen, »das Ergebnis, das ich mir vorgestellt hatte«. Seine Gefühle sollten einen durch eine Struktur leiten und nicht der Kopf. Für mich ist es sicher noch ein etwas längerer Weg, bis meine Strukturen den gefühlsmäßigen und therapeutischen Erfolg bringen. Doch ich bin sehr zuversichtlich. Und obwohl meine erste Struktur für mich sehr unbefriedigend war, hat genau dieser Zustand mir geholfen zu erkennen, dass ich Reaktionen in mir habe, die ich vorher nie in Erwägung gezogen hätte. Nach dieser relativ kurzen Zeit meiner Therapie bin ich heute sehr froh, dass mich der Zufall mit der Pesso-Therapie in Verbindung gebracht hat.*

## Ulrich (46)

*Am angenehmsten an der Pesso-Strukturarbeit – und zwar jeweils unmittelbar nach dem Ende eines Workshops – war für mich das Gefühl, große Tiefe erlebt zu haben und mich gleichzeitig freier zu fühlen. Das war für mich immer Motivation, mich erneut auf die Arbeit einzulassen, wieder daran zu arbeiten, mit eigenen Themen und denen anderer sensibler umzugehen. Mir gefielen auch die Veränderlichkeit der Struktur im Laufe der Zeit, das Bemühen um vollständigere Figuren, ohne den Zwang, dass die Arbeit zum Ende kommen müsste. So, wie ich die Pesso-Arbeit erlebt habe, scheint mir vor allem der wahrhafte Moment zu zählen.*

*Dann blieb eine Struktur, ein Bild eben so stehen, soweit es gerade möglich war. Eine Chance, in dem Unvollständigen vielleicht das Thema für das nächste Treffen zu finden. So jedenfalls habe ich die Arbeit – anfangs mit Unmut, weil schmerzhaft – aufgefasst. Immer mehr habe ich mich dann von der Vorstellung befreit, am Ende müsste ich endgültig geheilt sein von meinen teils tückischen Mustern. Sie hatten ja immerhin zwischenzeitlich auch ihr Gutes.*

### Friederike (52)

*Die Pesso-Therapie hat mir geholfen, beruflich wieder einigermaßen auf die Beine zu kommen. Im Nachhinein würde ich sagen, ich hatte ein fortgeschrittenes Burnout-Syndrom. Die Pesso-Therapie hat mir geholfen, neue berufliche Wege zu gehen und mit dem Stress besser zurechtzukommen. In der ersten Zeit war die Gruppe sehr wichtig, da ich durch sie auf neue Art erfahren habe, wie ich ankomme und mein Verhalten auf andere Menschen wirkt. Bei den Strukturen anderer Gruppenmitglieder konnten auch teilweise eigene Thematiken angesprochen werden. Diese Thematiken konnte man im Nachgespräch ansprechen und Erkenntnisse für die eigene künftige Struktur festhalten. Während ich in Therapie war, habe ich mich bewusst mit der Theorie dieses Therapieansatzes wenig auseinandergesetzt. Ich habe aber gemerkt, dass bestimmte Aussagen genau meine Schwierigkeiten wiedergeben, z. B. das Phänomen der Gefühlsüberflutungen. In anderen Therapieansätzen, die ich auch schon vollzogen habe, fehlte für mich genau der Umgang mit diesem Phänomen.*

### Robert (45)

*Ich fühlte mich nach der Struktur in einer Ruhe, wie ich sie selten erlebe. Ich war nicht müde, nicht erschöpft, sondern hellwach, entspannt und vor allem: satt. Meine Bekannte, mit der ich abends ausging, gab mir unmittelbar die Rückmeldung, dass sie mich erstaunlich locker, offen und entspannt erlebte. Ich habe durch meine bisherige Therapie erkannt, wie viel ich mir und anderen oft Druck mache, konnte aber mein hohes Anspruchsniveau bisher trotz dieser Einsicht selbst nicht reduzieren. Wie wunderbar war die Erinnerung/Vorstellung einer bestätigenden Figur, eines idealen Vaters, die mir meine Zeit für meine Entwicklung gibt, bevor ich sie mir dann selbst geben konnte: die Erlaubnis, mir Zeit und nicht das Leben zu nehmen. Ich stresse mich seither viel weniger.*

*Ich konnte schon während der Arbeit innerlich wahrnehmen, wie sich viele bisher isolierte Gedanken wie von selbst zu einem sinnvollen neuen Ganzen ordneten. Vieles, was ich in früheren therapeutischen Arbeiten entdeckt hatte, konnte ich jetzt als gute Vorarbeit nutzen und miteinander verbinden. Alles machte plötzlich Sinn, gerade auch scheinbar unsinnige Überzeugungen (z. B. »Ich werde nicht lange leben, weil ich meine Eltern nicht ehre«).*

*Ich hatte das Gefühl, dass meine aggressive Seite endlich einen guten Platz in mir gefunden hatte.*

*Heilsam fand ich auch, dass all mein Schmerz bzgl. des Verlassenwerdens grundsätzlich da sein durfte, ich aber keinerlei Drang verspürte, diesen in irgendeiner dramatischen Form zum Ausdruck zu bringen. In bisherigen therapeutischen Gruppen waren es meist die Gruppenmitglieder, die Zeugen meines Schmerzes wurden. Das war zwar menschlich verbindend, aber auch schambesetzt und nicht so zufriedenstellend wie die Vorstellung, dass es diesmal die damals relevanten Figuren mitbekommen, mitfühlen.*

*Ich kann mich seither auch besser annehmen mit meinem so intensiven Bedürfnis nach leidenschaftlichem körperlichem Kontakt. Ich habe den Eindruck, dass seither der zwanghafte Anteil herausgefallen ist.*

*In der Erfahrung, wie ich selbst mein Zeiterleben beeinflusse, verstehe ich jetzt Zeit noch mal neu als gedankliche Illusion. Dies ist von großer Bedeutung, weil ich keine Kontrolle darüber habe, wie viel Zeit ich noch zu leben habe, bedingt durch meine Nierenerkrankung. Ich kann aber nun bestimmen, wie lang sich diese Zeit anfühlt.*

*Die Vorstellung, dass meine idealen Eltern schon vor meiner Zeugung und ohne mein Zutun eine gute und verbindliche Verbindung zueinander hergestellt hätten, machte mir den Ursprung meines Retter- und Helfermusters deutlich. Dies spiegelt sich in meiner Arbeit und in Beziehungen wider, wo ich mich gleichzeitig zu viel für andere engagiere und mich dabei nicht wirklich selbst einlasse. Ab jetzt erlebe ich da eine Freiheit. Verbundenheit ist keine Verpflichtung mehr, sondern ein Nebeneffekt, der entsteht, wenn ich mich einlasse. Das verwandelte meine Beziehungsangst zu einem Bedürfnis, meiner Frau, meinen Kindern eine verbindliche Verbindung anbieten zu können.*

## Nadja (42)

*Ich bin sehr skeptisch, misstrauisch und renitent in das Wochenendseminar über »Einführung in die Pesso-Therapie« gefahren, weil ich mich nicht mehr getraut hatte, kurzfristig abzusagen. Ich bin offen, mit tiefem Vertrauen, dass doch alles gut werden könnte, und ohne Widerstände wieder nach Hause gefahren*. Das hat »Pesso-Therapie« geschafft. Das hat noch niemand geschafft. Als recht intelligenter Frau gelingt es mir eigentlich immer, meine psychologischen Helfer an die Wand zu reden. Und das steht bei »Pesso« so gar nicht zur Debatte. Gott und Pesso sei Dank!*

** Ich hatte Krebs gehabt und brauchte dringend auch seelische Hilfe. Die Pesso-Therapie holt einen immer dort ab, wo man gerade steht. Also, wenn man gerade nicht weiß, was man eigentlich sagen soll… beginnt man eben damit, dass man nicht weiß, was man sagen soll. Es klingt so einfach, aber hilft so tief, wie ich das nie zuvor erfahren habe.*

## Johannes (51)

*Erfahrungsbericht über drei Pesso-Strukturen*
*Zunächst ein paar Worte zur Ausgangssituation:*
*Beruflich und privat glaubte ich, mein Leben ganz gut im Griff zu haben. Das änderte sich grundsätzlich, als mein 16-jähriger, bei mir lebender Sohn auf Betreiben der Mutter plötzlich, praktisch über Nacht, den Kontakt zu mir abbrach. Ich fand mich in einer existenziellen Krise wieder, dem Tod näher als dem Leben. In meiner Verzweiflung griff ich nach jedem Strohhalm: Analytische Therapie, Meditation, Psycholyse, bis ich halb zufällig auf die Pesso-Therapie aufmerksam wurde. Wenn ich jetzt von den Strukturen berichte, fließen dabei natürlich Erfahrungen aus diesen Bereichen mit ein.*

*Der schon erwähnte Tod war in allen drei Strukturen präsent. Nur, woher kam er? So sehr wünschte ich mir ein äußeres Ereignis, mit dem ich mein inneres Erleben erklärend greifen konnte. Gleichzeitig hatte ich das Gefühl, ohne die innerlich so präsente, existenzielle Bedrohung nicht wirklich am Kern meiner Basis zu sein.*

*In meiner ersten Struktur war der Tod anwesend, auf der anderen Seite des Totenflusses. Ich fühlte mich ihm nah wie einem Zuhause. Gleichzeitig erschien die Bedrohung im Äußeren durch meine Mutter, und in mir erlebte ich einen archaischen Vernichtungswunsch. Dankbar spürte ich das Gehaltensein durch die begrenzenden Figuren, ein tief in mir schlummernder Hass konnte endlich da sein. Mit magischer Energie ließ ich diesen mütterlichen Aspekt in sich zusammenfallen. Endlich konnte ich selbst etwas machen, meine Wirksamkeit in der Vernichtung spüren und meine tief in mir schlummernde Kraft in der Begrenzung erleben. Im weiteren Verlauf der Struktur kam es zu einer Art Geburtserlebnis. Die ideale Mutter wiegte meinen Finger und damit auch mich so unendlich zart und liebevoll.*

*Auch in der zweiten Struktur ging es wieder um Vernichtung. Diesmal war ich ergriffen vom Impuls, mich selbst auszulöschen. Die Halt gebenden Figuren vermittelten mir in meinem Trancezustand irgendwie vage und mich doch im Innersten tief berührend das erste Mal das Gefühl, lebenswert und auch liebenswert zu sein. Natürlich durfte ich diese Erfahrung auch im Alltag immer wieder machen, sie blieb dabei jedoch merkwürdig fremd und hat mich nie wirklich berührt. Jetzt war es wirklich im tiefsten Inneren präsent. Die eingeführten idealen Eltern hatten es zunächst schwer. Ich konnte sie nur über viel Vernichtungshass, diesmal über meine Augen ausgedrückt, auf einem anderen Planeten erreichen, und auch das nur, nachdem die Mutter meinem hassenden Blick standhalten konnte. So fand ich auch diesmal wieder zu einer Geburt und nahm mit unendlicher Dankbarkeit auf, wie mein idealer Vater, von der Mutter willkommen geheißen, dabei sein konnte.*

*Die dritte Struktur war buchstäblich die schwerste Geburt. Ich war in Auflösung. Dieses Gefühl hat mich mein ganzes Leben latent begleitet. Es war da und durfte wegen der damit verbundenen Todesangst doch nicht wirklich da sein. Jetzt war es wieder da. Nichts konnte mich erreichen. Die validierende Figur war nur ein Schema. Die angebotenen Ideen von Halt und Schutz passten nicht. Da, wo ich war, in der Gebärmutter, gab es keine Grenze und keinen Schutz. Alles kann in mich eindringen. Der Therapeut leitet mich, diesmal nicht auf die männlich-väterliche Ressource zurückzugreifen. Er bietet mir einen Kontrakt an, indem er die Bedrohung aushält und mich verpflichtet, eigenen Lebensimpulsen nachzugehen. Dankbar nehme ich dieses Angebot an und entdecke in mir ein vages Leben, kann die Figuren an meiner Seite nun irgendwie annehmen. Mit dem Öffnen meiner Arme möchte ich mich in die Grenzenlosigkeit hinein auflösen. In der Begrenzung der haltenden Figuren spüre ich mei-*

*nen Kern und lasse mich wie durch einen Geburtskanal in den Schoß der idealen Mutter gleiten. Ich fühle mich das erste Mal wirklich geboren und auf dieser Welt.*

*Im Nachwirken wird mir klar, es gibt kein äußeres, greifbares Trauma. Es ist viel früher. Meine Mutter hatte sich während der Schwangerschaft nichts mehr als ein Mädchen gewünscht. So war jeder Lebensimpuls gleichzeitig ein Nein zu mir als Jungen, das in mich eindringt und mich auflöst. Von außen betrachtet eigentlich eine eher unspektakuläre Gegebenheit – mit einem existenziellen Kern.*

*Was hat sich für mich durch diese Arbeit geändert?*

*Mein Gefühl zu leben und gleichzeitig nicht zu leben hat endlich einen konkreten Hintergrund bekommen. Die eingangs angesprochene existenzielle Krise durch den Verlust meines Sohnes kann ich nun auch im Inneren fassen. Sie steht in diesem Kontext für den Selbstverlust und die mütterliche Vernichtung. Auch in der Beziehung zu meiner Partnerin sind neue Möglichkeiten entstanden. Erstmals kann ich tiefere Innigkeit und Hingabe spüren und mich mit Freude als Mann erleben. Jetzt möchte ich in weiteren Strukturen Themen aufgreifen, die in Strukturen von Teilnehmern schon berührt wurden. Sie können nun auf fruchtbaren Boden fallen.*

### Julia (26)

*Es war ein langer und intensiver Weg, auf dem ich mal schnell, mal langsam, mal mit Begeisterung und manchmal auch mit Zurückhaltung ging. Ich bin dankbar, dass ich diesen Weg eingeschlagen habe, denn ich habe gelernt, mich geliebt zu fühlen und angenommen zu werden, so wie ich bin.*

*Die Pesso-Therapie hat von mir gefordert, mich mit mir selbst auseinanderzusetzen. Es gab kein fertiges Rezept, das man in die Hand bekam. Es war wichtig, mich selbst besser kennenzulernen und anzufangen, die Verantwortung für mich und mein Handeln zu übernehmen. Ich habe festgestellt, dass die eigene Entwicklung während der Therapie weder beschleunigt noch verlangsamt werden kann; sie ist individuell, und jeder geht sie in seinem eigenen Tempo. Durch die Aktivierung des eigenen Piloten bekam ich ein Bewusstsein für mich und meine Bedürfnisse und Gefühle und konnte das Leben intensiver wahrnehmen.*

*Die Arbeit in der Gruppe hat mir die Möglichkeit eröffnet, einen Platz zu finden, an dem ich angenommen wurde, wertvoll war, aber mich auch in die Gruppe einbringen sollte. Ich profitierte sowohl von den positiven Bildern meiner eigenen Strukturen als auch von der intensiven Auseinandersetzung mit den Strukturen der anderen Gruppenmitglieder und den Rollen, in die ich gewählt wurde. Häufig lieferten die Strukturen der Gruppenmitglieder Anregungen, um selbst einen weiteren Schritt zu wagen. Durch die positiven, körperlich spürbaren heilenden Gegenbilder konnte ich zulassen, meine Vergangenheit anzunehmen.*

## Susanne (46)

*Offensichtlich habe ich als Kind gelernt, sehr auf mich selbst gestellt zu sein, wenig von anderen Menschen zu brauchen und ihnen auch wenig von meinem Innenleben preiszugeben. Diese Erkenntnis habe ich durch die Pesso-Arbeit gewonnen. Ebenfalls erfahren habe ich, dass dies mit sich bringt, dass man – auch wenn man dann mal »mehr« bekommen könnte – nicht so ohne Weiteres in der Lage ist, dies auch zu nehmen.*

*Fasziniert hat mich, dass es mit dieser Form der therapeutischen Arbeit fast jedem Teilnehmer möglich gemacht wird, einen kleinen Schritt in eine neue Richtung zu tun. Und das in Form einer positiven Verstärkung! Wunderbar! Dies auch bei anderen zu beobachten, tut gut. Erstens zu sehen, dass manch ein anderer es auch nicht leichter hat mit dem Annehmen von Unterstützung; dann auch in den Rollen Potenziale des Selbst auszuprobieren/zu spielen, die in anderen Zusammenhängen kaum gelebt, erkannt oder gefordert werden.*

*Auch die eigene Weiterentwicklung von Therapiewochenende zu Wochenende zeigt einen schönen Prozess, auf den ich richtig stolz bin. Beim ersten Wochenende, an dem ich vor eineinhalb Jahren teilnahm, konnte ich nur eine Person zulassen, die sich unterstützend schräg hinter mich stellte. Sie durfte mich nicht berühren, ich wollte nichts von ihr hören und ich wollte sie auch nicht anschauen. In der Gruppe erlebte ich mich als Einzelgängerin. Ich wurde auch nur selten aufgefordert, eine Rolle zu übernehmen.*

*Mein zweites Wochenende verlief ein halbes Jahr später (in dem ich weiter, wie schon vorher, therapeutische Einzelstunden hatte) schon ganz anders. Ich konnte meine idealen Eltern aufstellen, mich mit meinem*

*Rücken an sie lehnen, ihnen meine Hand geben und sie sagen hören, dass sie mich wahrnehmen und sehen, wie ich bin. Ich werde nie mehr vergessen, wie wichtig mir das ist!*

*Ich habe mich außerdem sehr darüber gefreut, in der Gruppe für viele Teilnehmer die Rolle der idealen Mutter übernehmen zu dürfen. Ich wurde oft als starke und zugleich liebevolle Frau aufgestellt. Stark sieht man mich im normalen Leben gemeinhin auch. Aber gerade das Liebevolle entgeht vielen Menschen, oder ich kann es weniger zeigen. Deshalb hat es mich sehr positiv berührt, diesen Aspekt in den Rollen für andere spielen zu können. Es bestärkt mich darin, dies auch wirklich stärker zu leben.*

*Das dritte Wochenende ein weiteres Dreivierteljahr später brachte mich noch einmal ein ganzes Stück mehr in Kontakt mit dem, was mich ausmacht. Ich habe erlebt, dass ich Schutz brauche, damit ich meine Ängste überhaupt so weit zulassen kann, dass ich sie tatsächlich spüren/wahrnehmen kann. Der Druck, den sowohl meine Mutter als auch mein Ex-Mann auf mich ausgeübt haben, damit ich sie näher an mich heranlasse, nimmt mir die Luft zum Atmen. Ich kann zuerst einen idealen Vater und dann auch eine ideale Mutter zu mir holen, die ich dieses Mal auch anschauen kann. Es fällt mir unglaublich schwer, die Hand des idealen Vaters dahin zu führen, wo sie mir guttut (oberhalb der Brust, wo ich das Asthma spüre). Noch schwerer fällt es mir, die ideale Mutter und Partnerin des idealen Vaters an ihn und mich heranzulassen. Es braucht viel Zeit und viele Worte, bis ich glauben kann, dass es der Frau wirklich gut geht und der ideale Vater wirklich gerne für sie da ist und sie glücklich ist. Doch dann schaffe ich es sogar, mich in den Schoß der beiden zu legen.*

*Indem ich das jetzt schreibe, wird mir klar, dass diese Frauenrolle das Thema meiner nächsten Struktur sein wird. Die Disposition aus meiner Kindheit, alles selbst in die Hand zu nehmen, wird noch verstärkt durch mein berufliches Leben als Frau in einer Führungsposition. Ich möchte noch viel mehr zulassen und annehmen können, dass ein Mann sich wirklich gerne darum bemüht, mich glücklich zu sehen. Mein Vertrauen darin, dass eine Beziehung sich wunderbar entwickeln kann, ohne dass ich alles »dirigiere«, ist wohl noch ausbaufähig. Die Arbeit dauert also an. Aber das empfinde ich heute nicht mehr als Last, sondern ich freue mich darauf, den nächsten Schritt zu gehen. Und in einer Rolle bin ich ihn beim dritten Wochenende sogar schon gegangen: Eine Teilnehmerin, die das Ziel formulierte, die Leidenschaft in ihr Leben zu bringen, stellt mich als ideale, leidenschaftliche Mutter auf. Ich habe das als großes Geschenk genommen. So eine leidenschaftliche Frau ist in meinen Augen immer beides: stark* und *verletzbar in ihren Gefühlen. Und das möchte ich im Leben sein.*

## Ina (47)

*Nach vielen Jahren Gesprächstherapie, in denen ich immer wieder versucht habe, gegen meine Ängste und Panikattacken anzugehen, blieb ein latentes Gefühl der Ohnmacht und Mutlosigkeit in meinem Innersten zurück. Für mich schien es eben keine Lösung zu geben. Ich musste eben damit leben. Ich hatte vieles über mich gelernt und Ursachen verstanden, aber es war so, als ob zwischen Kopf und Gefühl keine Brücke gebaut werden konnte, und somit war es mir auch nicht möglich, in meinem Gefühl wirklich etwas zu verändern.*

*Dann lernte ich die Pesso-Arbeit kennen. Als ich in meinem heilenden Gegenbild ganz konkret Rollenspieler als Menschen, so wie ich sie als Kind gebraucht hätte, an meiner Seite wahrnehmen konnte, war da zum ersten Mal ein Gefühl der Sicherheit und Ruhe. Zunächst war dieses Bild – wann immer ich es mir ins Gedächtnis rief – mit einem eigenartigen Gefühl von Fremdheit verbunden, bevor ich Sicherheit und Ruhe spüren konnte.*

*Es war schließlich der Gedanke, der immer wieder fragte: »Ja, wie wäre es gewesen, wenn ich solche Menschen von Anfang an an meiner Seite gehabt hätte?«, der dafür sorgte, dass sich die positiven Emotionen von Ruhe und Sicherheit manifestieren konnten. Je mehr ich mit diesen »idealen Eltern« an meiner Seite in Kontakt war, desto mehr nahm ich eine leise Freude wahr.*

*In einer meiner letzten Strukturen arbeitete ich mit »Holes in Roles«. Als alle meine Ahnen mit Personen versorgt waren, die sie gebraucht hätten, sodass ich mich nicht mehr um sie kümmern musste, tat sich in diesem Augenblick buchstäblich ein Platz vor mir auf, der mir Raum zum Atmen und zum Bewegen ließ.*

*In diesem Moment sind Tonnen von Steinen von mir abgefallen. Dies war eine meiner tief greifendsten Erfahrungen. Es gelingt mir immer bes-*

*ser, diesen Platz zu nehmen, zu nutzen, ihn in mein Leben zu integrieren. Seither sind die Panikattacken fast ganz verschwunden, und eine gewisse Leichtigkeit hält in mein Leben Einzug.*

## Angelika (57)

*Mein jahrelang bestgehütetes Geheimnis war die Überzeugung, der psychisch kaputtesten Familie dieser Republik zu entstammen.*

*Ehe ich mit der Pesso-Therapie begann, habe ich diverse therapeutische Richtungen durchlaufen und auf den verschiedensten spirituell-esoterischen Gebieten nach Heilung meiner Depressionen gesucht (Bachblüten, Reiki, Kinesiologie, Heilsteine usw.). Dies alles hatte und hat sicher seinen jeweils eigenen Stellenwert in meiner persönlichen Entwicklung, aber dabei ging es immer nur um mich als Einzelperson.*

*Dann habe ich die Pesso-Gruppentherapie entdeckt und mich nach einem sehr intensiven Einführungswochenende mehr als zwei Jahre lang regelmäßig alle 14 Tage mit einer Pesso-Gruppe getroffen. Das Besondere an dieser Therapieform liegt für mich in der Ergänzung des persönlichen Entwicklungsprozesses durch das Teilnehmendürfen an den Gesundungsprozessen der anderen Mitglieder, in der Erfahrung von geschenktem Vertrauen (also im Erleben der eigenen Vertrauens-Würdigkeit) und der Erfahrung des gefahrlosen Vertrauen-Könnens in einem geschützten Rahmen und einer liebevollen, geborgenen Atmosphäre. Dabei konnte ich aus den Strukturen der anderen Teilnehmer oft ebenso viel mitnehmen wie aus den Strukturen, die ich selbst durchgeführt habe. Mir sind die anderen Gruppenmitglieder (besonders mein Seelenbruder C.) während der zwei Jahre unserer Pesso-Gruppe sehr ans Herz gewachsen, sind sie nach und nach doch alle Mitglieder meiner »idealen Familie« geworden.*

*Was meine reale Familie angeht, der ich mich durch meinen Umzug nach München mehr als anderthalb Jahrzehnte bewusst entzogen hatte, so ist unser Verhältnis seit meiner Rückkehr in die Heimat so entspannt, konfliktarm und »normal« wie nie zuvor. Mir ist – nicht zuletzt durch die »Holes-in-Roles«-Strukturen – sehr deutlich bewusst geworden, dass auch sie nur Opfer von Opfern sind, daher konnte ich meine Schuldzuweisungen loslassen und Frieden schließen. Mit meinen Eltern, meinen Großeltern, meiner Schwester – und letztlich mit mir selbst.*

*Und noch etwas hat die Pesso-Gruppe, stets liebevoll und einfühlsam geleitet, geleistet: Sie hat mir eine Perspektive geboten, dass meine so schrecklich schlimme und »kaputte« Familie auch nicht schlimmer und kaputter ist als sehr, sehr viele Familien der Menschen um mich herum. Eine unglaublich entlastende Erfahrung.*

### Peter (48)

Metamorphose – von der Raupe zu buntem Schmetterling – oder wie mein zweites Leben begann

*Nachdem ich über zehn Jahre versucht hatte, mit Entspannungstechniken, Baldrian, Johanniskraut und Valium den Stress zu bekämpfen, damit ich im Job und in der Ehe gut funktionieren kann, begann ich mit 39 Jahren eine Verhaltenstherapie.*

*Meine inneren Stimmen protestierten: Wenn schon Autogenes Training nur für Weicheier taugt, wer oder was bin ich dann, wenn ich eine Therapie brauche ... Wahrscheinlich bin ich das Produkt minderwertiger Gene. – Scham – ich schämte mich, und ich hatte Angst davor, entdeckt zu werden.*

*Meine Frau schob mich in die Praxis. Ich höre mich zum Therapeuten sagen: »Wir werden sicher nicht lange brauchen, ich habe zwei Meter psychologische Literatur gelesen.« Mir war es sehr unbehaglich, über meine intimsten Dinge zu sprechen – ich wollte so schnell wie möglich wieder weg.*

*Doch wider meine Erwartung sagte der Therapeut nicht, was ich tun sollte, sondern wollte von mir wissen, was ich tun wollte. Das war für mich eine völlig neue Erfahrung. Nie zuvor hatte es jemanden interessiert, was ich dachte, fühlte und tun wollte. Ich realisierte zum ersten Mal meinen Leidensdruck und dass der Therapeut mir half, selbst Wege aus diesem Sumpf zu finden.*

*Ich blieb, und ich machte Fortschritte. Bisher hatte mein Leben nur aus Pflicht und Leiden bestanden – darin waren mir meine Eltern ein großes Vorbild. Ich begann, Zeit und Geld für mich zu reservieren, mich mit Freunden zu treffen und zu wandern. Ich hatte etwas gefunden, was mir Spaß machte.*

*Am Ende der Therapie wollte ich weitermachen, doch der Therapeut empfahl mir, in einer Gruppe weiterzumachen. Ich war traurig und*

*wütend – ich höre mich zum Therapeuten sagen: »Es reicht, dass ich dir meine intimsten Dinge erzählt habe – warum soll ich das einer Gruppe erzählen?«*

*Meine Angst vor guten Ratschlägen und vor Verletzungen war grenzenlos. Der Leidensdruck hielt mich trotzdem auf der Spur – ich hatte mittlerweile so viel Vertrauen gewonnen, dass ich mich dann doch für die Gruppe meldete. Im März 2002 erschien ich zum ersten Wochenend-Workshop.*

*Vor Beginn hatte meine Angst vor der Gruppe den Höhepunkt erreicht. Ich sah nur feindliche Gesichter und hörte nur feindliche Worte. Es war freie Platzwahl, und ich setzte mich direkt rechts neben den Therapeuten. Das war für mich der sicherste Ort, in diesem Raum und in dieser Gruppe.*

*Der Therapeut erklärte die neue Methode – Pesso-Therapie – hatte ich vorher noch nie gehört. Dann fragte er, ob jemand anfangen möchte, aber niemand meldete sich. Ich begriff sofort, allen anderen geht es auch so wie mir – ich bin nicht allein mit meiner Angst und ich verstand jetzt die angespannten Gesichter. Mein getreuer Begleiter, der Leidensdruck, gab mir einen Tritt, wenn auch noch etwas ungeschliffen, hatte er sich doch zu einem guten Pfadfinder entwickelt, der mir sagen konnte, was gut für mich ist und was ich tun wollte, und so meldete ich mich. So machte ich, »mit vollen Hosen«, die erste Struktur an diesem Wochenende.*

*I did it. Yeah!*

*Schon bald wurden eine Zeugenfigur und eine wertschätzende Figur aufgestellt. Die beiden gaben mir die Empathie, die ich mein Leben lang vermisst hatte. Ich konnte mich öffnen. Ich, der völlig selbstbeherrscht (und apathisch) durchs Leben gegangen war – ich kam an meine Wut. Zwei starke Männer mussten das Kissen halten, auf das ich stellvertretend für den Aspekt meines Vaters einschlug, der mich so verletzt und entwertet hatte.*

*Aber das war nur ein Zwischenschritt. Im Schlussbild stellte ich dann Eltern auf, wie ich sie als Kind im Alter von 6 Jahren gebraucht hätte. Fortan spürte ich innerlich den Flow dieser Unterstützung. In den nächsten Monaten passierten seltsame Dinge in meinem Leben. Zuvor hatte ich über 6 Jahre in einem sehr belastenden Job ausgehalten. Ich konnte keinen Ausweg finden. Meine inneren Stimmen hatten mir klargemacht: »Du brauchst das Geld für die Familie … du bist zu minderwertig und zu alt, um etwas anderes zu finden.« Drei Monate nach meiner ersten Pesso-Struktur hatte ich einen sehr guten Job gefunden. Die Ketten der Doppelbindung waren gesprengt !*

*Im September 2002 war das zweite Pesso-Wochenende. Zwei Monate später wurde mir klar, dass ich meine Frau nicht ernst genommen hatte. Sie hatte mir schon vor Jahren gesagt, die Beziehung zwischen uns sei aus. Ich wollte es nicht wahrhaben und hielt daran fest bis zum November 2002. Wir trennten uns – ohne Rosenkrieg und immer die Fürsorge für unsere beiden Kinder im Blick. So wirkt die Pesso-Arbeit!*

*Niemand hat mir je gesagt, was ich tun soll. Ich konnte die traumatischen Erfahrungen der Kindheit bearbeiten. Ich konnte heilende Gegenbilder aufnehmen. Diese heilenden Gegenbilder wirken dann in die Gegenwart hinein. Sie machen neue Optionen möglich, auf das, was in der Gegenwart passiert, anders als bisher zu reagieren.*

*Mit der Trennung kam noch mehr Freude in mein Leben. Ich dachte schon, ich hätte es geschafft. Aber es gab noch einige reaktionäre Anteile in mir. Meine gesamte geistige Struktur war auf Leiden und Pflichterfüllung hin ausgerichtet. Diese Muster waren sehr mächtig und zerrten an mir. Ich entwickelte einen heftigen Zwang, ich traute mich nicht mehr über die Straße zu gehen. Aber auch das gehört inzwischen der Vergangenheit an. Ohne Medikamente konnte ich die wesentlichen Traumata meiner Kindheit bearbeiten und so auch den Zwang überwinden.*

*Insgesamt habe ich fünf Jahre intensive Pesso-Arbeit gemacht. Sowohl beruflich als auch privat ist bei mir die Lebensfreude eingekehrt. Leiden und Pflicht haben eine völlig andere Bedeutung bekommen. So macht mir das Leben Spaß. Inzwischen habe ich eine neue Ausbildung gemacht und arbeite als Coach und Mediator. Ich unterstütze Menschen dabei, ihre Selbstbestimmung zu leben. All diese Entwicklungen habe ich meiner Entschlossenheit zu verdanken, mich nicht durch meine traumatischen Kindheitserfahrungen determinieren zu lassen.*

*Mein Dank gilt dem kompetenten und liebevollen Therapeuten, der mich unterstützte, meinen eigenen Weg und meine eigenen Antworten zu finden. Last but not least ist es aber auch die einzigartige Methode, die Al Pesso und seine Frau entwickelt haben, die solch gute Ergebnisse ermöglicht. Hier wird systemische Aufstellung mit Körperarbeit verbunden – eine gelungene Synthese, die die Entwicklung von Menschen ausgezeichnet unterstützt. Zum Schluss noch etwas, was mich manchmal traurig stimmt. Die Trauer um das ungelebte Leben, oder anders, ich würde mir wünschen, ich hätte mich viel früher getraut, mit der Pesso-Arbeit zu beginnen.*

## Irina (42)

*Ich hatte zunächst eine Einzeltherapie angefangen und bin dann später in eine Pesso-Gruppe eingestiegen. Ich möchte an dieser Stelle überlegen, was sich in der ganzen Zeit für mich verändert hat.*

*Der Anlass für die Einzeltherapie war eine schwierige Lebenssituation. Meine Tochter war zu ihrem Freund ausgezogen, meine Partnerschaft bewegte sich von einer Krise zur nächsten, eine berufliche Veränderung verunsicherte mich stark. Ich fühlte mich in jeder Hinsicht überfordert und den Anforderungen des Lebens nicht mehr gewachsen. Eine Situation habe ich exemplarisch vor Augen, wenn ich an diese Zeit denke. Ich saß zu Hause an meinem Computer und wollte etwas erledigen und spürte eine tiefe Schwäche und eine unglaubliche Ermüdung. Meine Aufgabe wäre fast zu Ende gewesen, ich war nur noch einen Mausklick davon entfernt. Und dann hatte ich das Gefühl, dass dies einfach nicht möglich war. Dieser eine Mausklick war nicht mehr möglich. Wenn ich für mich den Begriff Depression erklären möchte, dann ist meine persönliche Erklärung, der eine Mausklick ist schon zu viel.*

*Dabei bin ich mir nicht einmal sicher, ob ich wirklich eine Depression im klassischen Sinne hatte. Alles Mögliche konnte mich zum Weinen bringen: stimmungsvolle Lieder in der Kirche, ein Bild von einem kleinen Kind, etwas Schönes, etwas Trauriges … Es war, als wäre ich auf einmal überempfindlich geworden und viel zu durchlässig für die Außenwelt. Dabei bin ich immer eine Kämpferin gewesen und nicht so leicht aus der Bahn zu werfen. Auch von innen kamen viele Empfindungen auf mich zu, die schwer auszuhalten waren. Erinnerungen an meine Kindheit, die ich längst verdrängt hatte. Wut und Traurigkeit über meinen Vater, der sich nicht gut um uns Kinder gekümmert hatte, Traurigkeit und Wut über meine Mutter, die schwach gewesen ist. Ein schlechtes Gewissen über diese Gedanken und Gefühle. Ein Ärger über mich selber, dass ich überhaupt an dieses alte Zeug denke, das schon so lange her ist. Ein Ärger über mich, dass ich nicht stark genug war, das alles wegzuschieben, aufzuhalten und zu stoppen.*

*Für mich allein konnte ich damit ganz gut umgehen. In meiner beruflichen Weiterbildung war ich jedoch in einer Selbsterfahrungsgruppe, in der diese Themen über Monate bearbeitet wurden. Ich durchlebte in der Gruppe diese Gefühle noch intensiver, und schließlich war es nicht mehr möglich, das Ganze zu ignorieren. Ich musste mich diesen Themen stellen, wenn ich die Ausbildung weitermachen wollte.*

*Als ich dann mit der Pesso-Therapie anfing, war ich zunächst sehr erstaunt über die Vorgehensweise. ›Heilsame Gegenbilder‹ zu finden, erschien mir in der ersten Zeit als eine absurde Vorstellung. Nicht dass ich es prinzipiell abgelehnt hätte, nur es passte so gar nicht in meine Vorstellung, stark über den Dingen zu stehen und alles selber schaffen zu müssen. Es schien mir fast eine Beleidigung für meine Kompetenz und meine Fähigkeiten. Ich hatte mir Therapie als Training vorgestellt, besser mit den Problemen umgehen zu lernen. Auch war ich in gewisser Hinsicht stolz, trotz meiner Probleme und äußerst schwieriger Familienumstände einigermaßen erfolgreich im Leben zu stehen. Wenn ich von meiner Chaosfamilie erzählte, dann wollte ich das hinreichend gewürdigt wissen. Ein heilsames Gegenbild konnte ich noch nicht recht zulassen. Anfangs war es mir sehr wichtig, viel zu erzählen und eine Resonanz bei meinem Therapeuten zu spüren.*

*In der Gruppe verbrachte ich bisher drei Wochenenden. Der Kontakt zu den anderen Teilnehmern war mir sehr wertvoll. In der Einzelstunde wurden die Personen der Struktur durch Gegenstände repräsentiert. In der Gruppe waren dies reale Personen. Es war in vielen Strukturen so wohltuend, eine Zeugenfigur dabeizuhaben, die gesagt hat, ›ich verstehe dich‹ oder ›du darfst das fühlen‹. Es war für mich immer wichtig, der Person in die Augen zu sehen und zu spüren, das ist jetzt echt und wird wirklich so gesagt und gefühlt.*

Strukturen, die sich bei mir eingeprägt haben:

**1. Schutz**

*Am zweiten Wochenende waren wir bei der letzten Struktur eines Teilnehmers angelangt, als bei mir ein altes Thema hochkam. Es ging um einen unberechenbaren Vater, und mit einem Mal kamen sehr intensive Gefühle hoch. Ich hatte ungeheuer mit Tränen zu kämpfen und konnte das Ganze nicht mehr steuern. In der anschließenden Auswertung habe ich nur noch verzweifelt geweint. Leonhard hat die Situation wunder-*

*bar gesteuert. Ich weiß noch, dass er durch die ganze Verzweiflung und den Schmerz hindurch ›meine Pilotin‹ aktiviert hat. Die vernünftige und handlungsfähige Person, die auch in dem Schmerz noch da war. Dann hat er eine Struktur aufgebaut, in der es darum ging, dass ich als Kind sehr notwendig den Schutz vor einem gewalttätigen Vater gebraucht hätte. Der Schutz wurde repräsentiert durch die Männer des Kurses, die sich vor den gewalttätigen Aspekt meines Vaters stellten und mich davor schützten, Gewalt zu erleiden. Dieses Bild ist mir heute noch so klar vor Augen und stellt für mich innerlich eine Stütze und einen Halt dar. Diese Männer, die kraftvoll und gemeinsam vor mir stehen, ist für mich beruhigend und bereichernd. Es macht mich stolz, dass ich es wert bin, beschützt zu werden. Erst später fiel mir auf, wie oft ich mich im Alltag bedroht gefühlt habe und wie oft ich in Panik geriet. Es fiel mir erst auf, als dieses Gefühl von Bedrohung weg war, denn vorher hatte es leider völlig natürlich zu mir dazugehört.*

**2. Ein liebendes Elternpaar**

*Ich weiß nicht mehr genau, wie wir zu dieser Struktur gekommen sind. Ich weiß nur noch, dass der Endpunkt ein liebendes Ehepaar war, meine Eltern. Meine Eltern, die gut miteinander verbunden sind und die sich gegenseitig anschauen, dann wieder mich anschauen, und die mir ein Gefühl von Geborgenheit, Verbundenheit und Wertschätzung vermitteln. Ein Gefühl, das mir oft abging, in der Beziehung zu mir selbst. Ich fühle mich oft von zwei unterschiedlichen Tendenzen zerrissen. Gehen oder bleiben? Reden oder Stillsein? Ernstsein oder Lachen? Durch diese Struktur habe ich erfahren, dass dies mit meinen Eltern zu tun hat und mit den Polaritäten, die Vater und Mutter verkörpern. Meine realen Eltern sind sehr unterschiedlich und haben sich jahrelang gegenseitig abgewertet und bekämpft. Genau dies ist bei mir selber passiert, wenn sich diese unterschiedlichen Seiten von mir nicht einigen konnten und ich mit mir selber uneins war. Ein Bild von innig verbundenen, sehr unterschiedlichen Elternteilen hat etwas sehr Tröstliches und Heilsames für mich, wenn ich merke, wie ich mit mir selber im Streit bin und kein gutes Haar an mir lasse.*

**3. Gut aufgehoben sein**

*Eine Struktur, die aus dem Gefühl heraus entstand, als ich in einer Einzelsitzung irgendwie emotional ›den Boden unter den Füßen verloren hatte‹. Dies kam so: Zuerst erzählte ich, wie müde ich sei, weil ich eine sehr anstrengende Woche hinter mir hatte. Als Leonhard sehr nett darauf einging, wechselte ich schnell das Thema. Es kamen der Zweifel, die Scham, das Argumentieren blitzschnell aufeinander. Es war, als ob das Gefühl kurz entgleist wäre und holterdipolter alles durcheinandergewirbelt wird (ein Zustand, den ich gut kenne). Leonhard fragte, wo denn die Müdigkeit geblieben sei und ob wir dahin zurückkehren sollen? Das fand ich irgendwie erstaunlich. Da fiel mir plötzlich auch auf, wie ich im Alltag oft den Faden verliere und auf einmal gar nicht mehr weiß, wie ich denn dahin gelangt bin, wo ich auf einmal bin. Die Möglichkeit, an den Ausgangspunkt, die Müdigkeit, zurückzugehen, erschien mir erstaunlich und plausibel. Ob ich mich ausruhen möchte, wurde ich gefragt. Bei einer Mutter, die mich einfach so liebevoll aufnimmt? Ja, das war schon ein Angebot. Es schien mir fast unverschämt, so viel annehmen zu wollen. Ich wurde auf ein riesiges Kissen gebettet, das jede erdenkliche Form annimmt, und fand mich in der Rolle eines kleinen Kindes wieder, das sich bei seiner Mutter ausruht, die Zeit hat, das Kind annimmt, es tröstet und von dem Kind keinerlei Gegenleistung verlangt. Die das Kind in Freiheit kommen und gehen lässt. Dieses Gefühl war wie im Ozean zu schaukeln und alles zu haben und alles zu bekommen, was man braucht.*

Resümee:

*Jetzt im Herbst kann ich auf 3 Jahre Therapie zurückblicken. Was hat sich alles verändert? Es ist nicht nur, dass ich diese schwierige Lebensphase gut überstanden habe, es geht mir in vieler Hinsicht besser als in den Zeiten davor. Ich fühle mich im Umgang mit Menschen freier, aber zugleich auch verbundener. Meinen Vater, den ich 20 Jahre nicht mehr gesehen habe, habe ich im Frühjahr besucht, und wir haben als erwachsene Menschen miteinander geredet. Ich sehe die Ehe meiner Eltern inzwischen differenzierter. Mein Vater ist nicht der Täter und die Mutter das Opfer, sondern beide sind wohl Menschen, die sich auf ungesunde Weise gegenseitig ergänzt haben. Ich muss ihnen aber dafür keine Vorwürfe mehr machen. Ich bin die meiste Zeit mit mir selber zufriedener und muss nicht mehr andauernd perfektionistisch an mir herumkritisieren. Ich habe mich beruflich weiterentwickelt, außerdem habe ich mir einen Lebenstraum erfüllt und habe angefangen zu malen. Ich kann nicht beschreiben, was es mir für eine selbstvergessene Freude bereitet, einfach nur Farbe auf einer Leinwand zu verteilen. Eine Partnerschaft, in der ich viel von meinem inneren emotionales Chaos ausgelebt habe, ist zu Ende gegangen, und ich lerne gerade, für mich zu leben. Mit meiner Tochter verbindet mich ein inniges und gutes Verhältnis. Ich habe in der Pesso-Therapie sehr viel über mich selber erfahren, meine eigenen Reaktionen, die ja oft so blitzschnell und automatisch ablaufen. Sich dieser Reaktionen bewusst zu werden und diese durch heilsame Gegenbilder verändern zu lassen, ist eine erstaunliche und gute Erfahrung.*

## Larissa (45)

*Meine Ängste und Unsicherheiten in Gruppen und davor, mich in ihnen zu zeigen, waren ein wesentlicher Grund für meine Entscheidung, in eine Pesso-Therapiegruppe zu gehen. Dort konnte ich bald die Gruppe als »Schutzraum« kennenlernen – eine überwältigende neue Erfahrung! Der Schutz des Einzelnen wurde durch die absolut sichere und respektvolle Atmosphäre sowohl vonseiten des Therapeuten wie auch untereinander gewährleistet. Die Pesso-Therapie erzeugt in sich eine so wertschätzende Stimmung, dass nur wenige Regeln nötig sind, um dies zu stützen. Diese Sicherheit war und ist für mich von größter Bedeutung.*

*Die Erfahrung, nichts tun, wissen oder können zu müssen, sondern von Anfang an in einer Struktur alle Gefühle da sein lassen zu dürfen, wie sie sind und damit gesehen und anerkannt zu werden, war unendlich entlastend. Weder gepuscht noch bevormundet zu werden, sondern letztlich den Prozess selbst steuern zu können, aber nicht allein gelassen zu werden mit allem, half Vertrauen in andere, mich und diese Therapieform zu entwickeln.*

*Nach und nach konnte ich meinen verdrängten und verborgenen Gefühlen von Scham, Unsicherheit, Verletzlichkeit, Minderwertigkeit, Trauer, Schmerz, aber auch Wut, Zorn, Hass und Ekel begegnen und sie fühlen. Der Einsatz der »Zeugenfigur« hatte dabei für mich große Bedeutung. Eine so schmerzlich vermisste Figur sah plötzlich all das Elend, das früher niemand wahrgenommen hatte.*

*Sehr wichtig war auch die Möglichkeit, all die inneren Botschaften und Überzeugungen, Schutzstrategien und widerstreitenden verinnerlichten Anteile durch die Technik der »Stimmen« in den Raum zu holen. So wurden sie immer klarer und halfen, das Innere zu sortieren. Diese »Stimmen« unterstützen auch, das Vertrauen in die eigene Wahrnehmung wie-*

*der zu lernen. Denn auch ohne konkret vorhandene Erinnerung an Situationen waren sie als »Stimmung« in der Luft der Kindheit herumgegeistert und wurden endlich benannt.*

*Die Möglichkeit, mit starken Gefühlen nicht allein gelassen zu sein, sondern eine positive »Unterstützungsfigur« neben mir zu haben, ließ mich erfahren, dass tiefe und starke Gefühle mich nicht überwältigen mussten, und half mir, zunehmend Vertrauen zu entwickeln, dass alles, was in mir ist, für mich und andere handhabbar und nichts Schlechtes oder zu viel ist.*

*Die Möglichkeit, die wichtigen Bezugspersonen aus der eigenen Geschichte in negative und positive Aspekte »aufzuteilen«, half mir dabei, die Schuldgefühle, die Probleme der Loyalität und das Chaos im Inneren, das durch die Ambivalenz entstand, zu lösen oder zu mildern.*

*Durch das zunehmende gefahrlose Wahrnehmen der eigenen Gefühle und Gedanken und die Erfahrung, wie berechtigt die eigenen Bedürfnisse nach Angenommen-Sein, Wertschätzung, Schutz, Unterstützung u. a. waren, halfen mir, auch im Alltag meine Bedürfnisse immer klarer wahrzunehmen, von Ersatzbedürfnissen zu unterscheiden, mein Suchtverhalten abzubauen und für die Erfüllung meiner Bedürfnisse die Verantwortung zu übernehmen und mir entsprechende Menschen zu »suchen« sowie einen entsprechenden Lebensstil zu entwickeln. Der Prozess ist in Gang gekommen und hält wohl ein Leben lang an.*

*Für mich waren lange Jahre die Erfahrungen auf der körperlichen Ebene mit realen Menschen in der Gruppe sehr wichtig, bevor ich mich dann in der Einzeltherapie auf die Arbeit mit Symbolen oder imaginären »idealen Eltern« einlassen konnte. Als Kind lebte ich zu sehr in meiner Fantasie, in Märchen oder selbst erfundenen Geschichten als Zufluchtsort für meine Bedürfnisse, Ängste, Nöte, Sehnsüchte. Hätte ich die Erfahrungen auf der körperlichen Ebene nicht gemacht, wäre ich für die Arbeit mit den inneren Bildern nicht offen gewesen, da dies dann nur wie eine Reinszenierung der früheren Ersatz-Fantasie-Welt gewesen wäre.*

*Von großer Bedeutung war für mich auch das Kennenlernen »positiver Begrenzung«. Zunächst unvorstellbar, da Begrenzung in der Kindheit und Jugend überwiegend destruktiv und restriktiv erlebt wurde, machte ich die Erfahrung von gutem Gehaltensein und Sicherheit durch positive Begrenzung. Und dass ich nur dann all meine Kraft in vollem Umfang gefahrlos für mich und andere erleben kann.*

*Zu regredieren und mich auch körperlich als Baby oder Kleinkind zu fühlen und wie es sich angefühlt hätte, wenn ideal mit mir umgegangen worden wäre, war und ist immer wieder faszinierend. Die Verbindung zu den frühen Lebensaltern hat etwas sehr, sehr Heilendes. Auch das Vertrauen, dass alles Wissen, was ich gebraucht hätte und auch heute brauche, in mir liegt, ist in seiner Bedeutung für mein heutiges Leben immens.*

*Da die »idealen Eltern« so oft erlebt worden sind, sind sie heute auch ohne Rollenspieler abrufbar, sozusagen als verinnerlichte Instanzen, die im Außen vorgestellt werden können.*

*Das grundsätzlich und von Natur aus vorhandene Recht auf die ganz natürlich vorhandenen kindlichen Bedürfnisse und deren Erfüllung half mir sehr, mehr Selbstwertgefühl zu entwickeln. Gleichzeitig wurde immer klarer, dass keine Mutter und kein Vater so »ideal« sein konnten, diese Unvollkommenheit aber zum Menschsein gehört und auch mir eigen ist. Und dass die eigene Heilung tatsächlich außerhalb des Familiensystems stattfinden kann.*

*Die anderen Gruppenteilnehmer in ihrem Menschsein und ihrer Individualität mit ihrer jeweils eigenen Geschichte zu erleben, berührte mich oft sehr, und anfangs »saugte« es mich regelrecht in die einzelnen Schicksale und Gefühle der anderen hinein. Oft rührten die Strukturen eigene Themen an und halfen, leichteren Zugang dazu zu bekommen. Je mehr Wunden sich in mir geschlossen haben, desto weniger zog es mich in die Geschichten der anderen hinein, was auch entlastend war. Die Ähnlichkeiten in den Erfahrungen und Empfindungen schafften jedoch auch eine starke Verbindung zu anderen und machten Mut, sich auch außerhalb der Gruppe Menschen zu öffnen und auf tiefe Kontakte mehr einzulassen.*

Unterschiede zu anderen Arbeitsweisen:

*Im Vergleich zur »Voice-Dialogue«-Methode, mit der ich auch sehr gute und wichtige Erfahrungen gemacht habe, sind bei Pesso die Figuren immer außerhalb meiner selbst, sodass eine Interaktion möglich ist. Sie sind also keine Teile von mir, die ich hinterher wieder integrieren und um die ich mich aus dem bewussten Ich kümmern muss. Dies finde ich sehr entlastend und es herrscht keine Verwirrung.*

*Im Vergleich zur »Arbeit mit dem inneren Kind«, die für mich auch wichtig war und mit der ich auch sehr gute Erfahrungen gemacht habe, gibt es das Problem bei Pesso nicht: bei der Arbeit mit dem inneren Kind bin wieder ICH diejenige, die sich um alles kümmern und die ideale Mut-*

*ter für das eigene innere Kind sein muss – im Endeffekt fühlt es sich wieder wie eine Selbst-Be-Elterung an, und ich kam manchmal absolut in die Überforderungssituation, mir diese ideale Mutter zu sein. Daneben hat mich das gleichzeitige Mutter-und-Kind-Sein manchmal sehr verwirrt.*

*Zusammenfassend kann ich sagen, dass ich durch meine langjährigen Erfahrungen mit der Pesso-Therapie und den durch sie in Gang gesetzten Prozess überhaupt mehr ins Leben hineingegangen bin und mehr Vertrauen zu mir, anderen, der Welt und dem Leben entwickelt habe. Meine Zuversicht, das Durchhaltevermögen und die Frustrationstoleranz sind wesentlich gewachsen, der Größenwahn und Perfektionismus sind kleiner geworden. Ich fühle mich seelisch gesünder und kompletter, menschlicher. Die tiefen dunklen Löcher von früher sind selten geworden. Falle ich doch einmal wieder hinein, sind sie weniger tief und viel leichter wieder zu verlassen. Ich bin glücklicher. Genährter. Mehr ich selbst. Und meine Kontakte sind gesund und unterstützend. Oft bin ich voller Lebensfreude und tiefer Dankbarkeit.*

# 19. Schlussbemerkung

Wenn ich mit Gruppen arbeite, spüre ich in mir häufig eine tiefe Dankbarkeit, die ich am Schluss dieses Buches versuchen möchte in Worte zu fassen. Diese beginnt bei meinen Lehrern, die mich in all diesen Jahren des Lernens wie auch der Anwendung des Verfahrens immer wieder unterstützt, ermutigt und begleitet haben:

Al Pesso, der zusammen mit seiner Frau Diana Boyden Pesso dieses Therapieverfahren entwickelt hat und in einer unglaublich wachsamen, kreativen und humorvollen Weise lehrt und praktiziert. In seinen Augen und seinem ganzen Ausdruck findet sich diese Lebendigkeit und die tiefe Grundüberzeugung, dass Menschen Verbundenheit miteinander brauchen und dies die Grundlage unserer Existenz ist wie auch die Basis für die Verwirklichung der Einzigartigkeit unseres Seins.

Lowijs Perquin, der in seiner klaren und strukturierten Art viel dazu beigetragen hat, mein methodisches Vorgehen immer wieder zu überdenken und zu korrigieren, und mich auch auf persönlicher Ebene in sehr hilfreicher Weise konfrontiert, unterstützt wie auch ermutigt hat, meinen eigenen Weg zu gehen. Beide waren in all den Jahren für mich wichtige Wegbegleiter. Insoweit freut es mich besonders, dass sie dieses Buch quasi umrahmen mit Vor- und Nachwort.

Nicht vergessen möchte ich in diesem Kontext Sibylle von Bibra, die Al Pesso und damit auch Lowijs Perquin zum ersten Mal nach München gebracht hat. Ihr gilt der Dank »dieser ersten Stunde«, die im Frühjahr 2002 dann zur Gründung der Pesso-Arbeitsgemeinschaft München führte und später zur Integration der Weiterbildung im Rahmen von CIP München. Dieser Schritt wurde möglich durch das Engagement und die Bereitschaft von Serge Sulz, der diesem Therapieverfahren mit großer Offenheit begegnete und sein Weiterbildungsinstitut dafür öffnete. Mein Dank gilt aber auch den Mitgliedern meiner langjährigen Intervisionsgruppe, die mich in meinem Engagement immer wieder unterstützt und ermutigend haben, besonders in den für mich bisweilen auch schwierigen Phasen.

Dankbarkeit spüre ich auch immer wieder all den Menschen gegenüber, mit denen ich arbeite. Die Teilnehmer der Gruppen, die ein achtungsvolles und menschliches Miteinander kreieren, das die Basis dieser Möglichkeitssphäre darstellt, in der sich Pesso-Therapie entwickelt bis hin zu den heilenden Gegenbildern, die der Einzelne am Schluss in sich aufnimmt und verankert. Zugleich stellt dieses Miteinander aber auch ein heilendes Gegenmodell im Hier und Jetzt dar: die Begegnung zwischen Menschen, die sich wahrnehmen, achten und gegenseitig unterstützen, damit jeder von ihnen seinen ihm eigenen Weg gehen kann.

Dann ist da noch ein besonderer Freund und Begleiter, der mir auf meinem Weg zur Pesso-Therapie von Anfang an sehr unterstützend zur Seite stand: Thomas Quak; er hat mich immer wieder ermutigt, auch dann meinen Weg weiterzugehen, wenn ich selber zu zweifeln anfing. Die Zusammenarbeit mit ihm und dem ärztlichen homöopathischen Praxiszentrum hat viel zum Aufbau und zur Blüte meiner Arbeit beigetragen.

Dann ist da noch ein besonderer Ort (Gut Sedlbrunn), an dem ich viele Wochenendgruppen durchgeführt habe. Nathalie Schuster und ihr Personal haben mich und die Gruppen dort immer sehr hilfsbereit und »nährend« betreut. Mit diesem Platz inmitten der Natur verbinden sich besonders schöne und bewegende Momente heilender Gegenbilder wie auch der oft erfrischende Austausch mit den Gruppenmitgliedern am Abend.

Mein Dank gilt aber auch all den Menschen, die die verschiedenen Manuskripte meines Buchs gelesen und mir sehr konstruktive Rückmeldungen gegeben haben. Dazu rechnen ehemalige Mitglieder meiner Gruppen, aber auch KollegInnen und Freunde, die mit ihrer Aufmerksamkeit, ihrer Zeit und ihrem Engagement zu seinem Gelingen mit beitrugen. Besonders erwähnen möchte ich in dem Zusammenhang auch meinen Bruder Knut, der viele Stunden damit zugebracht hat, das Manuskript zu lesen und bis ins Detail zu korrigieren. Mein Dank gilt auch Stephan Riedlberger, der die Grafiken für dieses Buch mit mir gemeinsam entwickelte und sich dafür immer wieder geduldig Zeit nahm.

Am Schluss möchte ich aber auch besonders meiner Familie danken: meiner Frau Gerdi, die als Weggefährtin in all den bisweilen auch schwierigen Jahren – viele Wochenenden habe ich mit Gruppen verbracht statt mit ihr und den Kindern – an meiner Seite stand und mich immer wieder ermutigte, meinen Weg zu gehen. Die genauso wie meine Kinder mich in den Urlauben häufig am Laptop sitzend erlebten, während ich dieses Buch schrieb, statt mit ihnen die Freizeit zu genießen.

## Nachwort von Lowijs Perquin

Als Leser dieses Buches ist Ihnen sicherlich klar geworden, was für einen erhellenden und eindrücklichen Überblick Leonhard Schrenker Ihnen über die Methode gegeben hat. Dies erklärt auch, warum Pesso-Boyden-System-Psychomotor zunehmend Aufmerksamkeit und Würdigung innerhalb der Psychotherapie erfährt.

Die Art und Weise, in der Albert Pesso und Diane Boyden Pesso Körper und Geist innerhalb einer psychotherapeutischen Methode vereint haben, war eine echte Pionierarbeit. In einem 40-jährigen Prozess waren sie außergewöhnlich erfolgreich darin, ihre charismatischen Fähigkeiten mit einer gesunden Dosis kritischer Objektivität zu mäßigen – ein Beispiel für viele Gelehrte innerhalb des normalen Ausbildungsbetriebes.

Dies versetzte sie zusammen mit weiteren Tutoren in die Lage, ihre Methode durch gut organisierte Trainingseinheiten, sowohl in den USA als auch in 9 europäischen Ländern (insbesondere in den Niederlanden, der Schweiz und in Deutschland), zu verbreiten.

PBSP behauptet nicht von sich, für alle Probleme eine Lösung anzubieten, aber es beantwortet die Frage, wie Körpererfahrung und Körperausdruck innerhalb der Psychotherapie in einer sicheren und professionellen Weise einen Platz finden können.

Als Leser werden Sie außerdem bemerkt haben, dass PBSP auf einer optimistischen Sicht der Menschheit fußt. Dies gilt sowohl für die Gründer als auch für den geschätzten Autor dieses Buches.

Sie sind überzeugt, dass es eine natürliche Tendenz von Menschen ist, durch das Streben nach Glück, Zufriedenheit, Sinn und Verbundenheit mit anderen Menschen den Weg für ein erbauliches Leben zu finden.

Vielleicht wurden Sie von den überzeugenden Beschreibungen der Sitzungen mit Klienten inspiriert, die an Mängeln und Traumata ihrer

Kindheit litten und im Sinne dieser Methode eine zweite symbolische Chance bekommen haben.

Leonhard Schrenker, Psychologe und Psychotherapeut und erfahrener Pesso-Boyden-Psychotherapeut, hat eine Brücke geschlagen zwischen Sprache und Körperlichkeit, zwei Welten, die nicht unverbunden bleiben dürfen.

## Register wichtiger Begriffe der Pesso-Therapie

(mit allen Pesso-spezifischen Begriffen, die bei ihrer erstmaligen Einführung im Text *kursiv* und in Anführungsstrichen gedruckt erscheinen)


*Ablauf einer Struktur* S. 206
*Akkommodation* S. 205, 281
*Akkommodierende Figur* S. 157
*Aktivierung des Piloten* S. 72, S. 140
*Antidot* S. 134
*As-If-Body* S. 46, S. 137
*Bank der Hoffnung* S. 90
*Begrenzung* S. 119
*Begrenzende Figuren* S. 203
*Bühne der Struktur* S. 23, S. 134, S. 142, S. 190
*Bühne des Hier und Jetzt* S. 189
*Bühne des Körpers* S. 189
*Containing* S. 146
*Deaktivierung des Piloten* S. 139
*Dosierung/Dosis* S. 173
*Ego-Wrapping* S. 47
*Einzigartigkeit unseres Seins* S. 22
*Entität* S. 62, S. 110, S. 148
*Form – Passform* S. 37
*Gegengift* S. 136
*Genetische Natur* S. 21, S. 38, S. 85
*Genetisches Gedächtnis* S. 38
*Geistiger Körper (As-If-Body)* S. 46, S. 137, S. 170, S. 192
*Geistiges Auge* S. 170, S. 191
*Gute Begrenzung* S. 177
*Haltgebende Figur* S. 149, S. 201
*Heilendes Gegenbild* S. 39, S. 134, S. 145
*Historische Szene* S. 134, S. 209
*Holes in Roles* S. 108, S. 152
*Ideale Eltern* S. 35, S. 137, S. 204
*Ideale Mutter* S. 138
*Idealer Vater* S. 135
*Innere Wahrheit* S. 32, S. 124
*Integration der Polaritäten* S. 52
*Körperlich symbolische Weise* S. 135
*Kontaktfigur* S. 202
*Limitierung* S. 177
*Limitierende Figuren* S. 203
*Magische Männlichkeit* S. 62
*Microtracking* S. 72, S. 74, S. 77
*Möglichkeitssphäre* S. 19, S. 85, S. 186
*Monitore* S. 71
*Neue Geschichte* S. 135
*Negative Akkommodation* S. 285
*Negative Aspekte (realer Figuren)* S. 143
*Negative Ladung* S. 32
*New History* S. 135
*New Map* S. 19, S. 138
*New Perspective* S. 138
*Öffnung* S. 164
*Omnipotenz* S. 62, S. 98, S. 112, S. 116
*Pilot* S. 56, S. 71

*Positive Fragmentfiguren* S. 141, S. 145, S. 201
*Positive Ladung* S. 32, S. 164
*Reinszenierung* S. 184
*Rolle des Zeugen* S. 79, S. 198
*Schutzgebende Figur* S. 202
*Sequenz der Selbstverwirklichung* S. 181
*Schirm des Hier und Jetzt* S. 191
*Selbst-Selbst-Interaktion* S. 202
*Stimmen* S. 67, S. 169, S. 207
*Stimme der inneren Wahrheit* S. 31, S. 124, S. 208
*Stimme der Moral* S. 169, S. 207
*Stimme der Warnung* S. 169, S. 207
*Stimme der Schutz-/Überlebensstrategie* S. 169, S. 207
*Struktur* S. 21, S. 195
*Szene der inneren Wahrheit* S. 208
*Symbolische körperliche Interaktion* S. 190
*Transfer* S. 212
*Trostspendende Figur* S. 149
*Unterstützende Figur* S. 201
*Uranfänglicher Platz* S. 40, S. 89, S. 201
*Validierung* S. 47, S. 67
*Validierende Figur* S. 50, S. 149, S. 201
*Wahre Szene* S. 190, S. 208
*Wahres Selbst* S. 21, S. 24, S. 85
*Zentrale Person* S. 80
*Zentrale Position* S. 157, S. 195
*Zeuge* S. 33, S. 78, S. 197
*Zeugenbotschaften* S. 83

## Internetadressen

- Homepage von Albert Pesso und Diane Boyden-Pesso:
  www.pbsp.com/
- Pesso-Arbeitsgemeinschaft München:
  www.pesso-therapie.de/
- Pesso-KollegInnen in England:
  www.pesso-uk.org/
- Pesso-Vereinigung Schweiz/Deutschland:
  www.praxis-info.ch/pesso.htm/
- Pesso-Vereinigung der Niederlande:
  www.pesso.nl/
- Weiterbildung im Raum München:
  http://www.cip-medien.com/html/kurse/pd1142370126.
  htm?categoryId=26/
- Weiterbildung im Raum Osnabrück:
  www.pbsp-institut.de/

# Literatur


Bachg M.: Microtracking in Pesso Boyden System Psychomotor (PBSP): Brückenglied zwischen verbaler Psychotherapie und körperorientierter Psychotherapie. In: Die Psychotherapie entdeckt den Körper. Hrsg.: Sulz S. K. D., Schrenker L., Schricker Ch., München 2005.

Bachg M.: Die Kreation körperbasierter synthetischer Erinnerungen in »Pesso Boyden System Psychomotor (PBSP)«. Psychotherapie im Dialog, Heft 2/ 2006.

Bauer J.: Warum ich fühle, was du fühlst. Hoffmann und Campe, Hamburg 2006.

Damasio A. R.: Descartes' Irrtum. München, List Verlag 1994.

Damasio A. R.: Ich fühle, also bin ich. München, List Verlag 2000.

Fischer-Bartelmann B.: Einführung in die Pesso-Therapie. In: Die Psychotherapie entdeckt den Körper. Hrsg.: Sulz S. K. D., Schrenker L., Schricker C., CIP-Medien, München 2005.

Fischer-Bartelmann B.: Pesso-Therapie und Systemische Therapie. In: Psychotherapie in Psychiatrie, Psychotherapeutischer Medizin und Klinischer Psychologie. 11. Jahrgang, 2006, Band 11, Heft 1, S. 97 – 110.

Fischer-Bartelmann B., Roth-Bilz A.: Holes in Roles: Löcher im Rollengefüge der Familie – Die Mehrgenerationenperspektive im innerpsychischen System. Pesso-Bulletin 11, 2004, S. 3 – 11.

Herbold W., Sasse U.: Das so genannte Innere Kind. Schattauer, Stuttgart 2007.

Kniep U. W. H.: Pesso Boyden System Psychomotor (PBSP) in der Einzeltherapie. In: Die Psychotherapie entdeckt den Körper. Hrsg.: Sulz S. K. D., Schrenker L., Schricker C., CIP-Medien, München 2005.

Levine Peter A.: Trauma – Heilung. Synthesis Verlag, Essen 1998.

Perquin L.: Besondere Anwendungsmöglichkeiten der Pesso-Psychotherapie: Omnipotenz und Limitierung in der Pesso-Psychotherapie. In: Die Psychotherapie entdeckt den Körper. Hrsg.: Sulz S. K. D., Schrenker L., Schricker C., CIP-Medien, München 2005.

Perquin L., Pesso A.: Die Behandlung der Folgen von sexuellem Missbrauch mit der Pesso-Psychotherapie. In: Die Psychotherapie entdeckt den Körper. Hrsg.: Sulz S. K. D., Schrenker L., Schricker C., CIP-Medien, München 2005.

Perquin L.: Die Pesso-Psychotherapie und die Neurowissenschaft. In: Pesso A., Perquin L.: Die Bühnen des Bewusstseins. Oder: Werden wer wir wirklich sind. CIP-Medien, München 2008, S. 27 – 42.

Perquin L.: Die Geschichte der Pesso-Psychotherapie-Ausbildung. In: Pesso A., Perquin L.: Die Bühnen des Bewusstseins. Oder: Werden wer wir wirklich sind. CIP-Medien, München 2008, S. 321 – 336.

Pesso A.: Movement in Psychotherapy; Psychomotor Techniques and Training, New York University Press, 1969.
Pesso A.: Die Bühnen des Bewusstseins (Kap. 4). In: Pesso A., Perquin L.: Die Bühnen des Bewusstseins. Oder: Werden wer wir wirklich sind. CIP-Medien, München 2008, S. 93 – 111.
Pesso A.: Die Saat der Hoffnung kultivieren. In: Pesso A., Perquin L.: Die Bühnen des Bewusstseins. Oder: Werden wer wir wirklich sind. CIP-Medien, München 2008, S. 93 – 111.
Pesso A.: Wie Löcher im Rollengefüge in der Vergangenheit mit den richtigen Leuten zur richtigen Zeit aufgefüllt werden können. In: Pesso A., Perquin L.: Die Bühnen des Bewusstseins. Oder: Werden wer wir wirklich sind. CIP-Medien, München 2008, S. 207 – 249.
Pesso A., Boyden-Pesso D.: Slide Introduction to Pesso Boyden System Psychomotor. Power Point Presentation, Franklin, NH, © Al Pesso and Diane Boyden Pesso. 1994 (Deutsche Übersetzung von Barbara Fischer-Bartelmann).
Pesso A., Crandell J.: Moving Psychotherapy. Brookline Books, 1991.
Pesso A.: Experience in Action. New York University Press, 1973.
Pesso A., Boyden-Pesso D.: Einführung in Pesso Boyden System Psychomotor: Text und Bilder von Albert Pesso in der deutschen Übersetzung von B. Fischer-Bartelmann. PBSP Press, Franklin 1994.
Pesso A., Crandell J.: Developments in Psychomotor. In: Moving Psychotherapy, Ed. By Pesso A. and Crandell J., Brookline Books 1991.
Pesso A.: Ego Development in the Possibility Sphere. In: Moving Psychotherapy, Ed. By Pesso A. and Crandell J., Brookline Books 1991.
Pesso A.: Abuse. In: Moving Psychotherapy, Ed. By Pesso A. and Crandell J., Brookline Books 1991.
Pesso A.: To Become Who We Really Are. CD, 2000 by Perquin & Perquin, Amsterdam.
Pesso A.: Description of PBSP Process in Preparation for Prague Research Paper, Copyright 2005 by Albert Pesso, http://www.pbsp.com/research/Prague/AlResPrep.htm.
Pesso A.: Die Bühnen des Bewusstseins. In: Die Psychotherapie entdeckt den Körper. Hrsg.: Sulz S. K. D., Schrenker L., Schricker C., München 2005, S. 303 – 314.
Pesso A., Perquin L.: Die Bühnen des Bewusstseins. Oder: Werden wer wir wirklich sind. CIP-Medien, München 2008.
Servan-Schreiber D.: Die neue Medizin der Emotion. München 2006.
Schrenker L., Fischer-Bartelmann B.: Pesso Boyden System Psychomotor (PBSP). Pesso-Therapie – ein in Deutschland neues ganzheitliches Verfahren einer körperorientierten Form der Gruppentherapie. In: Psychotherapie

in Psychiatrie, Psychotherapeutischer Medizin und Klinischer Psychologie. 8. Jahrgang, 2003, Band 8, Heft 2.

Schrenker L., Fischer-Bartelmann B.: Die Behandlung von Paaren in der Pesso-Therapie. In: Psychotherapie in Psychiatrie, Psychotherapeutischer Medizin und Klinischer Psychologie. 9. Jahrgang, 2004, Band 9, Heft 2.

Schrenker L.: Der psychotherapeutische Prozess in der Pesso-Therapie (PBSP). In: Die Psychotherapie entdeckt den Körper. Hrsg.: Sulz S. K. D., Schrenker L., Schricker Ch., München 2005.

Weber G.: Zweierlei Glück. Die systemische Psychotherapie Bert Hellingers, Carl Auer Systeme, Heidelberg 1993.

Stern D.: Mutter und Kind. Die erste Beziehung. Klett-Cotta, Januar 2000.

Stern D.: Die Lebenserfahrung eines Säuglings. Klett Cotta, Stuttgart 2007.

Young J. E., Klosko J. S., Weishaar M. E.: Schematherapie. Ein praxisorientiertes Handbuch. Junfermann, Paderborn 2006.

Norbert Klinkenberg
**Achtsamkeit in der Körperverhaltenstherapie.**
Ein Arbeitsbuch mit 20 Probiersituationen aus der Jacoby/Gindler-Arbeit

Leben Lernen 197. 195 Seiten, broschiert, mit 22 s/w-Fotos
Audio-CD mit Übungsanleitungen. ISBN 978-3-608-89040-2

Die Fähigkeit des Menschen zu bewusster Wahrnehmung wird im Achtsamkeitstraining genutzt, um körperlich spürbares Wohlbefinden aufzubauen. 20 Übungsanleitungen für Therapeuten und Trainer zeigen diesen Weg auf.

»Ein Buch, das zum Entdecken einer neuen, für Verbaltherapeuten meist unbekannten Welt einlädt.«
Michaela Broda, Verhaltenstherapie & Verhaltensmedizin

Tilmann Moser/Albert Pesso
**Strukturen des Unbewußten**
Protokolle und Kommentare

171 Seiten, Linson. ISBN 978-3-608-95765-5

Die Pesso-Therapie, die in diesem Werkstattband an eindrucksvollen Sitzungen dokumentiert wird, ist eine Therapie des Brückenschlags. Sie verbindet den theoretischen und klinischen Reichtum der Psychoanalyse mit den Errungenschaften der Körpertherapien, die den Blick wieder für den psychosomatischen Ausdruck des Gefühls geöffnet haben.

Elke Weigel

**Körperschemastörungen erkennen und behandeln**

Der KörperReich-Ansatz und seine Übungen

Leben Lernen 209. 141 Seiten, broschiert, inkl. Hör-CD mit Übungen und Musik. ISBN 978-3-608-89070-9

Bei manchen psychischen Erkrankungen wie Essstörungen, Psychosen oder Traumafolgeerkrankungen verlieren die Betroffenen den Kontakt zu ihrem Körper. Die Körperschemastörung entsteht. Die Autorin stellt die Zusammenhänge dar und legt ein Ensemble von erprobten und wirkungsvollen Übungen vor. Sie finden hier

- eine anschauliche Einführung in die unterschiedlichen Äußerungsformen von Körperschemastörungen
- eine genaue Anleitung zum Einsatz der KörperReich-Übungen
- eine Hör-CD für Therapeut und Patient, die alle Übungen anwendungsfertig enthält.

Peter Herschbach / Pia Heußner

**Einführung in die psychoonkologische Behandlungspraxis**

Leben Lernen 215. Unter Mitarbeit von Herbert Kappauf.
240 Seiten, broschiert, zahlreiche Übersichten und Abbildungen
ISBN 978-3-608-89071-6

Angst, Depression, Schmerz und Erschöpfungszustände sind häufige Begleiterscheinungen einer Krebsdiagnose und -behandlung. Die Autoren zeigen, dass und wie psychotherapeutische Hilfe seelische Symptome positiv beeinflussen kann.